머리글

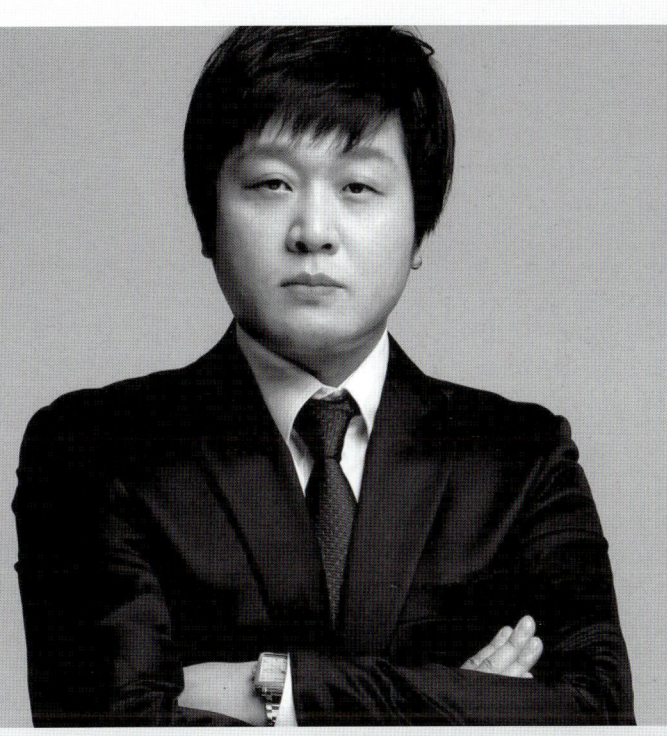

ORGANIC CHEMISTRY

급이 다른 유기화학의
Solution Partner!!

다년간의 MEET/DEET와 PEET, 교원임용고시, 의·치의·수의대 편입학 대비 유기화학 강의 경험과 전국 모의고사 문항 출제 경험을 토대로 수험생들이 유기화학을 좀 더 쉽고 효율적으로 준비할 수 있도록 도움을 주고자 '권혁의 하드캐리 504제'를 출간하게 되었다.

본 교재는 기존에 출간된 '개념쏙쏙 유기화학 515제'보다 난이도가 높은 문항들로 구성되어 있다. 최근 출제 경향을 완벽히 반영하여 반드시 풀어야할 문제를 단원별로 나눠 놓았고, 단원별 문제 풀이로 완벽한 이론 점검을 통한 응용력 향상은 물론이고 외계어라 표현하는 생소한 유기화학 과목에 대한 자신감 상승을 목표로 하였다.

다양한 각도에서 출제가 되고 있는 본고사 문제를 무리 없이 해결해 나가기 위한 완벽한 이론과 기초실력을 쌓기에는 더할 나위 없이 좋은 교재라 확신한다.

이 교재를 완벽히 학습한 후에는 반드시 본고사와 같은 유형의 추론형 문제를 많이 접하길 바란다.

끝으로 늘 곁에서 응원을 마다하지 않은 가족들에게 감사드리며, 이 책의 출간에 힘써주신 메가엠디 임직원 여러분과 디자인이해 디자인팀에게도 깊은 감사의 마음을 전한다.

이 책이 미래의 약사를 꿈꾸고 있는 많은 수험생들에게 합격이라는 영광의 밀알이 되기를 바라며...

메가엠디 유기화학 **권혁** 교수

약력 및 저서

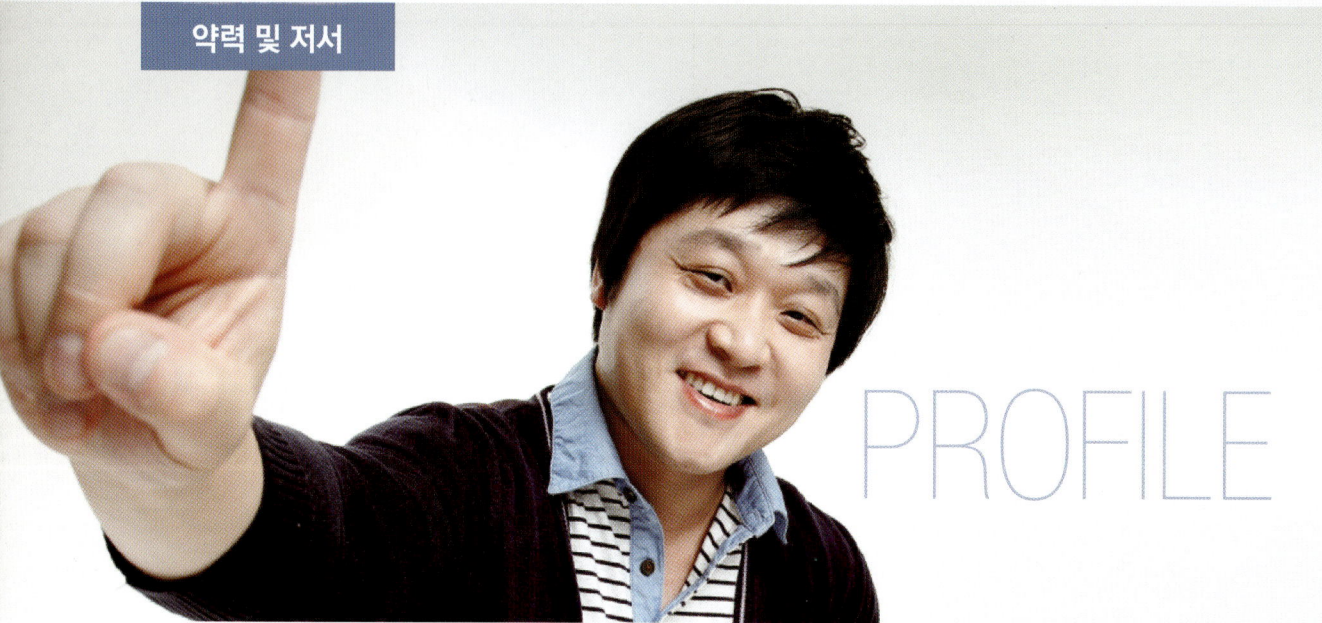

PROFILE

약 력

경희대학교 화학과 동 대학원(유기화학 전공-세부전공: 비대칭 유기 합성)
KRICT(한국 화학 연구원)연구원, 국가 지정 연구실 BK21 소속 연구원
前) PMS MEET/DEET/PEET 유기화학
現) 노량진 교원임용 희소고시학원/쌤플러스 전공화학
現) megaMD 유기화학(PEET 전임)

실 적

2012년 의대, 수의대 편입반 수강생 74명 중 57명 의대·수의대 편입 합격
MEET/DEET 5회~11회 유기화학 만점자 다수 배출
PEET 1회, 3회, 4회 만점자 다수 배출
PEET 5회 전국 수석 배출(유기화학 백분위 점수 100)

연간 커리큘럼

CURRICULUM

유기화학 고득점을 위한!!
권혁 교수님의
연간 커리큘럼

PEET 연간 커리큘럼

단계	교재	내용
입문이론완성 (7월~8월)	자신만만 유기화학 입문이론서	· 기본과정의 원활안 학습을 위해 유기반응을 제외한 기초개념을 완벽히 정리한다
기본이론완성 (9월~10월) (11월~12월)	자신만만 유기화학 기본이론서 자신만만 유기화학 기본문제 실전솔루션	· 유기화학의 기본개념 정립 · 기출문제를 통한 출제경향파악
고급심화 이론완성 (1월~2월)	자신만만 유기화학 기본+심화, 고급심화 이론서	· PEET 유기화학 고득점을 위한 심화 개념을 하나도 빠짐없이 완벽히 정리 · 기출 분석을 통해 실전 적용 능력 극대화
기출문제 풀이 및 이론정리 (3월~4월)	MEET/DEET/PEET/임용 기출문제 실전솔루션	· 과년도 MEET/DEET/PEET/교원임용 기출문제 풀이를 통한 출제경향파악과 핵심 이론 정리 및 새로 기출 될 예상문제를 선별
실전대비 (5월~6월)	실전대비 단원별추론	· 단원별 추론 문제를 통해 출제유형을 익히고 문제해결 시간 단축을 위한 연습을 반복
최종점검 (7월~8월)	FINAL 적중 모의고사	· 높은 적중률을 자랑하는 양질의 문항 제공 · 실제 본고사와 동일한 형태로 진행되어 자신의 실력을 최종 점검

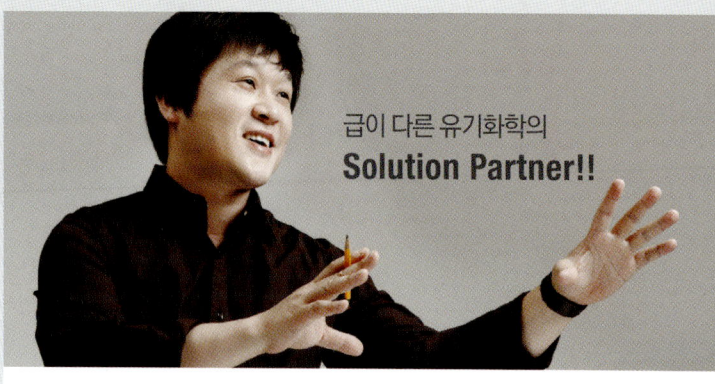

급이 다른 유기화학의
Solution Partner!!

REVIEW

ID: 혈준
문풀은 메가엠디 권혁교수님을 추천 합니다. 작년에 파이널을 들었는데 이론을 듣지 않아도 참 자세하게 설명합니다. 올해도 심화이론이 동영상서비스중이니 맛보기 강좌 한 번 들어보세요. 이분의 장점은 메커니즘 설명이 자세하다. 대충 설명이 없다. 문제풀이 때도 보기를 전부 설명해준다. 필기가 깔끔하다. 저는 일반추론, 실전추론, 파이널도 꼭 들을 생각이에요!

ID: sunung2
권혁 교수님 제가 작년에 파이널로 들었던 강의입니다. 제가 생각할 땐 파이널 5회 중에서 많이 출제되었다고 생각합니다. 이분의 장점은 글씨체가 예뻐서 알아보기 쉽고, 메커니즘 설명이 자세합니다. 아마 조금의 기본만 있으시다면 이해가지 않는 부분은 없을 듯합니다.

ID: sweetbee75
아~~ 이런 원리가 숨어있었구나 하고 원리 설명 차근차근 해주시고... 본인이 석·박사 때 열심히 실험하신 분이라는 생각이 들어요. 암기하고 기억하는데 도움이 훨씬 많이 되는 것 같아요

ID: halee
제가 스스로 노트 필기한 것만 봐도 차이가 확연해요. 그리고 몰랐던 공식도 알려주시고...좀 더 자세하고 숨어있던 원리를 알려줘서 도움마니 되는 것 같아요.

ID: 바라다라다
권혁 선생님 실강으로 몇 년 전에 들은 적 있는데ㅋㅋ 귀엽고 재밌으심ㅋㅋ 특히 귀걸이가 뽀인트ㅎㅎ

ID: iiii46
정말 웃었던 기억이 있어요. 욕도 하시고 근데 잘 가르쳐 주셨음. 외울 거 강조하시고 매 단원마다 기출문제, 연습문제 풀었어요. 몰랐던 공식도 알려주시고 좋은 것 같아요. 다른 쌤에 비해 레벨도 훨씬 높은 것 같고, 이번 피트에서도 적중을 많이 하셨더라구요.

ID: leeisan 66
유기화학 무엇으로 들을까 고민 많이 하다가 권혁 선생님꺼 듣고 있는데요! 공부의 깊이가 느껴져서 좋아요. 뭔가 논리 적이면서! 선생님이 아무리 좋아도 복습은 해야 최고지만요ㅋㅋ

ID: breeze327
사람마다 다르겠지만 수업에 지장 없을 정도로 가끔 농담도 하시고 지루하지 않게 수업을 해주셨어요. 중요한 반응들에 강조해주시고 메커니즘을 잘 설명해주셔서 나중에는 정리한 책만 보면 유기는 전 범위를 다 다룰 수 있게 되는 것 같아요.

ID: 듣소소녀
유기화학을 학원에서 처음 배웠는데 자세하게 개념 훑어 주시더라구요. 이해하기도 쉽게. 전 개인적으로 권혁 쌤 수업이 좋은 것 같아요.

ID: 비공개
권혁은 유기의 신이야. 비유를 감칠나게 잘하지.

ID: baramdays
권혁 쌤 수업 듣고 덕분에 면접까지 잘 봐서 학교 잘 다니고 있는 예비 약사입니다. 지금은 메가로 가셨다고 들었는데...저는 권혁 쌤 강의 좋았어요. 실험과 관련된 얘기랑 생활과 관련된 얘기를 많이 해주셔서 머리에 쏙쏙 들어왔어요. 특히나 실험과 관련된 부분(특히 입체화학)은 누구보다 많이 아시는 것 같은데..전공이 이건 다른 쌤들은 좀 약할 거라는 생각이 들어요. 교과서에는 없지만 시험에서는 다루는 내용들도 자세히 해주시고..아무튼 저는 시험뿐만 아니라 면접 볼 때도 도움 많이 받았습니다. 이 분의 장점은 판서가 다른 쌤들에 비해 굉장히 깔끔하고 모의고사가 좋다는건데, 실제로 수업시간 중에 했던 얘기들이나 모의고사에서 다뤘던 문제가 실제 시험에서 거의 똑같이 나왔습니다. 제가 다니는 학교 면접 문제도 찍어주셨는데 그대로 나왔고요.

수강후기

ID: 휴학까지했다
현재 현강 듣고 있고, 작년에는 ooo쌤 현강도 들었었는데 ooo쌤 현강 들을 때도 '잘 가르친다.' 이렇게 느꼈었는데 권혁 쌤 현강 들으니까 '헐 대박 미쳤어 엄청 잘 가르치잖아????!?!?!' 이런 느낌입니다. ㅋㅋㅋㅋㅋㅋ이 수업을 미리 들었더라면 유기화학 학점이 그리는 안 나왔을텐데...하는 아쉬움? 정말, 정말로 잘 가르치십니다.

ID: 앤디러브
이론은 어느 강사나 비슷하다고 봅니다. 단지 누가 더 이해가 쉽도록 조리 있게 말하느냐, 중간 중간 학생들의 집중도를 얼마나 잘 이끌고 올 수 있느냐가 일타를 가리는 것 같습니다. 그런 점에서 권혁 쌤은 뛰어난데, 이분은 임용부터 시작하여 베테랑이기 때문에 수업의 질이 좋았습니다. 간간히 전반적인 유기실험에 대해 이야기도 해주셨고 기타 배경지식을 쌓으면서 공부하기 좋은 것 같습니다.
음..사실 권혁 쌤 수업은 부산에서 현강으로 들은지라.. 9,10,11,12,1,2월에 기본&심화 수업을 3번 들었습니다. 처음 들었을 땐 이게 대체 무슨 소린가.. 물론 저는 고등학생 때 화학을 아예 안 해서 외계 문자로 느껴졌는데 이게 두 번 듣고 세 번 듣고 나니까 그냥 다 이해가 되더군요. 유기는 무엇보다 암기가 가장 중요하지 않나 싶습니다. 올해 시험에서 내년 대비로 전환 하기 전에 유기화학 정말 열심히 공부했었는데, 제일 도움 되었던 게 A4용지였습니다. 한 단원씩 공부하고 A4에 한 번 쭉 써내려갔죠. 유기반응들도 머릿속으로 그리는 게 아니라 손으로 써가면서 동시에 스피킹도 했습니다. '아 이 반응은 이렇구나. 그래 맞아, 여기서 산화구리가 들어가지 그리고 이 전자가 이쪽으로 들어가면서..." 뭐 혼잣말로요ㅋㅋ 권혁 쌤도 유기반응들을 계속 손으로 써보라고 하셨습니다. 쌤 말씀 들은 게 가장 도움이 되었던 것 같네요.

ID: 드림컴트루
메가엠디 종합반이었을 때 권혁 쌤을 실강으로 만났습니다. 워낙 문제집도 많이 내셨고 원래부터 유기화학 실험을 전공하시던 분이였기 때문에 유기화학의 반응들을 간접적으로 얘기를 들어도 그 실험에 대한 부가적인 설명을 모두 해주시니 이해가 잘되고 외우기도 쉬웠습니다. (제가 이해를 해야 외워지는 스타일이라서 ^^) 그리고 단점이 있다면 ....쌤이 좀 터프하세요 ^^ 하지만 질문해도 친절하게 잘 대답해 주셔서 학생들 사이에도 인기가 많으셨던 분! 권혁 쌤을 추천합니다.

ID: 포팜
유기화학은 처음 배우는 과목이고, 처음부터 권쌤한테 배워서 타 강사와 비교하기는 어렵지만, 확실한건 이해하기 쉽게 가르치심. 그리고 유기화학의 내공이 느껴짐. 다른 강의도 좋지만, 특히 기출 강의가 좋았음. 문제 풀면서 관련된 이론을 모두 총정리해주심. 판서도 정말 감동 ㅋㅋ

ID: 이번엔꼭
적당한 필기량 머릿속으로 그려지게 설명해준다 처음 유기화학을 접해도 잘 이해간다 적당한 유머와 욕 ㅋㅋㅋ 간혹 사담을 해주시는데 재밌다

ID: 같이갑시다
권혁 교수님의 문제는 적중률이 매우 높은 만큼 기출유형과 유사하면서도 흔히들 범할 수 있는 오류를 짚어줄 수 있어 좋았습니다. 교수님 강의를 들으면서 기출부터 핵심이 되는 원리를 여러 번 세세하게 다뤄주셔서 어느 순간 메커니즘이 보인다는 느낌이 들었습니다. 나오는 범위 안 나오는 범위 확실히 일러주셔서 부담 없이 따라갈 수 있었습니다. Q&A에 질문을 많이 올리는 편인데 당일 날 꼼꼼하게 피드백 해주셔서 좋았구요. 개인적으로 단점은 딱히 없었습니다.

ID: 약대에에
강의 내내 흐트러짐이 없고 암기위주의 과목이지만 딱딱함이 없네요. 들을수록 가치 있는 강의 같아요. 학생들을 향한 열정이 최고인 것 같아요.

>> 위 수강평은 '약대가자', 'medwide.net', '의편사(의학계열 편입을 준비하는 사람들)' 카페에서 발췌한 내용입니다.

PHARMACY EDUCATION ELIGIBILITY TEST

ORGANIC CHEMISTRY

하드캐리

504제 + 해설집

mega MD

ORGANIC CHEMISTRY
하드캐리 504제
권혁

목차

I	구조와 결합	5
II	알케인과 사이클로알케인	17
III	입체화학	33
IV	알켄	57
V	알카인	75
VI	할로젠화 알킬	87
VII	컨쥬게이션 다이엔	111
VIII	방향족 화합물	117
IX	알코올과 에폭사이드	135
X	통합유기반응	145
XI	실력 확인 모의고사	155
●	정답 및 해설	187

권혁 ORGANIC CHEMISTRY
하드캐리 504제

I

구조와 결합

I • 구조와 결합

1
다음 〈보기〉의 분자들에 표시된 원자의 혼성화 상태에 대한 설명으로 옳지 <u>않은</u> 것을 고르면?

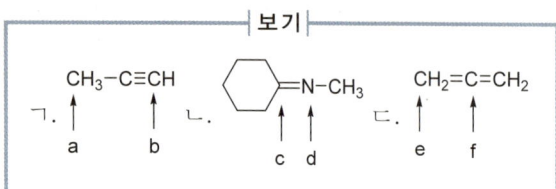

① a는 단일결합이므로 결합각은 109.5°이고, sp^3혼성이다.
② b는 삼중결합이므로 결합각은 180°이고, sp혼성을 한다.
③ c는 탄소가 이중결합을 하므로 결합각은 120°이고, sp^2혼성을 한다.
④ d는 질소가 이중결합을 하므로 sp^2혼성을 한다.
⑤ e와 f 탄소는 모두 이중결합을 하므로 결합각은 120°이고, sp^2 혼성을 한다.

2
다음 〈보기〉 화합물 중 sp^3혼성 탄소가 존재하는 것만을 있는 대로 고른 것은?

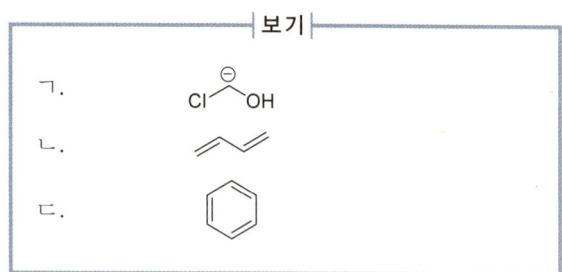

① ㄱ ② ㄴ ③ ㄷ
④ ㄱ, ㄴ ⑤ ㄱ, ㄷ ⑥ ㄴ, ㄷ
⑦ ㄱ, ㄴ, ㄷ

3
다음은 해열진통제로 사용되는 acetaminophen(Tylenol)의 구조이다.

acetaminophen

위 화합물에 대한 설명으로 옳은 것만을 〈보기〉에서 있는 대로 고른 것은?

---보기---
ㄱ. 수소모자람지수(불포화도)는 5이다.
ㄴ. sp^2혼성 탄소는 모두 8개이다.
ㄷ. 2차 아마이드(amide)가 존재한다.

① ㄱ ② ㄴ ③ ㄷ
④ ㄱ, ㄴ ⑤ ㄱ, ㄷ ⑥ ㄴ, ㄷ
⑦ ㄱ, ㄴ, ㄷ

4
주어진 화합물 A~C는 질소와 카보닐기를 포함하고 있다.

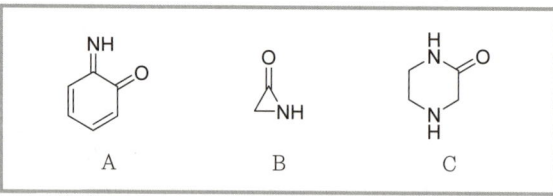

위 화합물에 대한 설명으로 옳은 것만을 〈보기〉에서 있는 대로 고른 것은?

---보기---
ㄱ. A~C의 수소모자람지수(불포화도)의 총합은 10이다.
ㄴ. A~C의 sp^2 혼성 탄소의 총합은 8이다.
ㄷ. A~C 모두 2차 아마이드(amide)가 존재한다.

① ㄱ ② ㄴ ③ ㄷ
④ ㄱ, ㄴ ⑤ ㄱ, ㄷ ⑥ ㄴ, ㄷ
⑦ ㄱ, ㄴ, ㄷ

5

다음은 간질 또는 불면증 치료제로 사용되는 phenobarbital 의 구조이다.

[phenobarbital 구조]

위 화합물에 대한 설명으로 옳은 것만을 〈보기〉에서 있는 대로 고른 것은?

| 보기 |

ㄱ. sp^2혼성 탄소와 sp^2혼성 탄소 개수의 총합은 12 이다.
ㄴ. 4차 탄소가 존재한다.
ㄷ. 산소의 혼성은 모두 sp^2이다.

① ㄱ   ② ㄴ   ③ ㄷ
④ ㄱ, ㄴ   ⑤ ㄱ, ㄷ   ⑥ ㄴ, ㄷ
⑦ ㄱ, ㄴ, ㄷ

7

다음 화합물의 혼성과 관련된 설명으로 옳은 것은?

$$\overset{+}{CH_2}-C\equiv N:$$

① 두 탄소원자 사이의 σ 결합은 sp^2 혼성 원자 사이에서 형성된다.
② 탄소와 질소원자 사이의 σ 결합은 sp^2 혼성 탄소와 sp 혼성 질소 사이에서 형성된다.
③ 두 탄소원자 사이의 σ 결합은 sp^3 혼성 탄소와 sp 혼성 탄소 사이에서 형성된다.
④ 질소의 비공유전자쌍은 sp^3 혼성 오비탈 속에 있다.
⑤ 탄소와 질소원자 사이의 σ 결합은 sp 혼성 탄소와 sp 혼성 질소 사이에서 형성된다.

6

다음은 vitamin C라 불리는 ascorbic acid의 구조이다.

[ascorbic acid 구조, OH 위치 1, 2, 3, 4]

위 화합물에 대한 설명으로 옳지 않은 것을 고르면?

① 2차 알코올이 존재한다.
② 3개의 sp^2 혼성 탄소가 있다.
③ 수소 모자람 지수는 3이다.
④ 1번 하이드록시기의 산성도가 가장 높다.
⑤ 하이드록시기의 수소결합으로 끓는점이 매우 높다.

8

다음 화합물 A와 B는 각각 알코올과 아민으로 분류한다.

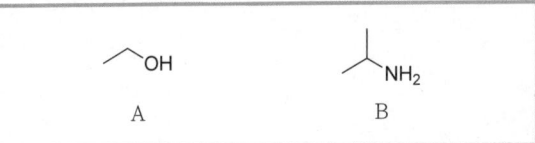

위 화합물에 대한 설명으로 옳은 것만을 〈보기〉에서 있는 대로 고른 것은?

| 보기 |

ㄱ. 수소결합을 더 잘하는 화합물은 A이다.
ㄴ. 산성도는 A가 더 크다.
ㄷ. A와 B의 차수는 같다.

① ㄱ   ② ㄴ   ③ ㄷ
④ ㄱ, ㄴ   ⑤ ㄱ, ㄷ   ⑥ ㄴ, ㄷ
⑦ ㄱ, ㄴ, ㄷ

I. 구조와 결합

9

다음은 1897년 펠릭스 호프만이 개발한 해열, 진통, 항염, 심혈관 질환 예방 의약품으로 사용되는 Aspirin의 구조이다.

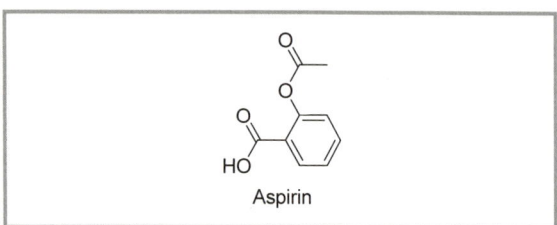

위 화합물에 대한 설명으로 옳은 것만을 〈보기〉에서 있는 대로 고른 것은?

─ 보기 ─
ㄱ. 수소모자람지수는 6이다.
ㄴ. 에스터와 알코올이 존재한다.
ㄷ. sp^2 혼성 탄소가 9개 존재한다.

① ㄱ ② ㄴ ③ ㄷ
④ ㄱ, ㄴ ⑤ ㄱ, ㄷ ⑥ ㄴ, ㄷ
⑦ ㄱ, ㄴ, ㄷ

10

다음 〈보기〉 화합물 중 쌍극자 모멘트 방향이 옳은 것만을 있는 대로 고른 것은?

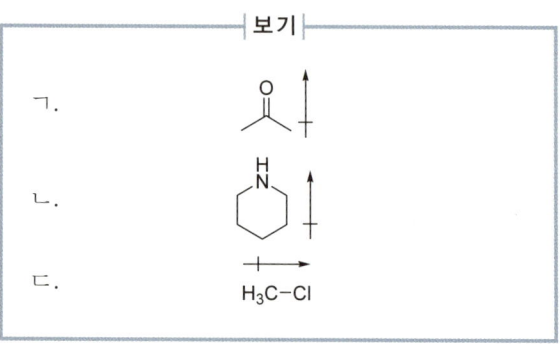

① ㄱ ② ㄴ ③ ㄷ
④ ㄱ, ㄴ ⑤ ㄱ, ㄷ ⑥ ㄴ, ㄷ
⑦ ㄱ, ㄴ, ㄷ

11

다음 〈보기〉의 화합물 중 쌍극자 모멘트가 더 큰 것끼리 옳게 짝지어 진 것을 고르면?

─ 보기 ─
ㄱ. (a) CH₂Cl₂ (b) CH₃Cl
ㄴ. (a) cis-ClCH=CHCl (b) trans-ClCH=CHCl
ㄷ. (a) CH₃CH₂NH₂ (b) CH₃CH₂OH

	ㄱ	ㄴ	ㄷ
①	(a)	(a)	(a)
②	(a)	(b)	(b)
③	(b)	(a)	(b)
④	(b)	(b)	(a)
⑤	(b)	(b)	(b)

12

다음 〈보기〉의 화합물에서 화살표로 표시된 결합길이를 비교한 것으로 옳은 것을 고르면?

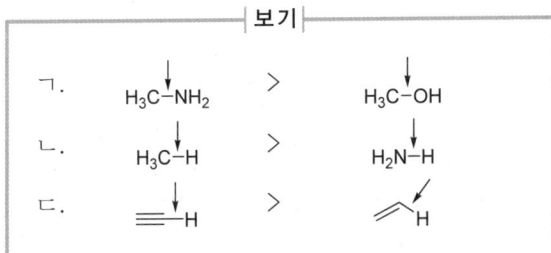

① ㄱ　　② ㄴ　　③ ㄷ
④ ㄱ, ㄴ　　⑤ ㄱ, ㄷ　　⑥ ㄴ, ㄷ
⑦ ㄱ, ㄴ, ㄷ

13

다음 〈보기〉에 주어진 화합물의 끓는점을 비교한 것으로 옳은 것만을 있는 대로 고른 것은?

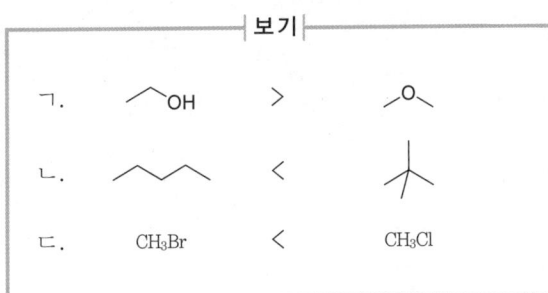

① ㄱ　　② ㄴ　　③ ㄷ
④ ㄱ, ㄴ　　⑤ ㄱ, ㄷ　　⑥ ㄴ, ㄷ
⑦ ㄱ, ㄴ, ㄷ

14

다음 〈보기〉에 주어진 화합물의 끓는점을 비교한 것으로 옳은 것만을 있는 대로 고른 것은?

| 보기 |

ㄱ. (isobutane) < (n-butane)
ㄴ. (isobutanol) < (n-butanol)
ㄷ. (cyclohexane) < (n-hexane)

① ㄱ　　② ㄴ　　③ ㄷ
④ ㄱ, ㄴ　　⑤ ㄱ, ㄷ　　⑥ ㄴ, ㄷ
⑦ ㄱ, ㄴ, ㄷ

15

다음은 서로 다른 할로젠화 알킬의 구조를 나타낸 것이다.

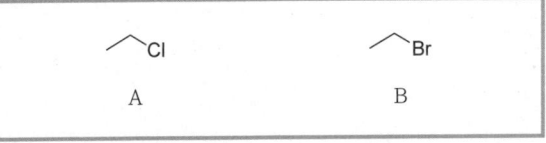

위 화합물에 대한 설명으로 옳은 것만을 〈보기〉에서 있는 대로 고른 것은?

| 보기 |

ㄱ. 분자량은 A<B이다.
ㄴ. 쌍극자 모멘트는 A<B이다.
ㄷ. 끓는점은 A<B이다.

① ㄱ　　② ㄴ　　③ ㄷ
④ ㄱ, ㄴ　　⑤ ㄱ, ㄷ　　⑥ ㄴ, ㄷ
⑦ ㄱ, ㄴ, ㄷ

I. 구조와 결합

16
다음은 하이드록시기를 가지고 있는 두 화합물을 나타낸 것이다.

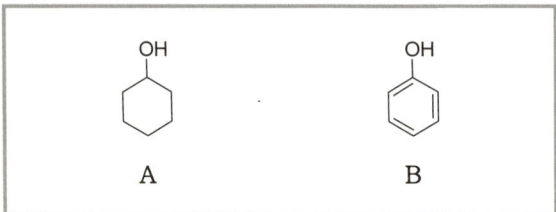

위 화합물에 대한 설명으로 옳은 것만을 〈보기〉에서 있는 대로 고른 것은?

|보기|
ㄱ. A와 B 중 산성도는 A가 더 크다.
ㄴ. A와 B의 쌍극자 모멘트 방향은 같다.
ㄷ. A와 B 중 끓는점은 A가 더 높다.

① ㄱ ② ㄴ ③ ㄷ
④ ㄱ, ㄴ ⑤ ㄱ, ㄷ ⑥ ㄴ, ㄷ
⑦ ㄱ, ㄴ, ㄷ

[17~18] 다음 화합물 A~D에 대해 물음에 답하시오.

```
H-C-H    H-C̈-H    H-Ċ-H    H-C̈̈-H
  H        H        H        H
  A        B        C        D
```

17
위의 주어진 화학종에서 탄소의 형식전하가 '0'인 것을 고르면?

① A와 B ② A와 C ③ A와 D
④ B와 C ⑤ B와 D

18
위의 주어진 화학종에서 탄소의 형식전하가 '+1'인 것을 고르면?

① A ② B ③ C
④ D ⑤ 정답 없음

19

다음 〈보기〉의 화합물 중 질소 원자의 형식전하가 +1인 것만을 있는 대로 고를 때 그 개수는?

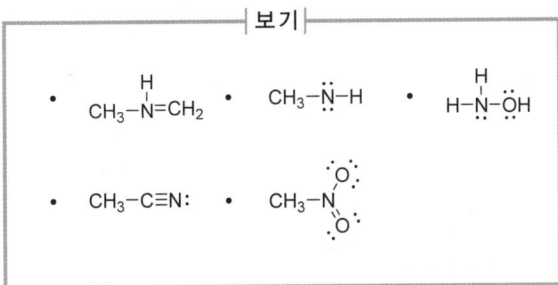

① 1개　　② 2개　　③ 3개
④ 4개　　⑤ 5개

20

다음 주어진 구조식 중 공유전자쌍이나 비공유전자쌍 또는 형식전하의 표기가 잘못된 것을 고르면?

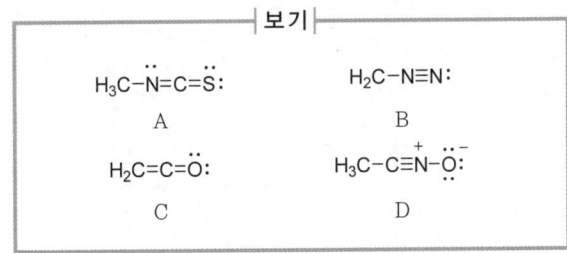

① A　　② B　　③ C
④ D　　⑤ 정답 없음

21

다음 화합물 중 화살표로 표시된 원자의 형식전하가 +1인 것을 고르면?

① CH$_2$=N̈-N̈:
　　　　　↑

② H-C̈=CH$_2$
　　↑

③ H-C=CH$_2$
　　↑

④ H-C̈-H
　　↑

⑤ H H
　H-N̈-Ö-H
　　↑

22

다음 중 형식전하가 +1인 탄소원자를 포함하고 있는 화학종을 고르면?

① H H
　H-C-C-H
　　H H

② H-C̈-C-H
　　　H

③ H-C≡C:

④ H　　CH$_3$
　C=N
　H　　CH$_3$

⑤ H H
　H-C-C-H
　　H

I. 구조와 결합

23
다음 중 형식전하가 −1인 탄소원자를 포함하고 있는 화학종을 고르면?

① H−C≡C−H

② H−C=C−H
        |
        H

③ H−C̈−H

④ H−C·
      |
      H
   (H above)

⑤ H\C=C=C/H
   H/   \H

24
다음 중 형식전하가 +1인 산소원자를 포함하고 있는 화학종을 고르면?

① CH₃−Ö−CH₃

② :OH
   |
   CH₃−C−CH₃

③ CH₃−CH₂−Ö·

④ :O:
   ‖
   CH₃−C−Ö:

⑤ CH₃−N=Ö

25
다음 중 형식전하가 +1인 탄소원자를 포함하고 있는 화학종을 고르면?

① H−C≡C:

② H\C=N/CH₃
   H/   \CH₃

③ H H
   | |
   H−C−C−CH₃
     |
     OH

④ (cyclohexyl)−CH₂

⑤ H−C̈−C−H
        |
        H

26
다음 〈보기〉에 주어진 두 화합물의 관계가 공명구조인 것만을 있는 대로 고른 것은?

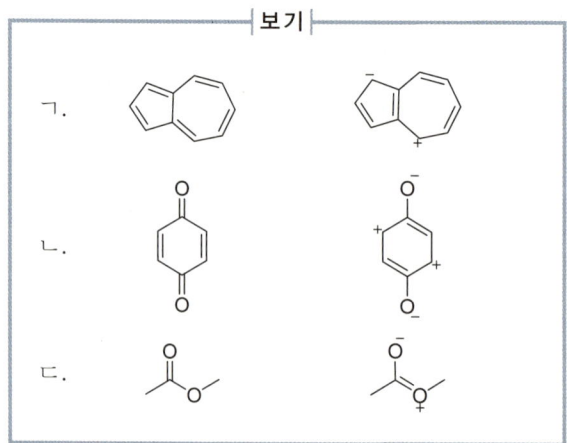

① ㄱ ② ㄴ ③ ㄷ
④ ㄱ, ㄴ ⑤ ㄱ, ㄷ ⑥ ㄴ, ㄷ
⑦ ㄱ, ㄴ, ㄷ

27

다음 주어진 두 구조식 중 공명구조로 짝지어진 것을 고르면?

① H-C(Ö:⁻)=N⁺(H)(CH₃) ↔ H-C(=O)-N(H)(CH₃) (with lone pairs)

② H-C(Ö:⁻)=N⁺(H)(CH₃) ↔ H-C(Ö:⁻)=N⁺(CH₃)(H)

③ H-C(Ö:⁻)=N⁺(H)(CH₃) ↔ H-C(O-H)=N⁺(H)(CH₃)

④ H-C(Ö:⁻)=N⁺(H)(CH₃) ↔ H-C(O-H)=N(CH₃)

⑤ H-C(Ö:⁻)=N(H)(CH₃) ↔ H-C(Ö-CH₃)=N⁺(H)(H)

28

다음 〈보기〉 중 주어진 화합물의 관계를 설명한 것 중 옳은 것을 고르면?

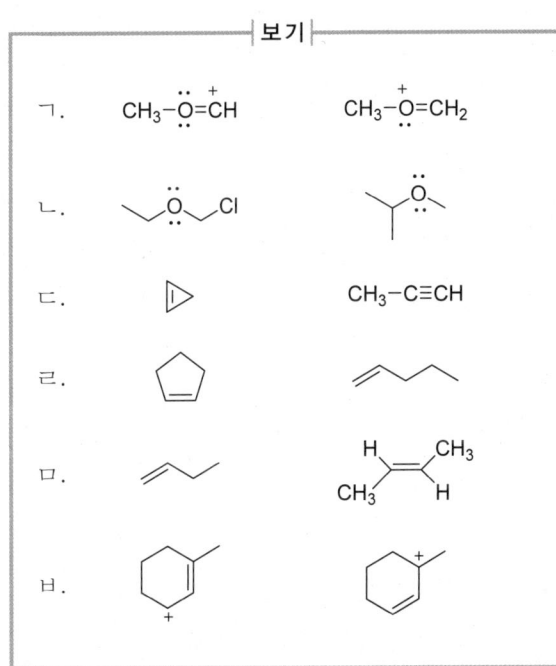

① 서로 공명구조 관계에 있는 화합물은 ㄱ과 ㄴ이다.
② 구조 이성질체 관계에 있는 화합물은 ㄱ, ㄷ, ㅁ 이다.
③ 기하 이성질체 관계에 있는 화합물은 ㄹ과 ㅁ 이다.
④ 서로 공명구조 관계에 있는 화합물은 ㅂ이다.
⑤ ㄱ은 구조 이성질체 관계에 있다.

I. 구조와 결합

29
다음 공명 구조의 공명혼성을 옳게 표현한 것을 고르면?

30
다음 〈보기〉에 주어진 두 화합물의 관계가 공명구조인 것만을 있는 대로 고른 것은?

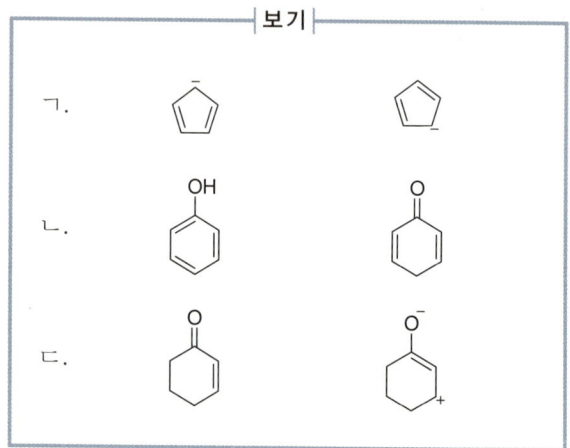

① ㄱ ② ㄴ ③ ㄷ
④ ㄱ, ㄴ ⑤ ㄱ, ㄷ ⑥ ㄴ, ㄷ
⑦ ㄱ, ㄴ, ㄷ

31
다음 산-염기 반응에서 평형 상수가 1보다 큰 것($K_{eq} > 1$)을 고르면?

32

다음 산–염기반응에서 평형이 바르게 표시된 것을 고르면?

① H₂O + CH₃COO⁻Na⁺ ⇌ NaOH + CH₃COOH

② CH₃CH₂O⁻ + NH₃ ⇌ CH₃CH₂OH + NH₂⁻

③ H-C≡C-H + OH⁻ ⇌ H-C≡C:⁻ + H₂O

④ CH₃CH₂OH + NaH ⇌ CH₃CH₂O⁻ + H₂

⑤ PhC(O)OH + PhO⁻ ⇌ PhC(O)O⁻ + PhOH

33

다음 표시된 수소의 산성도 비교로 옳은 것을 〈보기〉에서 있는 대로 고른 것은?

―보기―

ㄱ. CH₃C(O)O<u>H</u> > 페놀(O<u>H</u>)

ㄴ.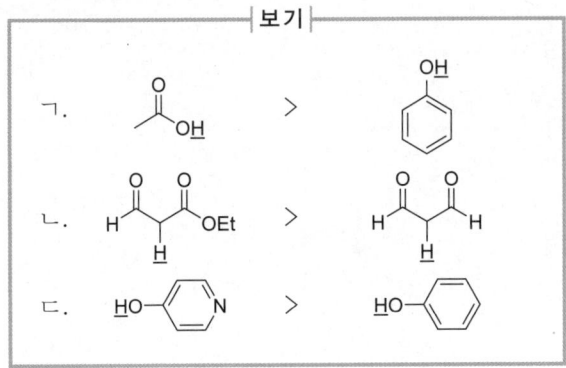

ㄷ. HO-피리딘 > HO-페닐

① ㄱ ② ㄴ ③ ㄷ
④ ㄱ, ㄴ ⑤ ㄱ, ㄷ ⑥ ㄴ, ㄷ
⑦ ㄱ, ㄴ, ㄷ

34

다음 〈보기〉의 각 화합물에 밑줄로 표시된 수소의 산성도를 비교한 것으로 옳은 것만을 있는 대로 고른 것은?

―보기―

ㄱ. CH₃CH₂CH₂<u>H</u> > CH₃CH=CH<u>H</u>

ㄴ.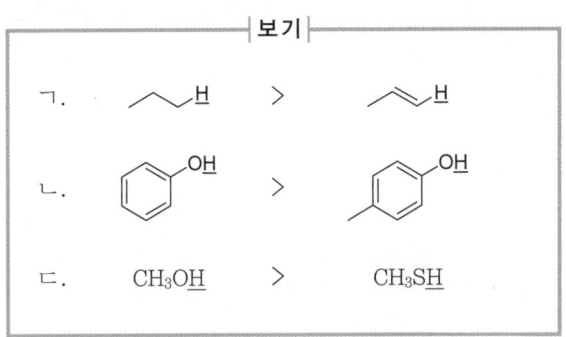

ㄷ. CH₃O<u>H</u> > CH₃S<u>H</u>

① ㄱ ② ㄴ ③ ㄷ
④ ㄱ, ㄴ ⑤ ㄱ, ㄷ ⑥ ㄴ, ㄷ
⑦ ㄱ, ㄴ, ㄷ

35

다음 〈보기〉의 각 화합물에 밑줄로 표시된 수소의 pKₐ 값을 비교한 것으로 옳은 것만을 있는 대로 고른 것은?

―보기―

ㄱ. N<u>H</u>₃ > <u>H</u>₂O

ㄴ. HC≡C-<u>H</u> > Ph-<u>H</u>

ㄷ.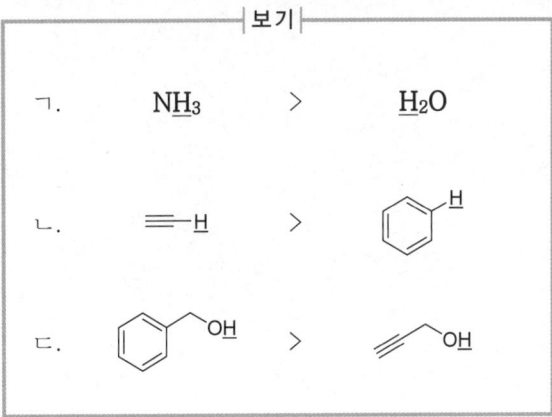

① ㄱ ② ㄴ ③ ㄷ
④ ㄱ, ㄴ ⑤ ㄱ, ㄷ ⑥ ㄴ, ㄷ
⑦ ㄱ, ㄴ, ㄷ

권혁 ORGANIC CHEMISTRY 하드캐리 504제

II

알케인과 사이클로알케인

II • 알케인과 사이클로알케인

36
다음 화합물의 IUPAC 체계에 따른 명명으로 옳은 것을 고르면?

① 4,6-dimethyl-6-ethylheptane
② 2,4-dimethyl-2-ethylheptane
③ 3,3,5-trimethyloctane
④ isooctane
⑤ 4,6-dimethyl-6-isobutylpentane

37
다음 화합물의 IUPAC 체계에 따른 명명으로 옳은 것을 고르면?

① 4-isopropyl-6-methyloctane
② 5-isopropyl-3-methyloctane
③ 3,6-dimethyl-5-propylheptane
④ 2,5-dimethyl-3-propylheptane
⑤ 2-ethyl-4-isopropylheptane

38
다음 화합물의 IUPAC 체계에 따른 명명으로 옳은 것을 고르면?

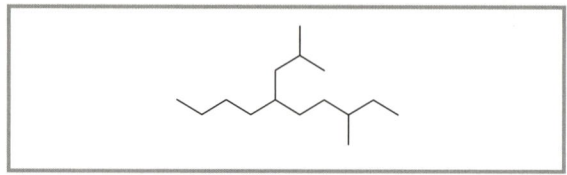

① 2-ethyl-5-isobutylnonane
② 5-sec-butyl-2-ethylnonane
③ 6-sec-butyl-3-methylnonane
④ 4-butyl-2,7-dimethylnonane
⑤ 6-isobutyl-3-methyldecane

39
다음 화합물의 IUPAC 체계에 따른 명명으로 옳은 것을 고르면?

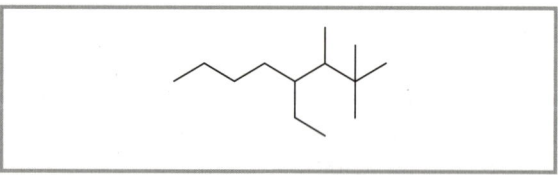

① 4-ethyl-2,2,3-trimethyloctane
② 5-ethyl-6,6,7-trimethyloctane
③ 4-ethyl-2,3-dimethyl-2-ethyloctane
④ 5-ethyl-2,3-dimethyl-2-ethyloctane
⑤ 5-ethyl-2,2,3-dimethyl-2-ethyloctane

40
다음 중 유기화합물의 명명으로 옳지 않은 것을 고르면?

① ethanol
② 1-methylpropane
③ 2-methylpropane
④ 2-methylbutane
⑤ isopropyl alcohol

41
다음의 알케인(Alkanes)류 화합물 중 IUPAC 체계에 따른 명명으로 옳은 것을 고르면?

① 1-methyl-2-ethylhexane
② cis-2,3-dimethyloctane
③ 2,3,4-trimethylheptane
④ 3,4-ethyldecane
⑤ trans-2,3-dimethylpentyne

42
화합물의 구조와 IUPAC 명명이 옳게 짝지어지지 않은 것을 고르면?

구조	IUPAC 이름
①	2,3-dimethylheptane
②	2,2,3-trimethylhexane
③	4-ethyl-3-methylheptane
④	3-tert-butylheptane
⑤	3,4-diethyl-2,2,4,6-tetramethylheptane

43
화합물의 구조와 IUPAC 명명이 옳게 짝지어지지 않은 것을 고르면?

구조	IUPAC 이름
①	4-isopropylheptane
②	2,3,6,6-tetramethylheptane
③	3,5-diethyl-2,6-dimethylheptane
④	2,5-dimethylheptane
⑤	2,2,3-trimethylbutane

II • 알케인과 사이클로알케인

44
다음 〈보기〉에 주어진 고리화합물의 IUPAC 체계에 따른 명명으로 옳은 것만을 있는 대로 고른 것은?

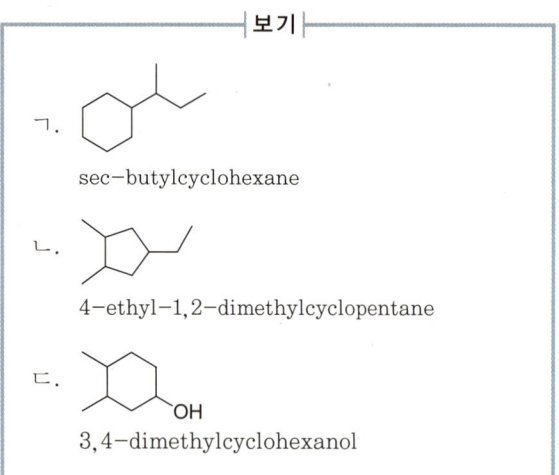

① ㄱ   ② ㄴ   ③ ㄷ
④ ㄱ, ㄴ   ⑤ ㄱ, ㄷ   ⑥ ㄴ, ㄷ
⑦ ㄱ, ㄴ, ㄷ

45
다음 〈보기〉에 주어진 고리화합물의 IUPAC 체계에 따른 명명으로 옳은 것만을 있는 대로 고른 것은?

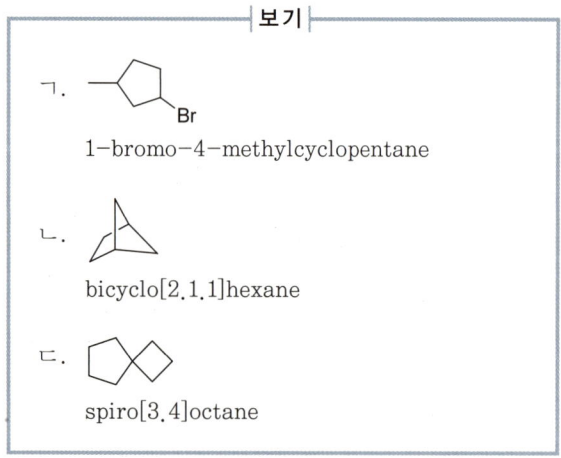

① ㄱ   ② ㄴ   ③ ㄷ
④ ㄱ, ㄴ   ⑤ ㄱ, ㄷ   ⑥ ㄴ, ㄷ
⑦ ㄱ, ㄴ, ㄷ

46
화합물의 구조와 IUPAC 명명이 옳게 짝지어지지 않은 것을 고르면?

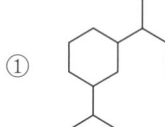

구조	IUPAC 이름
①	1-sec-butyl-3-isopropylcyclohexane
②	2-cyclopentylpropane
③	3-chloro-5-methylcyclohexanol
④	1,2,3,5-tetramethylcycloheptane
⑤	1,6-dimethylcyclohexene

47

다음 화합물의 구조이성질체의 개수로 옳은 것을 고르면?

$$C_6H_{14}$$

① 1개 ② 2개 ③ 3개
④ 4개 ⑤ 5개

48

다음 〈보기〉의 화합물 중 cis, trans 이성질체로 존재가 가능한 것만을 있는 대로 고른 것은?

|보기|

ㄱ. (dichlorocyclopropane)
ㄴ. (1,2-dichlorobenzene)
ㄷ. (1,4-dichlorocyclohexane)
ㄹ. (1,1-dichlorocyclopentane)

① ㄱ ② ㄱ, ㄴ ③ ㄱ, ㄷ
④ ㄴ, ㄷ ⑤ ㄴ, ㄷ, ㄹ

49

다음 화합물의 IUPAC 체계에 따른 명명으로 옳은 것을 고르면?

(Newman projection with CH(CH₃)₂, H, H, H, CH₃, CH₃)

① 2-isopropylbutane
② 2-methyl-2-isopropylpropane
③ 1,2-dimethyl-1-isopropylethane
④ 2,3-dimethylpentane
⑤ 1,1,2,3-tetraethylpropane

50

다음 화합물의 IUPAC 체계에 따른 명명으로 옳은 것을 고르면?

(Newman projection with CH₃, H, H, CH₃, CH₃, C(CH₃)₃)

① 1,1,1,3,3,3-hexamethylpropane
② 1,2-di-tert-butylethane
③ 1-tert-butyl-2,2-dimethylpropane
④ 2,2,4,4-tetramethylpentane
⑤ 2-tert-butyl-1,1,1-trimethylethane

II • 알케인과 사이클로알케인

[51~52] 아래와 같이 다섯 가지 이형태체가 있다. 다음 물음에 답하여라.

51

다음과 같이 제시된 Newman projection에서 butane의 고우시 이형태체(A)와 anti conformation(B)로 옳게 짝 지어진 것을 고르면?

52

다음과 같이 제시된 Newman projection에서 2,2-dimethylpropane으로 옳은 것을 고르면?

[53~54]

53

다음 중 methyl group과 chlorine이 서로 anti 배열을 이루고 있는 화합물을 고르면?

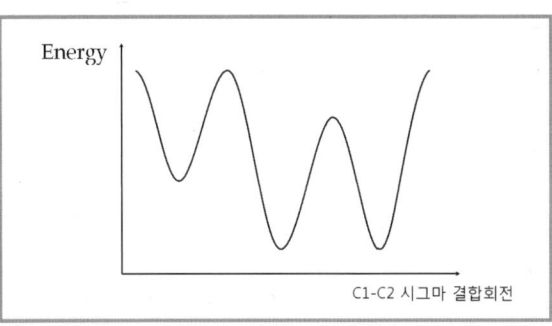

① ㄱ, ㄴ ② ㄱ, ㄷ ③ ㄱ, ㄹ
④ ㄴ, ㄷ ⑤ ㄴ, ㄹ

54

다음 중 methyl group과 chlorine이 서로 고우시 배열을 이루고 있는 화합물을 고르면?

① ㄱ, ㄴ ② ㄱ, ㄷ ③ ㄱ, ㄹ
④ ㄴ, ㄷ ⑤ ㄴ, ㄹ

55

다음은 어떤 화합물의 C2-C3회전에 대한 이형태체의 상호작용 에너지 값을 그래프로 나타낸 것이다.

위와 같은 에너지 도표를 나타내는 화합물로 옳은 것을 고르면?

56

다음 중 cis-1,2-dimethylcyclobutane의 구조 이성질체로 옳은 것을 고르면?

① cis-1,2-dimethylcyclopropane
② trans-1,2-dimethylcyclopropane
③ 1,1-dimethylcyclobutane
④ trans-1,2-dimethylcyclobutane
⑤ 2,2-dimethylbutane

II • 알케인과 사이클로알케인

57

다음 중 cis-1,2-dimethylcyclopentane의 입체 이성질체로 옳은 것을 고르면?

① methylcyclohexane
② 1,1-dimethylcyclopentane
③ trans-1,2-dimethylcyclopentane
④ cis-1,3-dimethylcyclopentane
⑤ trans-1,3-dimethylcyclopentane

58

다음 제시된 두 화합물 사이의 관계를 설명한 것으로 옳은 것을 고르면?

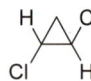 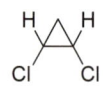

① 두 화합물은 서로 같은 화합물이다.
② 두 화합물은 같은 화합물의 서로 다른 이형태체이다.
③ 두 화합물은 구조 이성질체 관계에 있다.
④ 두 화합물은 입체 이성질체 관계에 있다.
⑤ 두 화합물은 공명구조 관계에 있다.

59

다음 〈보기〉의 화합물 중 기하이성질체가 존재하는 것만을 있는 대로 고른 것은?

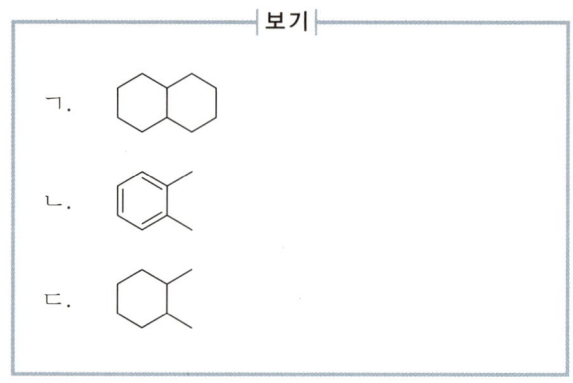

① ㄱ ② ㄴ ③ ㄷ
④ ㄱ, ㄴ ⑤ ㄱ, ㄷ ⑥ ㄴ, ㄷ
⑦ ㄱ, ㄴ, ㄷ

60

다음 〈보기〉의 각 화합물이 서로 기하이성질체 관계인 것만을 있는 대로 고른 것은?

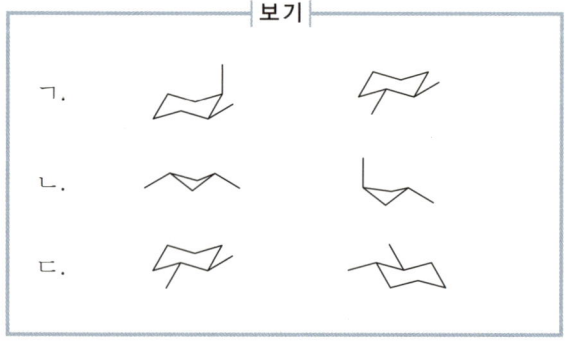

① ㄱ ② ㄴ ③ ㄷ
④ ㄱ, ㄴ ⑤ ㄱ, ㄷ ⑥ ㄴ, ㄷ
⑦ ㄱ, ㄴ, ㄷ

[61~62] 물음에 답하시오.

61

다음 주어진 화합물에 대한 설명으로 옳은 것을 고르면?

① Br, Cl과 CH$_3$는 서로 cis 관계에 있다.
② Br은 Cl과는 trans, and CH$_3$와는 cis 관계에 있다.
③ Br은 Cl과는 cis, CH$_3$와는 trans 관계에 있다.
④ Br은 Cl과 CH$_3$ 모두와 trans 관계에 있다.
⑤ Br은 Cl과는 gauche, CH$_3$와는 cis 관계에 있다.

62

위 화합물에 대한 설명으로 옳은 것을 고르면?

① Br과 gauche 관계에 있는 것은 Cl 뿐이다.
② Br은 Cl, CH$_3$ 모두와 gauche 관계에 있다.
③ Br은 Cl, CH$_3$ 모두와 anti 관계에 있다.
④ Br은 Cl과는 trans, CH$_3$와는 cis 관계에 있다.
⑤ Br과 anti 관계에 있는 것은 Cl 뿐이다.

63

다음은 비타민과 같은 물질로 성장 촉진 작용, 항지방간 작용을 갖는 myo-Inositol의 구조이다. myo-inositol과 화합물 X의 관계를 설명한 것 중 옳은 것을 고르면?

① 화합물 X의 구조는 myo-inositol의 가장 안정한 형태이다.
② 화합물 X의 구조는 myo-inositol의 가장 불안정한 형태이다.
③ 화합물 X의 구조는 myo-inositol의 공명구조이다.
④ 화합물 X는 myo-inositol과 구조 이성질체의 관계에 있다.
⑤ 화합물 X는 myo-inositol과 stereoisomer의 관계에 있다.

II. 알케인과 사이클로알케인

64
다음 제시된 화합물 중 trans-1,4-dimethylcyclohexane의 가장 낮은 에너지를 갖는 conformation으로 옳은 것을 고르면?

① [구조: H3C와 CH3가 각각 equatorial/axial, H와 H 표시된 구조]

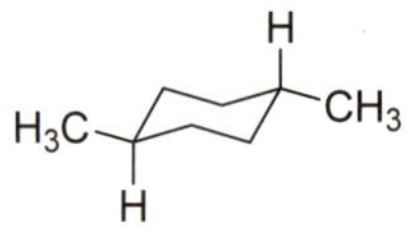

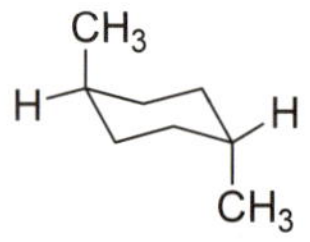

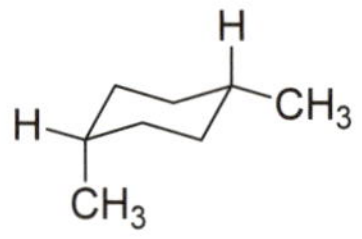

② [구조: 두 CH3가 서로 반대 방향]

③ [구조: H와 CH3, CH3와 H]

④ [구조: H3C와 CH3, H와 H]

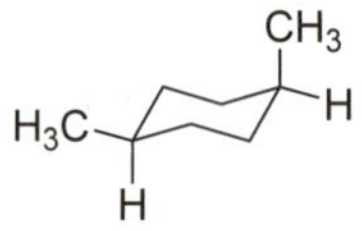

⑤ 위 구조 중 적어도 두 가지 이상이 안정한 구조이다.

65
다음 제시된 화합물 중 trans-1-Isopropyl-3-methylcyclohexane의 가장 안정한 chair conformation으로 옳은 것을 고르면?

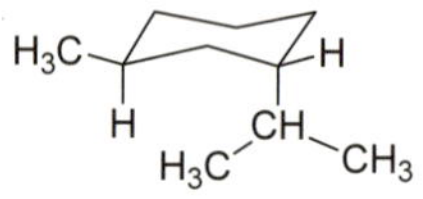

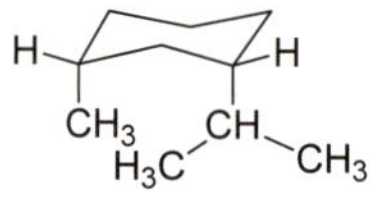

① [구조]

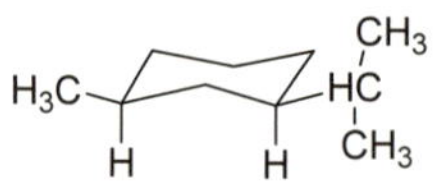

② [구조]

③ [구조]

④ [구조]

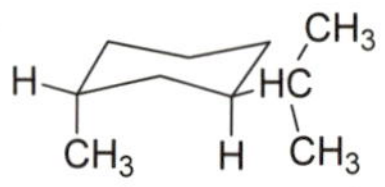

⑤ 위 구조 중 적어도 두 가지 이상이 안정한 구조이다.

66

다음 제시된 화합물 중 cis-1-tert-butyl-4-methylcyclohexane의 가장 안정한 conformation으로 옳은 것을 고르면?

① [cyclohexane with C(CH₃)₃ up, H, H and CH₃ down]

② (H₃C)₃C— [cyclohexane with CH₃ up, H, H]

③ H₃C— [cyclohexane with C(CH₃)₃ up, H, H]

④ H₃C— [cyclohexane with C(CH₃)₃, H]

⑤ (H₃C)₃C— [cyclohexane with CH₃, H, H]

67

다음 제시된 화합물 중 trans-1-isopropyl-2-methylcyclohexane의 가장 안정한 conformation으로 옳은 것을 고르면?

① [cyclohexane with H, CH(CH₃)₂, CH₃]

② [cyclohexane with H, CH(CH₃)₂, CH₃, H]

③ [cyclohexane with CH(CH₃)₂, H, CH₃]

④ [cyclohexane with CH(CH₃)₂, CH₃, H]

⑤ [cyclohexane with CH(CH₃)₂, CH₃, H, H]

II. 알케인과 사이클로알케인

68
다음 〈보기〉에 제시된 화합물 중 더 안정한 이성질체끼리 옳게 짝지어진 것을 고르면?

보기
(가) cis 또는 trans 1,4-dimethylcyclohexane
(나) cis 또는 trans 1,3-dimethylcyclohexane

① (가)의 cis와 (나)의 cis
② (가)의 cis와 (나)의 trans
③ (가)의 trans와 (나)의 cis
④ (가)의 trans와 (나)의 trans
⑤ 모두 안정도가 같다.

69
다음 화합물 A와 B는 이치환 cyclohexane을 나타낸 것이다.

이에 대한 설명으로 옳은 것만을 〈보기〉에서 있는 대로 고른 것은?

보기
ㄱ. A와 B는 동일한 화합물이다.
ㄴ. A와 B 모두 cis 형태이다.
ㄷ. B보다 A가 에너지 적으로 불안정하다.

① ㄱ   ② ㄴ   ③ ㄷ
④ ㄱ, ㄴ   ⑤ ㄱ, ㄷ   ⑥ ㄴ, ㄷ
⑦ ㄱ, ㄴ, ㄷ

70
다음 화합물 중 두 methyl groups이 서로 cis로 배열되어 있는 것을 고르면?

① ㄱ   ② ㄴ   ③ ㄷ
④ ㄱ, ㄴ   ⑤ ㄱ, ㄷ   ⑥ ㄴ, ㄷ
⑦ ㄱ, ㄴ, ㄷ

71
다음 중 고리반전(ring-flips)에 의한 구조끼리 옳게 짝지어진 것을 고르면?

① ㄱ 와 ㄴ
② ㄱ 와 ㄷ
③ ㄴ 와 ㄷ
④ ㄱ, ㄴ, ㄷ 모두 고리반전 구조이다.
⑤ ㄱ, ㄴ, ㄷ 모두 고리반전 구조가 아니다.

72

다음 주어진 두 화합물의 관계를 옳게 표현한 것을 고르면?

① 입체 이성질체
② 구조 이성질체
③ 거울상 이성질체
④ 동등한 구조
⑤ 이형태체

73

다음 제시된 화합물 중 가장 안정한 conformation을 고르면?

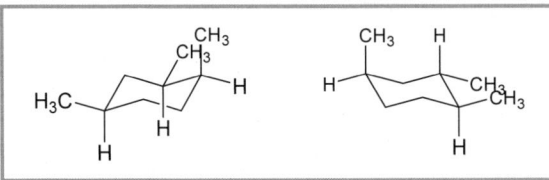

74

가장 안정한 형태를 고려할 때 다음과 같이 모든 methyl group이 서로 cis로 배열되어있는 구조에 대한 설명으로 옳은 것을 고르면?

① 모든 methyl groups은 axial로 배열된다.
② 모든 methyl groups은 equatorial로 배열된다.
③ methyl group이 equatorial로 배열되는 탄소는 1번 탄소와 2번 탄소이다.
④ methyl group이 equatorial로 배열되는 탄소는 1번 탄소와 4번 탄소이다.
⑤ methyl group이 equatorial로 배열되는 탄소는 2번 탄소와 4번 탄소이다.

75

다음은 이치환 사이클로알케인의 구조를 나타낸 것이다.

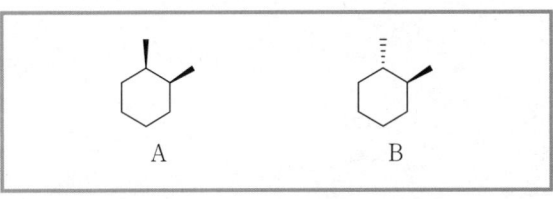

위 화합물 A와 B의 가장 안정한 형태 이성질체에 대한 설명으로 옳은 것만을 〈보기〉에서 있는 대로 고른 것은?

| 보기 |

ㄱ. A와 B 모두 고우시(Gauch) 입체장애가 존재한다.
ㄴ. A가 B보다 에너지적으로 불안정하다.
ㄷ. A와 B 모두 1,3-이축방향 상호작용(1,3-diaxial interaction) 에너지가 존재한다.

① ㄱ
② ㄴ
③ ㄷ
④ ㄱ, ㄴ
⑤ ㄱ, ㄷ
⑥ ㄴ, ㄷ
⑦ ㄱ, ㄴ, ㄷ

II • 알케인과 사이클로알케인

76

다음은 포도당으로 불리우는 글루코오스(A)와 trans-decalin(B)의 구조를 나타낸 것이다.

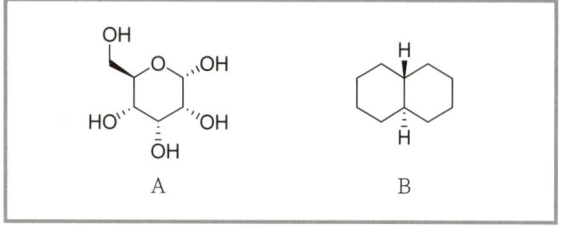

위 두 화합물 A와 B의 가장 안정한 의자형태로 옳은 것끼리 짝지어진 것을 고르면?

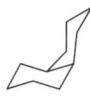

77

〈보기〉에 주어진 화합물과 이형태체가 옳게 짝지어진 것만을 있는 대로 고른 것은?

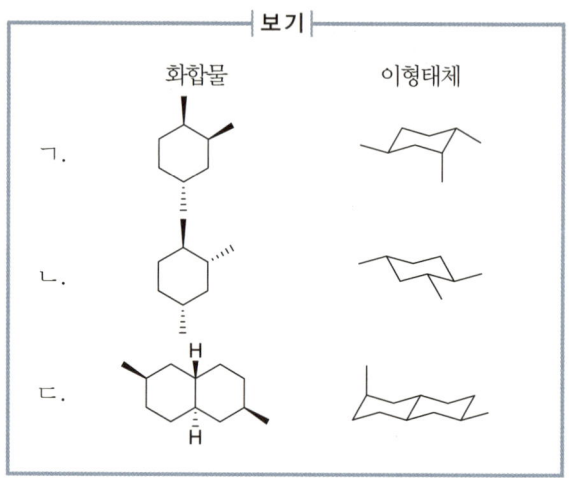

① ㄱ　　　② ㄴ　　　③ ㄷ
④ ㄱ, ㄴ　⑤ ㄱ, ㄷ　⑥ ㄴ, ㄷ
⑦ ㄱ, ㄴ, ㄷ

78

다음은 이고리 화합물인 데칼린(Decalin)의 구조를 나타낸 것이다.

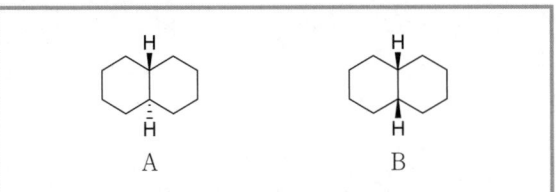

위 화합물 A, B의 가장 안정한 형태 이성질체에 대한 설명으로 옳은 것만을 〈보기〉에서 있는 대로 고른 것은?

─── 보기 ───
ㄱ. 두 화합물은 구조이성질체 관계이다.
ㄴ. A와 B 모두 고리반전(ring flip)이 가능하다.
ㄷ. A가 B보다 에너지 적으로 불안정하다.

① ㄱ   ② ㄴ   ③ ㄷ
④ ㄱ, ㄴ   ⑤ ㄱ, ㄷ   ⑥ ㄴ, ㄷ
⑦ ㄱ, ㄴ, ㄷ

79

다음 두 화합물의 관계가 구조이성질체인 것만을 〈보기〉에서 있는 대로 고른 것은?

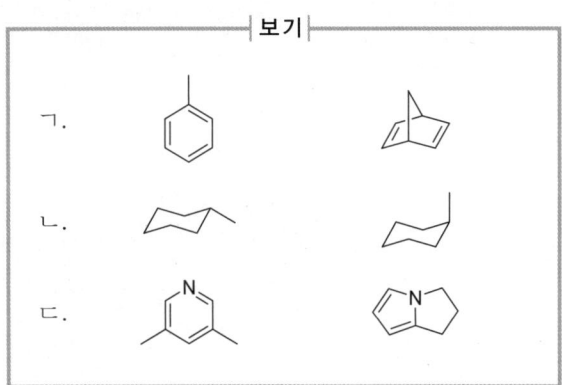

① ㄱ   ② ㄴ   ③ ㄷ
④ ㄱ, ㄴ   ⑤ ㄱ, ㄷ   ⑥ ㄴ, ㄷ
⑦ ㄱ, ㄴ, ㄷ

80

유기화합물의 형태(conformation)와 관련된 설명 중 가장 옳은 것은?

① 형태가 다른 두 화합물은 별개의 화합물로서 그 끓는점이 다르다.
② 1,2-dichloroethane의 cis form과 trans form은 형태 이성질체(conformational isomers)의 관계이다.
③ butane의 gauche form과 anti form은 그 에너지 준위가 동일하다.
④ cyclohexane의 boat form과 chair form은 그 형태가 다르다.
⑤ cyclohexane의 boat form은 chair form보다 안정하다.

권혁 ORGANIC CHEMISTRY
하드캐리 504제

입체화학

III. 입체화학

81
다음 중 2개 이상의 카이랄 탄소를 가지고 있는 화합물로 입체 이성질체이면서도 거울상 이성질체가 아닌 것을 고르면?

① 광학 이성질체(optical isomer)
② 부분 입체 이성질체(diastereomer)
③ 기하 이성질체(geometric isomer)
④ 라세미 혼합물(racemic mixture)
⑤ 메조 화합물(meso compound)

82
다음 중 이성질체에 관한 설명으로 옳지 않은 것을 고르면?

① dimethyl ether와 ethanol은 구조 이성질체 관계이다.
② 입체 이성질체는 구성 원소들 사이의 연결성(connectivity)은 같으나 공간배열(spacial arrangement)이 다른 화합물을 의미한다.
③ 기하 이성질체는 부분 입체 이성질체(diastereomers)에 속한다.
④ 모든 가능한 입체 이성질체의 수는 2^n개 이다. (n은 입체중심의 수)
⑤ 거울상 이성질체는 구조 이성질체에 속한다.

83
다음 중 입체 이성질체에 관한 설명으로 옳은 것을 고르면?

① 3개의 chiral centers를 가지는 화합물의 입체 이성질체의 수는 최대 8개이다.
② D형은 (+)-광학활성이고, L형은 (−)-광학활성이다.
③ 거울상 이성질체는 녹는점, 끓는점, 밀도, 용해도와 같은 모든 물리적 성질이 다르다.
④ Diastereomer간에는 분광학적 성질은 다르고 물리적 성질만 같다.
⑤ 메조 화합물은 물리적 성질이 같고 화학적 성질은 다르다.

84
다음과 같이 알켄이 금속촉매 수소화 반응에 의해 알케인으로 전환 되었을 때 알켄의 광학회전에 어떤 현상이 나타나는지에 대한 설명 중 옳은 것을 고르면?

$$CH_3CH_2-\underset{CH=CH_2}{\overset{H}{C}}-CH_3 + H_2 \xrightarrow{Ni} CH_3CH_2-\underset{CH_2CH_3}{\overset{H}{C}}-CH_3$$

① 광회전도가 증가한다.
② 광회전도는 '0'이 된다.
③ signal이 변한다.
④ 광회전도는 변화 없다.
⑤ 예측할 수 없다.

85

다음 화합물 중 카이랄 중심(chiral center)를 가지는 것을 고르면?

① 1,1-dibromopropane
② 1,2-dibromopropane
③ 1,3-dibromopropane
④ 2,2-dibromopropane
⑤ 2-bromo-2-chloropropane

87

다음 화합물에서 표시된 a~d 탄소의 절대 입체 배열을 바르게 표기한 것을 고르면?

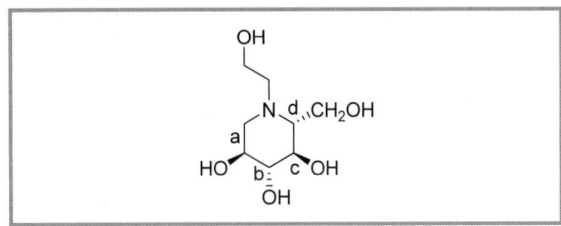

	a	b	c	d
①	R	S	R	R
②	S	R	R	R
③	R	R	S	R
④	S	S	R	S
⑤	R	R	R	S

86

다음의 화합물 중 카이랄 중심(chiral center)이 <u>없는</u> 것을 고르면?

88

다음 〈보기〉의 화합물 중 카이랄한 것만을 고를 때 그 개수는?

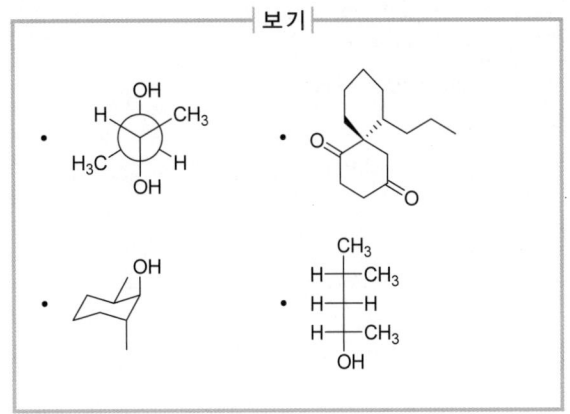

① 0개　　② 1개　　③ 2개
④ 3개　　⑤ 4개

III • 입체화학

89
다음 중 거울상 이성질체가 존재할 수 없는 것만을 고르면? (정답 2개)
① 2-aminopropane
② butan-2-ol
③ 2-hydroxymethylcyclohexanol
④ 3-methylheptane
⑤ 3-methylpentane

90
다음 화합물 중 카이랄한 것을 고르면?
① dichloromethane
② 1,2-dichloroethane
③ bromochlorofluoromethane
④ chloroform
⑤ tetrachloromethane

91
다음 화합물 중 카이랄한 것을 고르면?
① 2-bromo-2-chlorobutane
② 2-methylpropane
③ 2,2-dimethylbutan-1-ol
④ 2,2,4-trimethylpentane
⑤ bromocyclobutane

92
다음 화합물 중 입체중심(stereogenic center)이 없는 것을 고르면?
① butan-2-ol
② α-hydroxybutanal
③ 2-methylheptane
④ 2-(hydroxymethyl)cyclohexanol
⑤ pentan-2-ol

93

다음 〈보기〉의 화합물 중 입체 중심(stereogenic center)이 존재하는 것만을 있는 대로 고른 것은?

보기
ㄱ. 2-methylpentane
ㄴ. chlorocyclohexane
ㄷ. 3-methylbutan-2-ol
ㄹ. 2-hydroxypropanoic acid

① ㄱ, ㄴ   ② ㄱ, ㄷ   ③ ㄴ, ㄹ
④ ㄷ, ㄹ   ⑤ ㄱ, ㄴ, ㄷ

94

아래의 화합물은 1805년 독일의 약제사 F.W.A. 제르튀르너가 아편의 유효성분으로서 추출한 것으로 마취제 또는 진통·진해(鎭咳)·진정·최면에 효력이 있는 morphine의 구조이다. 이 화합물의 입체중심을 가지는 탄소만을 고를 때 그 개수는?

① 2개   ② 3개   ③ 4개
④ 5개   ⑤ 6개

95

다음 각 화합물의 입체중심 탄소 개수의 총합은?

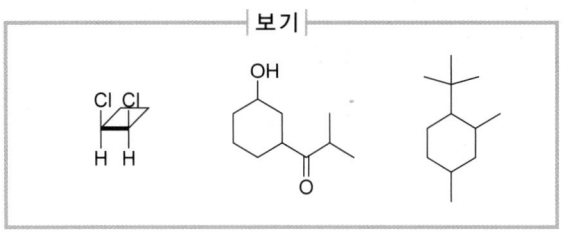

① 6개   ② 7개   ③ 8개
④ 9개   ⑤ 10개

96

다음 화합물 중 거울상 이성질체를 가질 수 있는 것을 고르면?

① 1,1-dichlorobutane
② 1,4-dichlorobutane
③ 1-chlorobutane
④ 2-chlorobutane
⑤ benzaldehyde

III. 입체화학

97
2,4-dimethylheptane이 가질 수 있는 거울상 이성질체의 개수는?

① 2개　② 4개　③ 6개
④ 8개　⑤ 10개

98
다음 〈보기〉의 화합물 중 카이랄인 것만을 고를 때 그 개수는?

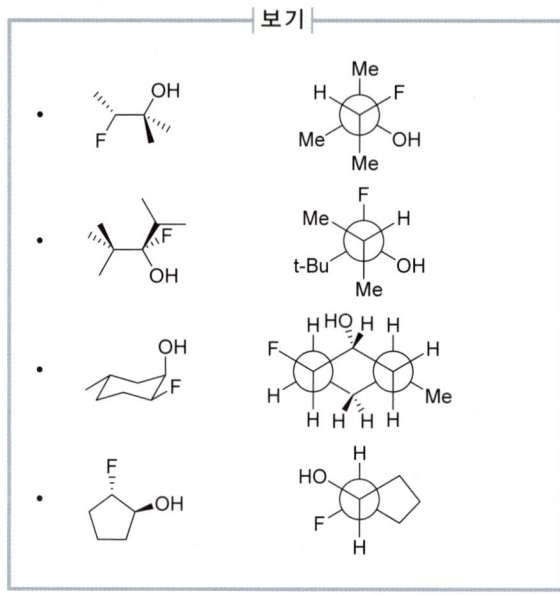

① 1개　② 2개　③ 3개
④ 4개　⑤ 5개

99
〈보기〉에 주어진 화합물과 뉴먼투영도가 동일한 것만을 있는 대로 고를 때 그 개수는?

① 0개　② 1개　③ 2개
④ 3개　⑤ 4개

100

다음 화합물 중 거울상 이성질체를 가질 수 있는 것을 고르면?

① Br—CH₂CH₂CH₂CH₂CH₃

② CH₃CH₂—CHCH₂CH₃
           |
           Br

③ CH₃CH₂—C(H)—CH₃
              |
              Br

④ CH₃—C=CHCH=CH₂
        |
        Br

⑤ H—C=C=C—H
    | |
    H   H

101

다음 두 화합물이 서로 거울상 이성질체 관계인 것을 고르면?

102

(R)-pentan-2-ol과 (S)-pentan-2-ol은 거울상 이성질체 관계에 있다. 다음 중 이들의 물리적 성질에 대한 설명으로 옳은 것을 고르면?

① 녹는점과 끓는점이 서로 다르다.
② 녹는점만 같다.
③ 평면편광을 회전방향이 서로 다르다.
④ 편광면을 회전시키는 각도가 서로 다르다.
⑤ 밀도, 용해도가 서로 다르다.

103

다음 〈보기〉의 화합물 A와 B에 대한 설명으로 옳은 것을 고르면?

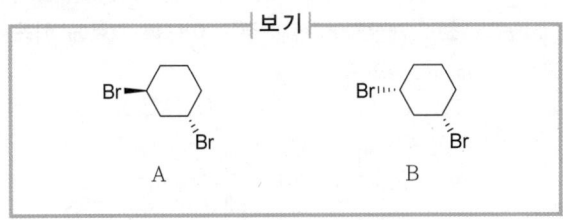

① A와 B는 분별 증류에 의해 분리될 수 없다.
② A와 B는 평면편광의 광회전도는 같으나 부호가 반대이다.
③ A와 B는 거울상 이성질체 관계에 있다.
④ A와 B는 모두 카이랄한 물질이다.
⑤ A와 B의 혼합물은 광학활성을 보인다.

III. 입체화학

104
다음 화합물 중 편광면(plane of polarization)을 회전시키지 <u>않는</u> 화합물을 고르면?

① cis-1,2-dimethylcyclobutane
② HOCH$_2$CH(OH)CHO
③ 2,4-dimethylcyclohexanone
④ HSCH$_2$CH(NH$_2$)COOH
⑤ 2-bromo-2-fluorobutane

105
아래의 화합물은 세균성 감염을 막는데 사용되는 스트렙토마이신(Streptomyces)에 의해 생산되는 항생물질로서 1950년대 초에 개발되어 현재 주로 여드름 치료에 사용되는 tetracycline의 구조이다.

위 화합물에 대한 설명으로 옳은 것만을 〈보기〉에서 있는 대로 고른 것은?

─── 보기 ───
ㄱ. 3차 amine과 1차 amide가 존재한다.
ㄴ. 탄소-탄소 간 이중결합은 모두 E 배열이다.
ㄷ. 입체중심 탄소는 모두 5개이다.

① ㄱ   ② ㄴ   ③ ㄷ
④ ㄱ, ㄴ   ⑤ ㄱ, ㄷ   ⑥ ㄴ, ㄷ
⑦ ㄱ, ㄴ, ㄷ

106
다음 중 카이랄 중심 탄소가 존재하는 화합물을 고르면?

107
다음 〈보기〉에 주어진 화합물이 가지고 있는 입체중심탄소의 개수가 옳게 짝지어진 것을 고르면?

	ㄱ	ㄴ	ㄷ
①	1	2	3
②	1	3	2
③	2	1	2
④	3	1	2
⑤	3	2	1

108

다음 화합물 중 별표(*)로 표시된 탄소 원자 중 비대칭 탄소 원자가 옳게 표시된 것을 고르면? (정답 2개)

① H₃CHC=CHCH(Cl)CH₃ (*표시)

② C₆H₅–*CH₃

③ 1-bromo-3-methylcyclohexane (*표시는 Br 탄소)

④ CH₃CH₂*CH(OH)CH₂CH₃

⑤ CH₃-CH(CH₃)-*CH(H)-CH(CH₃)-CH₃

109

자신의 거울상과 서로 포개어지지 않는 입체 이성질체를 거울상 이성질체(enantiomer)라 부른다. 다음 화합물 중 거울상 이성질체가 존재할 수 없는 것을 고르면?

① H₃C,H–C=C=C–H,CH₃

② H–C(CH₃)(NH₂)–CO₂H

③ trans-2-bromocyclohexan-1-ol

④ 4-bromobenzyl alcohol

⑤ CHO–C(H)(OH)–C(H)(OH)–CH₂OH

110

화합물 A와 거울상 이성질체 관계인 화합물로 옳은 것을 고르면?

A: Br, Cl, H, CH₃ 가 부착된 탄소

① H, Cl / H₃C, Br
② H, Br / Cl, CH₃
③ CH₃ 위, Cl–Br, H 아래
④ Cl 위, H–CH₃, Br 아래
⑤ H, CH₃ / Cl, Br

111

화합물 A와 거울상 이성질체 관계인 화합물로 옳은 것을 고르면?

A: H, OH 가 부착된 hex-4-en-3-ol 구조

① trans, H OH
② cis, H OH
③ trans, HO H
④ cis, HO H
⑤ trans, H OH

III. 입체화학

112
다음 주어진 두 화합물의 관계를 옳게 표현한 것을 고르면?

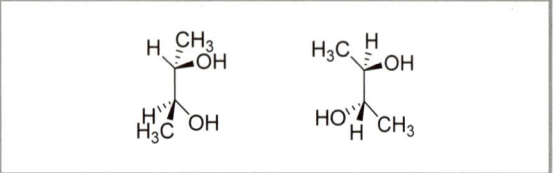

① 거울상 이성질체
② 부분 입체 이성질체
③ 구조 이성질체
④ 메조 화합물
⑤ 동일한 화합물의 다른 형태이다.

114
다음 주어진 두 화합물의 관계를 옳게 표현한 것을 고르면?

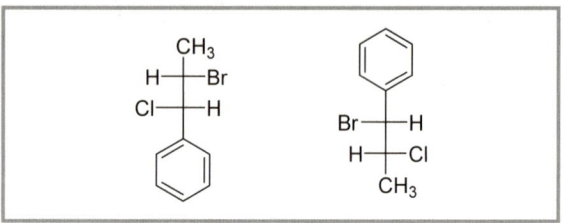

① 거울상 이성질체
② 부분 입체 이성질체
③ 구조 이성질체
④ 메조 화합물
⑤ 동일한 화합물의 다른 형태이다.

113
다음 주어진 두 화합물의 관계를 옳게 표현한 것을 고르면?

① 거울상 이성질체
② 부분 입체 이성질체
③ 구조 이성질체
④ 메조 화합물
⑤ 동일한 화합물의 다른 형태이다.

115
2,3,4,5,6-pentachlorohexan-1-ol의 가능한 최대 입체 이성질체의 개수로 옳은 것을 고르면?

① 4개　② 8개　③ 16개
④ 32개　⑤ 64개

116

2-bromo-3-chloro-4-fluorohexane의 가능한 최대 입체 이성질체의 개수로 옳은 것을 고르면?

① 4개　　② 8개　　③ 16개
④ 32개　　⑤ 64개

117

다음 〈보기〉에 주어진 여러 단당류의 Fischer 투영식과 구조가 서로 동일한 것끼리 옳게 짝지어진 것만을 있는 대로 고른 것은?

| 보기 |

Fischer 투영식　　　구조

ㄱ.
```
    CHO
HO—H
HO—H
HO—H
    CH₂OH
```

ㄴ.
```
    CHO
H—OH
HO—H
H—OH
    CH₂OH
```

ㄷ.
```
    CHO
H—OH
    CH₂OH
```

① ㄱ　　② ㄴ　　③ ㄷ
④ ㄱ, ㄴ　　⑤ ㄱ, ㄷ　　⑥ ㄴ, ㄷ
⑦ ㄱ, ㄴ, ㄷ

118

다음 화합물에 대한 설명으로 옳은 것을 고르면?

$$HOCH_2CHCHCH_2OH$$
$$\quad\quad\;\; |\;\; |$$
$$\quad\quad\; Cl\; Cl$$

① 총 2개의 입체 이성질체가 존재하고 두 입체 이성질체 모두 광학활성을 가진다.
② 총 3개의 입체 이성질체가 존재하고 모두 광학활성을 가진다.
③ 총 3개의 입체 이성질체가 존재하고 이 중 두 개는 카이랄한 거울상 이성질체, 나머지 하나는 비카이랄한 메조 화합물이다.
④ 총 4개의 입체 이성질체가 존재하고 모두 광학활성을 가진다.
⑤ 총 4개의 입체 이성질체가 존재하고 이 중 두 개는 카이랄한 거울상 이성질체, 나머지 두 개는 비카이랄한 메조 화합물이다.

III. 입체화학

119
다음 화합물 중 4개의 입체 이성질체를 가질 수 있는 것을 고르면?

① (구조) ② (구조)
③ (구조) ④ (구조)
⑤ (구조)

120
다음 화합물 중 가능한 입체 이성질체의 개수를 가장 많이 가지는 것을 고르면?

① (구조) ② (구조)
③ (구조) ④ (구조)
⑤ (구조)

121
다음 화합물의 최대 가능한 입체 이성질체의 개수로 옳은 것을 고르면?

① 2개 ② 4개 ③ 6개
④ 8개 ⑤ 16개

122
다음 제시된 화합물 ㄱ~ㄹ과 관련된 설명으로 옳은 것을 고르면?

ㄱ ㄴ ㄷ ㄹ

① ㄱ과 ㄴ이 같은 양으로 존재하는 용액은 광학활성이다.
② ㄷ과 ㄹ이 같은 양으로 존재하는 용액은 광학활성이다.
③ ㄴ과 ㄷ의 고유광회전도는 절대값은 같고 부호는 반대이다.
④ 화합물 ㄱ과 ㄷ은 거울상 이성질체 관계이다.
⑤ 화합물 ㄱ과 ㄹ은 부분 입체 이성질체 관계이다.

123

R enantiomer에 대한 〈보기〉의 설명 중 옳은 것을 모두 고른 것은?

보기

ㄱ. 우회전성인 (+)-rotation을 가진다.
ㄴ. 좌회전성인 (-)-rotation을 가진다.
ㄷ. 거울상으로 S enantiomer를 가진다.

① ㄱ　② ㄴ　③ ㄷ
④ ㄱ, ㄴ　⑤ ㄱ, ㄷ　⑥ ㄴ, ㄷ
⑦ ㄱ, ㄴ, ㄷ

124

다음 제시되어 있는 화합물 ㄱ~ㅁ에 대한 설명으로 옳은 것을 고르면?

보기

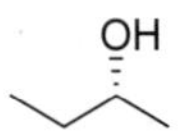

ㄱ

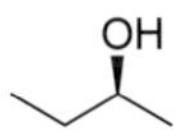

ㄴ

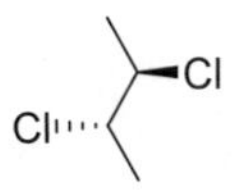

ㄷ

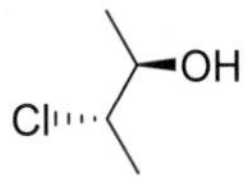

ㄹ

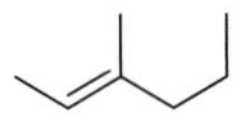
ㅁ

① 화합물 ㄱ과 ㄴ의 절대입체배열은 각각 *S*, *R*이다.
② 화합물 ㄱ과 ㄴ이 같은 양으로 존재하는 혼합물은 광학활성을 지닌다.
③ 화합물 ㄷ은 광학활성을 가진다.
④ 화합물 ㄹ은 광학활성을 가진다.
⑤ 화합물 ㅁ은 광학활성을 가진다.

125

다음 제시된 화합물 중 입체중심 탄소가 *S* 배열을 갖는 것을 고르면?

① 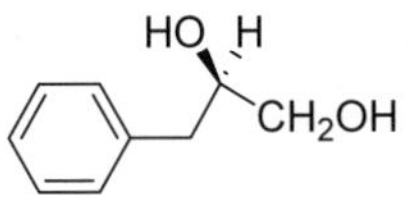

② 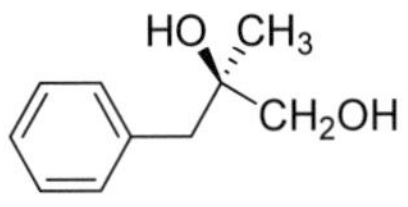

③ 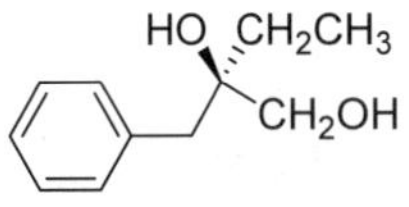

④ 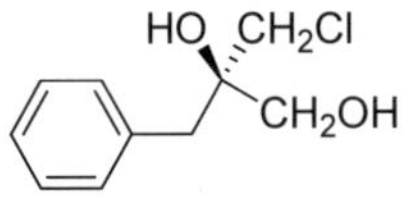

⑤ 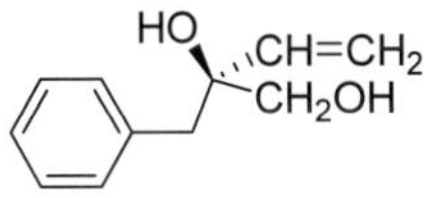

126

다음 제시된 화합물 중 입체중심 탄소가 *R* 배열을 갖는 것을 고르면?

① 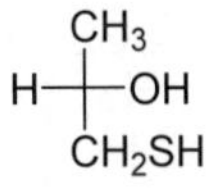

② 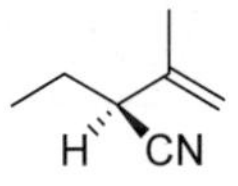

③ 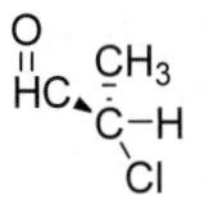

④ 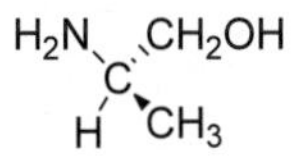

⑤ 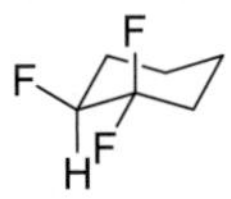

III · 입체화학

127
다음 제시된 화합물 중 입체중심 탄소가 R 배열을 갖는 것을 고르면?

① H, CH₃ cyclopentenone
② Br, CH₃ cyclopentenone
③ Br, CH₃ cyclopentene
④ Br, CH₃ cyclopentadiene
⑤ Cl, H, Br cyclopentadiene

128
다음 〈보기〉에 주어진 alkene 중 촉매수소화반응에 의해 카이랄한 alkane으로 전환될 수 있는 것만을 있는 대로 고른 것은?

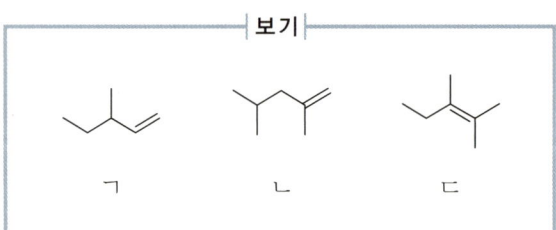

① ㄱ ② ㄴ ③ ㄷ
④ ㄱ, ㄴ ⑤ ㄱ, ㄷ ⑥ ㄴ, ㄷ
⑦ ㄱ, ㄴ, ㄷ

129
다음 중 카이랄한 alkane이 생성되는 반응을 모두 고르면? (정답 2개)

① $(CH_3)_2C=CHCH_3$ $\xrightarrow{HCl}$

② $(CH_3)_2C=CHCH_3$ $\xrightarrow{H_2/Pt}$

③ $(CH_3)_2C=CHCH_3$ $\xrightarrow{Cl_2}$

④ $(CH_3)_2C=CHCH_3$ $\xrightarrow{H_3O^+/H_2O}$

⑤ $(CH_3)_2C=CHCH_3$ $\xrightarrow{Br_2/H_2O}$

[130~132] 다음 물음에 답하시오.

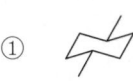

130

카이랄한 구조를 가지는 화합물 X는 수소화 반응으로 두 개의 입체 이성질체를 얻을 수 있는데, 그 중 하나는 카이랄한 구조이고, 다른 하나는 비카이랄한 구조를 가진다. 다음 제시된 화합물 ㄱ, ㄴ, ㄷ 중 화합물 X로 옳은 것을 있는 대로 고른 것은?

① ㄱ　② ㄴ　③ ㄷ
④ ㄱ, ㄴ　⑤ ㄱ, ㄷ　⑥ ㄴ, ㄷ
⑦ ㄱ, ㄴ, ㄷ

131

비카이랄한 구조를 가지는 화합물 Y는 수소화반응으로 두 개의 입체 이성질체를 얻을 수 있는데, 이 때 얻어지는 생성물은 모두 비카이랄이다. 화합물 ㄱ, ㄴ, ㄷ 중 화합물 Y로 옳은 것만을 있는 대로 고른 것은?

① ㄱ　② ㄴ　③ ㄷ
④ ㄱ, ㄴ　⑤ ㄱ, ㄷ　⑥ ㄴ, ㄷ
⑦ ㄱ, ㄴ, ㄷ

132

카이랄한 구조를 가지는 화합물 Z 는 수소화반응으로 두 개의 입체 이성질체를 얻을 수 있는데, 이 때 얻어지는 생성물은 모두 비카이랄이다. 화합물 ㄱ, ㄴ, ㄷ 중 화합물 Z로 옳은 것만을 있는 대로 고른 것은?

① ㄱ　② ㄴ　③ ㄷ
④ ㄱ, ㄴ　⑤ ㄱ, ㄷ　⑥ ㄴ, ㄷ
⑦ ㄱ, ㄴ, ㄷ

133

다음 화합물 중 카이랄(chiral)한 것을 고르면?

① 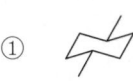　②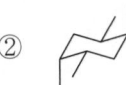

③ 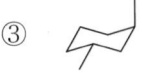　④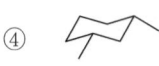

⑤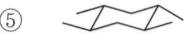

III • 입체화학

134
다음 〈보기〉에 제시된 두 화합물이 서로 거울상 이성질체 관계인 것만을 있는 대로 고른 것은?

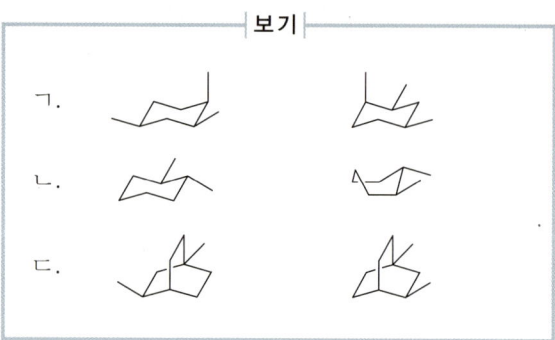

① ㄱ ② ㄴ ③ ㄷ
④ ㄱ, ㄴ ⑤ ㄱ, ㄷ ⑥ ㄴ, ㄷ
⑦ ㄱ, ㄴ, ㄷ

136
다음 〈보기〉에 주어진 화합물 A와 B에 대한 설명으로 옳은 것을 고르면?

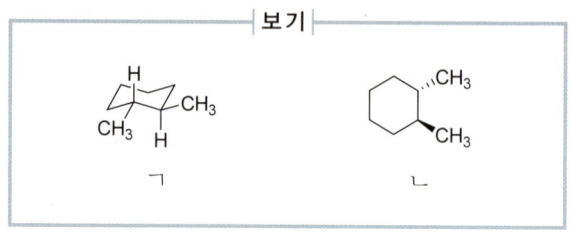

① ㄱ과 ㄴ은 구조 이성질체 관계이다.
② ㄱ과 ㄴ은 거울상 이성질체 관계이다.
③ ㄱ과 ㄴ은 부분 입체 이성질체 관계이다.
④ ㄱ과 ㄴ은 동일한 화합물이다.
⑤ ㄱ과 ㄴ은 서로 형태 이성질체 관계에 있다.

135
다음 제시된 뉴먼 투영식 중 meso-2,3-dichlorobutane의 구조로 옳은 것을 고르면?

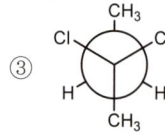

137
다음 화합물 중 광학활성이 없는 것을 고르면?

138

다음 화합물 중 거울상 이성질체가 존재하지 않는 것을 고르면?

① CHClF(OH)
② ClBrC=C=CHF
③ ClCH(CH₃)–C(CH₃)(Cl)H 형태
④ HOCH(Br)–CH(Br)(OH)
⑤ (CH₃)(Br)C=C=C(CH₃)H

139

다음 중 라세미 혼합물에 대한 설명으로 옳은 것을 고르면?

① 두 개 혹은 그 이상의 비카이랄 중심을 가지는 물질이다.
② 같은 양의 거울상 이성질체를 포함하고 있는 물질이다.
③ 같은 양의 부분 입체 이성질체를 포함하고 있는 물질이다.
④ 광학적 활성을 가진 물질이다.
⑤ 분자 내 대칭면 혹은 대칭 중심을 가지는 물질이다.

140

순수한 미지의 화합물 (+)-X의 고유광회전도 [α]는 40° 이다. (+)-X와 그것의 거울상 이성질체인 (-)-X가 섞여있는 혼합물의 고유광회전도 [α]는 -8° 이다. 이 혼합물에서 (+)-X가 차지하는 상대적인 존재 비율로 옳은 것을 고르면?

① 25% ② 30% ③ 35%
④ 40% ⑤ 45%

141

광학적으로 순수한 (2R,3R)-tartaric acid의 고유 광회전도 [α]는 +12° 이다. (2R,3R)-tartaric acid와 meso-tartaric acid가 혼합물에서 같은 양으로 존재한다면, 이 때 혼합물의 고유 광회전도 값으로 옳은 것을 고르면?

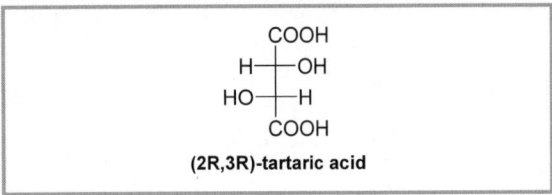

(2R,3R)-tartaric acid

① +12° ② +9° ③ +6°
④ +3°   ⑤ 0°

III. 입체화학

142
다음 화합물에서 라세미 혼합물(racemic mixture)을 만들 수 없는 화합물은?

① (cyclohexane-1,2-diamine, trans)
② (2-methylcyclopentanone)
③ (lactic acid)
④ (tartaric acid, meso 형태)
⑤ (pentane-2,4-diol)

143
R 입체 배열의 거울상 초과량(% ee)이 70%일 때, R과 S 거울상 이성질체의 상대적인 존재 비율로 옳은 것을 고르면?

	R	S
①	70%	30%
②	75%	25%
③	80%	20%
④	85%	15%
⑤	90%	10%

144
R 입체 배열의 거울상 초과량(% ee)이 40%일 때, R과 S 거울상 이성질체의 상대적인 존재 비율로 옳은 것을 고르면?

	R	S
①	70%	30%
②	60%	40%
③	80%	20%
④	75%	25%
⑤	95%	5%

145
2,3-butanediol이 가질 수 있는 최대 입체 이성질체의 개수로 옳은 것을 고르면?

① 1개　　② 2개　　③ 3개
④ 4개　　⑤ 6개

146

다음은 포도주를 만들 때 침전하는 주석(酒石)에 포함되어 있어 주석산이라고도 하는 타르타르산(tartaric acid)의 구조이다

$$HOOC-\overset{H}{\underset{OH}{C}}-\overset{H}{\underset{OH}{C}}-COOH$$

타르타르산이 가질 수 있는 최대 입체 이성질체의 수로 옳은 것을 고르면?

① 2개 ② 3개 ③ 4개
④ 5개 ⑤ 6개

147

다음 〈보기〉의 화합물 A와 B에 대한 설명으로 옳은 것을 고르면?

| 보기 |

A, B 구조식

① A와 B는 거울상 이성질체 관계이다.
② A와 B는 부분 입체 이성질체 관계이다.
③ A와 B는 구조 이성질체 관계이다.
④ A와 B는 동일한 분자의 이형태체이다.
⑤ A와 B는 전혀 다른 화합물로 이성질체가 아니다.

[148~152] 〈보기〉에 주어진 화합물에 대해 다음 물음에 답하시오.

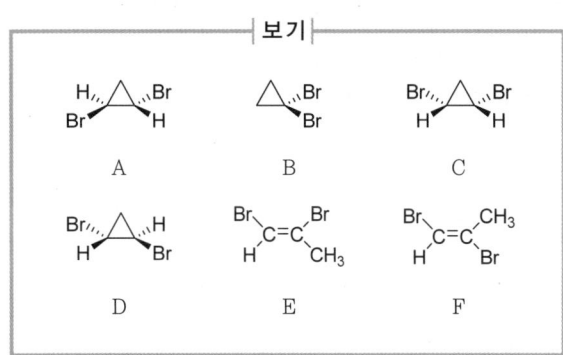

148

화합물 B와 D의 관계를 설명한 것으로 옳은 것을 고르면?

① 거울상 이성질체
② 부분 입체 이성질체
③ 구조 이성질체
④ 동일한 화합물
⑤ 형태 이성질체

149

화합물 A와 D의 관계를 설명한 것으로 옳은 것을 고르면?

① 거울상 이성질체
② 부분 입체 이성질체
③ 구조 이성질체
④ 동일한 화합물
⑤ 형태 이성질체

III. 입체화학

150
화합물 C와 D의 관계를 설명한 것으로 옳은 것을 고르면?

① 거울상 이성질체
② 부분 입체 이성질체
③ 구조 이성질체
④ 동일한 화합물
⑤ 형태 이성질체

151
화합물 A와 E의 관계를 설명한 것으로 옳은 것을 고르면?

① 거울상 이성질체
② 부분 입체 이성질체
③ 구조 이성질체
④ 동일한 화합물
⑤ 형태 이성질체

152
화합물 E와 F의 관계를 설명한 것으로 옳은 것을 고르면?

① 거울상 이성질체
② 구조 이성질체
③ 형태 이성질체
④ 메조 화합물
⑤ 기하 이성질체

[153~154] 다음 〈보기〉에 주어진 화합물에 대해 다음 물음에 답하시오.

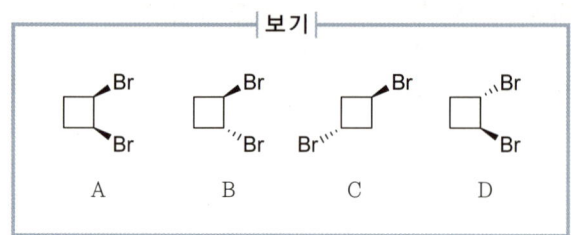

153
〈보기〉의 화합물 중 카이랄인 것만을 있는 대로 고른 것은?

① A   ② B   ③ C
④ A, B   ⑤ B, D

154
다음 중 ㉠과 ㉡에 들어갈 표현으로 적절한 것을 고르면?

B와 C의 혼합물은 (㉠), B와 D의 1 : 1 혼합물은 (㉡)

	㉠	㉡
①	광학활성이다.	광학활성이다.
②	광학비활성이다.	광학활성이다.
③	광학활성이다.	광학비활성이다.
④	광학비활성이다.	광학비활성이다.
⑤	광학적 성질을 결정할 수 없다.	광학적 성질을 결정할 수 있다.

155

다음은 이고리 화합물인 spiri ring을 나타낸 것이다.

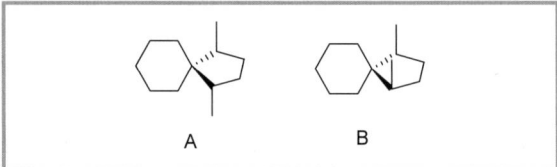

위 화합물에 대한 설명으로 옳은 것만을 〈보기〉에서 있는 대로 고를 때 그 개수는?

―| 보기 |―
- A는 광학 활성이다.
- B는 메조 화합물이다.
- B는 카이랄 중심이 존재한다.
- A와 B는 구조이성질체 관계이다.

① 0개 ② 1개 ③ 2개
④ 3개 ⑤ 4개

157

다음은 erythronolide B의 구조이다.

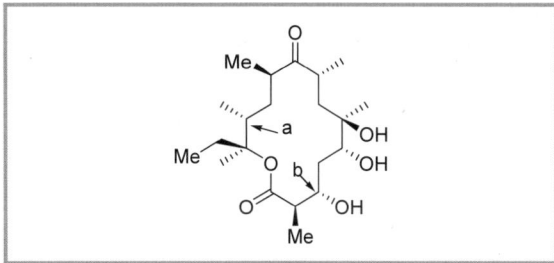

a와 b 탄소의 R, S 절대입체 배열이 옳게 짝지어진 것을 고르면?

	a	b
①	R	R
②	R	S
③	S	R
④	S	S
⑤	카이랄 탄소 아님	카이랄 탄소 아님

156

다음 〈보기〉에 제시된 두 화합물의 관계가 부분입체 이성질체인 것만을 있는 대로 고른 것은?

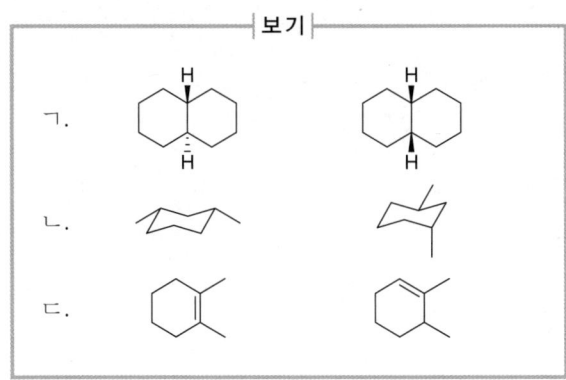

① ㄱ ② ㄴ ③ ㄷ
④ ㄱ, ㄴ ⑤ ㄱ, ㄷ ⑥ ㄴ, ㄷ
⑦ ㄱ, ㄴ, ㄷ

158

각 화합물 A, B의 Fischer 투영식에 존재하는 비대칭 탄소원자의 R, S 절대 입체 배열이 옳게 짝지어진 것을 고르면?

$$\begin{array}{c} \text{OH} \\ H_3C - \overset{|}{C} - Cl \\ \overset{|}{H} \\ A \end{array} \qquad \begin{array}{c} C_6H_5 \\ Cl - \overset{|}{C} - COOH \\ \overset{|}{H} \\ B \end{array}$$

① S, R ② S, S
③ R, S ④ R, R
⑤ (a), (b)는 입체중심이 없으므로 R, S 배열을 정할 수 없다.

III. 입체화학

159
다음 화합물의 IUPAC 체계에 따른 명명으로 옳은 것을 고르면?

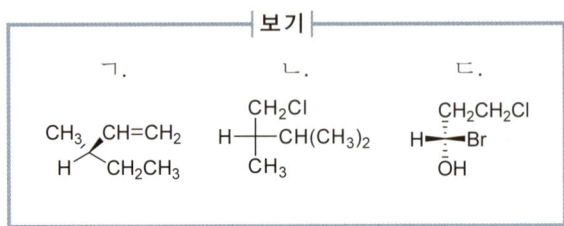

① 1-bromo-2-carboxy-2-propanol
② (R)-3-bromo-2-hydroxy-2-methylpropanoic acid
③ (S)-3-bromo-2-hydroxy-2-methylpropanoic acid
④ 2-hydroxy-2-bromomethylpropanoic acid
⑤ (S)-3-bromo-1-hydroxy-2-methylbutanoic acid

161
다음 〈보기〉의 화합물에서 카이랄 탄소가 S 배열을 갖는 것만을 있는 대로 고른 것은?

① ㄱ ② ㄴ ③ ㄷ
④ ㄱ, ㄴ ⑤ ㄱ, ㄷ ⑥ ㄴ, ㄷ
⑦ ㄱ, ㄴ, ㄷ

160
기관지 천식 치료제로 사용되는 에페드린(Ephedrine)은 생물 활성을 가지며, 천연에 존재하는 입체 이성질체의 구조는 아래와 같다. 탄소 C_1, C_2의 절대입체 배열(absolute configuration)를 R, S 표기법으로 순차적으로 옳게 표시한 것을 고르면?

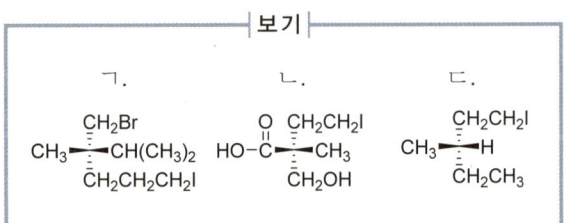

① S, S ② R, R
③ S, R ④ R, S
⑤ 에페드린은 입체중심이 없으므로 R, S 배열을 정할 수 없다.

162
다음 〈보기〉의 화합물에서 카이랄 탄소가 R 입체 배열인 것만을 있는 대로 고른 것은?

① ㄱ ② ㄴ ③ ㄷ
④ ㄱ, ㄴ ⑤ ㄱ, ㄷ ⑥ ㄴ, ㄷ
⑦ ㄱ, ㄴ, ㄷ

163

다음 〈보기〉의 화합물에서 카이랄 탄소가 R 입체 배열인 것만을 있는 대로 고른 것은?

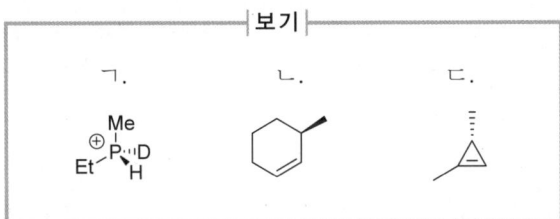

① ㄱ ② ㄴ ③ ㄷ
④ ㄱ, ㄴ ⑤ ㄱ, ㄷ ⑥ ㄴ, ㄷ
⑦ ㄱ, ㄴ, ㄷ

165

다음 화합물은 항혈소판제인 clopidogrel과 항응고제인 warfarin의 구조를 나타낸 것이다.

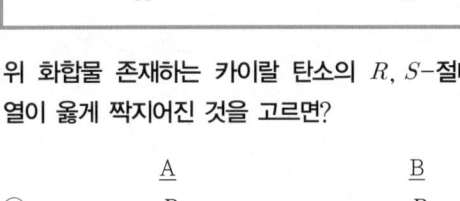

위 화합물 존재하는 카이랄 탄소의 R, S-절대입체 배열이 옳게 짝지어진 것을 고르면?

	A	B
①	R	R
②	R	S
③	S	R
④	S	S
⑤	카이랄 탄소 없음	카이랄 탄소 없음

164

다음 화합물은 고지혈증 치료제인 simvastatin의 구조를 나타낸 것이다.

위 화합물에서 R-입체 배열을 갖는 카이랄 탄소만을 있는 대로 고를 때 그 개수는?

① 2개 ② 3개 ③ 4개
④ 5개 ⑤ 6개

권혁 ORGANIC CHEMISTRY
하드캐리 504제

IV

알켄

IV • 알켄

166
다음 화합물의 IUPAC 체계에 따른 명명으로 옳은 것을 고르면?

① (Z)-4,6-dimethyloct-5-ene
② (Z)-2-ethyl-4-methylhept-2-ene
③ (E)-3,5-dimethyloct-3-ene
④ (E)-2-ethyl-4-methylhept-2-ene
⑤ (E)-3,6-dimethyloct-5-ene

167
다음 화합물의 IUPAC 체계에 따른 명명으로 옳은 것을 고르면?

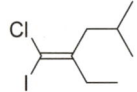

① (Z)-1-iodo-2-chloro-2-ethyl-4-methylpent-1-ene
② (E)-1-iodo-1-chloro-2-ethyl-4-methylpent-2-ene
③ (Z)-1-chloro-1-iodo-2-ethyl-4-methylpent-1-ene
④ (E)-1-iodo-1-chloro-3-ethyl-4-methylpent-1-ene
⑤ (E)-1-chloro-2-ethyl-1-iodo-4-methylpent-1-ene

168
다음 화합물의 IUPAC 체계에 따른 명명으로 옳은 것을 고르면?

① (E)-4-ethyl-2,5-dimethyloct-3-ene
② (Z)-4-ethyl-2,5-dimethyloct-3-ene
③ (E)-5-ethyl-3,6-dimethyloct-5-ene
④ (E)-4-ethyl-2,5-dimethyloct-4-ene
⑤ (E)-2-ethyl-1-isopropyl-3-methyloct-1-ene

169
다음 〈보기〉에 주어진 화합물의 IUPAC 체계에 따른 명명으로 옳은 것만을 있는 대로 고른 것은?

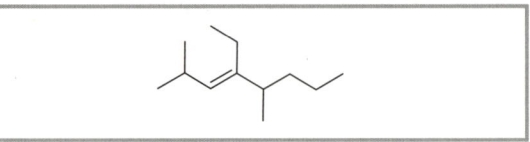

ㄱ. (Z)-3-chlorohex-2-ene

ㄴ. (2E,4E)-3-(chloromethyl)octa-2,4-diene

ㄷ. (Z)-3-tert-butylpent-3-en-1-yne

① ㄱ   ② ㄴ   ③ ㄷ
④ ㄱ, ㄴ   ⑤ ㄱ, ㄷ   ⑥ ㄴ, ㄷ
⑦ ㄱ, ㄴ, ㄷ

170

but-1-ene에 HCl을 첨가하는 반응에서 생성물에 대한 설명으로 옳은 것을 고르면?

① (R)-2-chlorobutane만 유일하게 생성된다.
② (S)-2-chlorobutane만 유일하게 생성된다.
③ 생성물은 2-chlorobutane 의 혼합물로 광학활성을 가진다.
④ 2-chlorobutane 의 라세미 혼합물이 얻어진다.
⑤ R과 S 둘 중 하나가 과량으로 얻어진다.

171

다음 반응에서 주생성물 P의 구조로 옳은 것을 고르면?

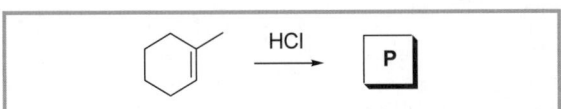

172

다음 반응에서 주생성물 P의 구조로 옳은 것을 고르면?

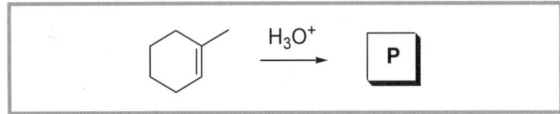

173

다음 반응에서 주생성물 P의 구조로 옳은 것을 고르면? (정답 2개)

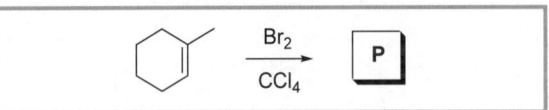

IV • 알켄

174
다음 반응에서 주생성물 P의 구조로 옳은 것을 고르면? (정답 2개)

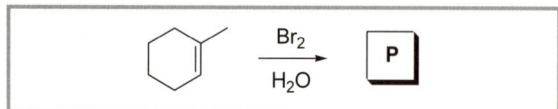

① ②
③ ④
⑤

176
다음 〈보기〉의 반응 중 주생성물의 구조로 옳은 것만을 있는 대로 고른 것은? (단, 주생성물은 적절한 분리 정제·과정을 통하여 얻는다.)

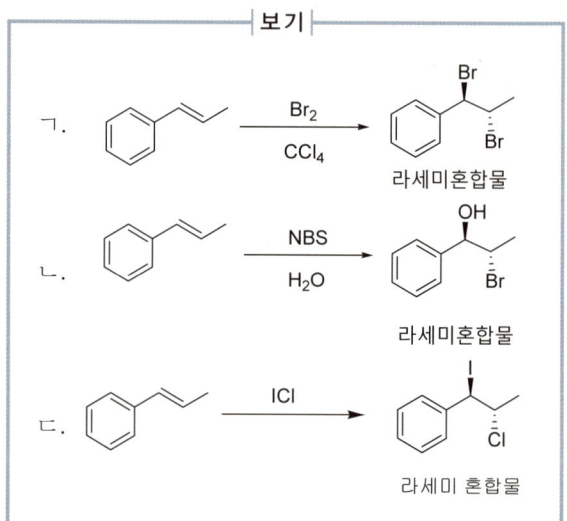

① ㄱ   ② ㄴ   ③ ㄷ
④ ㄱ, ㄴ   ⑤ ㄱ, ㄷ   ⑥ ㄴ, ㄷ
⑦ ㄱ, ㄴ, ㄷ

175
다음 반응에서 주생성물 P의 구조로 옳은 것을 고르면? (단, 생성물은 라세미 혼합물을 포함한다.)

① ② ③ ④ ⑤

177

다음 〈보기〉의 화합물에서 수소화 반응열을 비교한 것으로 옳은 것을 고르면?

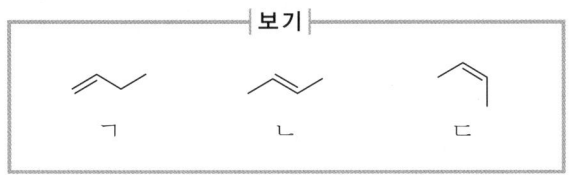

① ㄱ>ㄴ>ㄷ ② ㄱ>ㄷ>ㄴ ③ ㄴ>ㄱ>ㄷ
④ ㄴ>ㄷ>ㄱ ⑤ ㄷ>ㄱ>ㄴ

178

다음 〈보기〉에 주어진 알켄의 안정성을 비교한 것으로 옳은 것을 고르면?

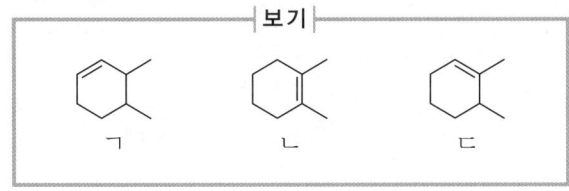

① ㄱ>ㄴ>ㄷ ② ㄱ>ㄷ>ㄴ ③ ㄴ>ㄱ>ㄷ
④ ㄴ>ㄷ>ㄱ ⑤ ㄷ>ㄱ>ㄴ

179

다음은 비대칭 알켄(alkene)의 halohydrin 반응을 나타낸 것이다.

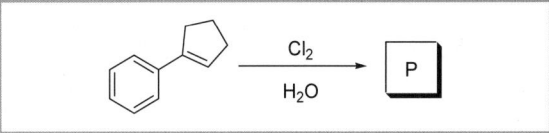

생성물 P에 대한 설명으로 옳은 것만을 〈보기〉에서 있는 대로 고른 것은?

보기

ㄱ. 고리 중간체를 거치는 반응이다.
ㄴ. 안티(anti) 첨가 생성물이 얻어진다.
ㄷ. 3차 알코올이 생성된다.

① ㄱ ② ㄴ ③ ㄷ
④ ㄱ, ㄴ ⑤ ㄱ, ㄷ ⑥ ㄴ, ㄷ
⑦ ㄱ, ㄴ, ㄷ

180

다음은 탄소 양이온 중간체를 거치는 친전자성 첨가 반응을 나타낸 것이다.

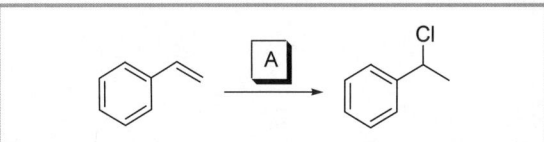

위 반응에 대한 설명으로 옳은 것만을 〈보기〉에서 있는 대로 고른 것은?

보기

ㄱ. 염소 음이온(Cl⁻)은 친전자체로 작용한다.
ㄴ. 라세미 혼합물(racemate mixture)이 생성된다.
ㄷ. A 시약으로 HCl가 적절하다.

① ㄱ ② ㄴ ③ ㄷ
④ ㄱ, ㄴ ⑤ ㄱ, ㄷ ⑥ ㄴ, ㄷ
⑦ ㄱ, ㄴ, ㄷ

IV. 알켄

181
다음 〈보기〉에 주어진 두 화합물의 산 촉매 하에서의 반응 속도를 비교한 것으로 옳은 것만을 있는 대로 고른 것은?

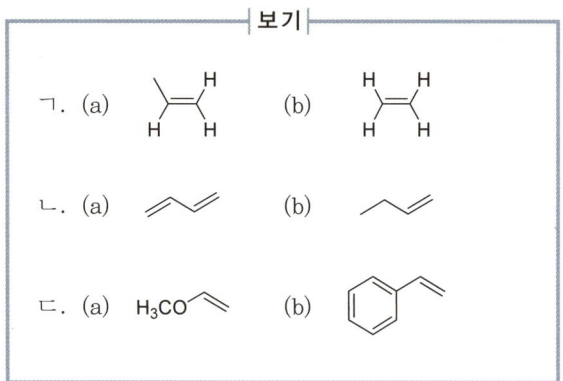

	ㄱ	ㄴ	ㄷ
①	(a)	(a)	(a)
②	(a)	(b)	(b)
③	(b)	(a)	(b)
④	(b)	(b)	(a)
⑤	(b)	(b)	(b)

182
다음은 산 촉매 하에서 알켄의 평형을 나타낸 것이다.

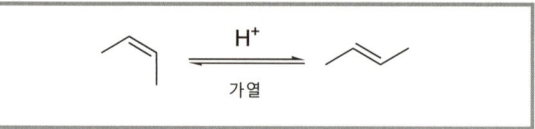

위 반응에 대한 설명으로 옳은 것만을 〈보기〉에서 있는 대로 고른 것은?

보기
ㄱ. 평형 상수(K_{eq})는 1보다 작다.
ㄴ. trans 알켄이 cis 알켄보다 더 안정하다.
ㄷ. 탄소 양이온 중간체를 거쳐 진행된다.

① ㄱ ② ㄴ ③ ㄷ
④ ㄱ, ㄴ ⑤ ㄱ, ㄷ ⑥ ㄴ, ㄷ
⑦ ㄱ, ㄴ, ㄷ

183
다음은 알켄의 수화 반응을 나타낸 것이다.

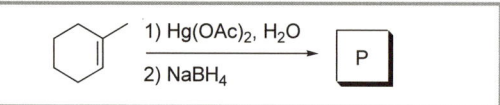

위 반응에 대한 설명으로 옳은 것만을 〈보기〉에서 있는 대로 고른 것은?

보기
ㄱ. 고리 중간체를 거치는 반응이다.
ㄴ. 최종 생성물(P)로 라세미혼합물이 생성된다.
ㄷ. anti-Markovnikov's rule을 따른다.

① ㄱ ② ㄴ ③ ㄷ
④ ㄱ, ㄴ ⑤ ㄱ, ㄷ ⑥ ㄴ, ㄷ
⑦ ㄱ, ㄴ, ㄷ

184

다음은 알켄의 수화 반응을 나타낸 것이다.

[구조식: 1-methylcyclohexene → 1) BH₃ 2) H₂O₂, OH⁻ → P]

위 반응에 대한 설명으로 옳은 것만을 〈보기〉에서 있는 대로 고른 것은?

―| 보기 |―
ㄱ. 탄소 양이온 중간체를 거치는 반응이다.
ㄴ. 입체적 요인에 따라 반응이 진행된다.
ㄷ. Markovnikov's rule을 따른다.

① ㄱ　　② ㄴ　　③ ㄷ
④ ㄱ, ㄴ　⑤ ㄱ, ㄷ　⑥ ㄴ, ㄷ
⑦ ㄱ, ㄴ, ㄷ

186

다음 〈보기〉의 반응 중 주생성물의 구조로 옳은 것만을 있는 대로 고른 것은? (단, 주생성물은 적절한 분리·정제과정을 통하여 얻는다.)

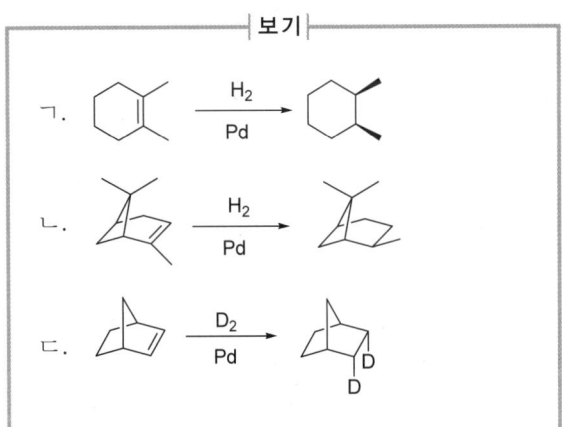

① ㄱ　　② ㄴ　　③ ㄷ
④ ㄱ, ㄴ　⑤ ㄱ, ㄷ　⑥ ㄴ, ㄷ
⑦ ㄱ, ㄴ, ㄷ

185

다음 〈보기〉의 반응 중 주생성물의 구조로 옳은 것만을 있는 대로 고른 것은? (단, 주생성물은 적절한 분리·정제과정을 통하여 얻는다.)

―| 보기 |―
ㄱ. 알카인 + H₂/Pd → trans-알켄
ㄴ. 1,2-디메틸사이클로헥센 + H₂/Pd → cis-1,2-디메틸사이클로헥산
ㄷ. 노보넨 유도체 + D₂/Pd → syn 첨가 생성물

① ㄱ　　② ㄴ　　③ ㄷ
④ ㄱ, ㄴ　⑤ ㄱ, ㄷ　⑥ ㄴ, ㄷ
⑦ ㄱ, ㄴ, ㄷ

187

다음 〈보기〉의 반응 중 주생성물의 구조로 옳은 것만을 있는 대로 고른 것은? (단, 주생성물은 적절한 분리·정제과정을 통하여 얻는다.)

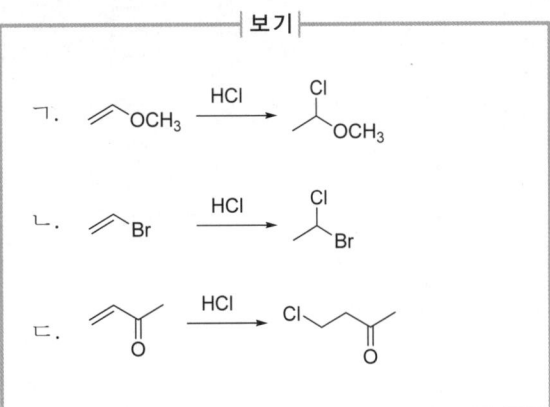

① ㄱ　　② ㄴ　　③ ㄷ
④ ㄱ, ㄴ　⑤ ㄱ, ㄷ　⑥ ㄴ, ㄷ
⑦ ㄱ, ㄴ, ㄷ

IV · 알켄

188
다음 반응에서 주 생성물 P의 구조로 옳은 것을 고르면?

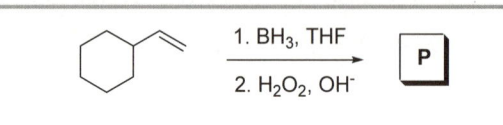

① (cyclohexyl-CH2CH2-OH)
② (cyclohexyl-CH(OH)-CH3)
③ (cyclohexylidene-ethyl)
④ (cyclohexyl-epoxide)
⑤ (cyclohexyl-CH(BH2)-CH2-OOH)

189
다음 반응에서 주 생성물 P의 구조로 옳은 것을 고르면?

1-methylcyclopentene + H2SO4, H2O / THF, Δ → P

① trans-2-methylcyclopentanol
② cis-2-methylcyclopentanol
③ 1-methylcyclopentanol
④ (enantiomer of ②)
⑤ (enantiomer of ①)

190
다음 제시된 화합물이 주생성물로 생성되는 반응만을 〈보기〉에서 있는 대로 고른 것은? (단, 주생성물은 적절한 분리·정제과정을 통하여 얻는다.)

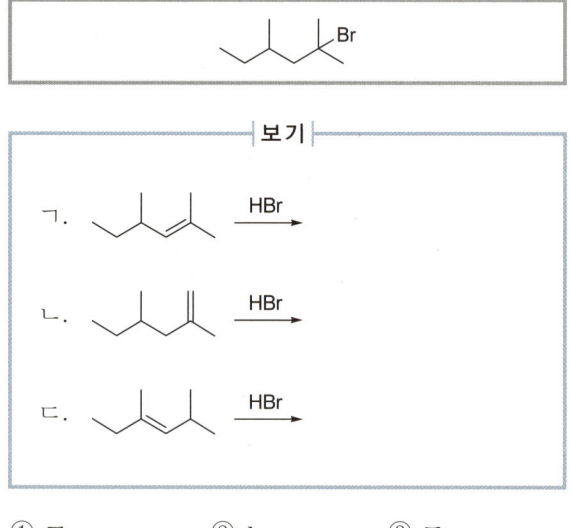

① ㄱ ② ㄴ ③ ㄷ
④ ㄱ, ㄴ ⑤ ㄱ, ㄷ ⑥ ㄴ, ㄷ
⑦ ㄱ, ㄴ, ㄷ

191
다음 〈보기〉의 반응 중 주생성물로 3차 알킬 할라이드가 생성되는 것만을 있는 대로 고른 것은? (단, 주생성물은 적절한 분리·정제과정을 통하여 얻는다.)

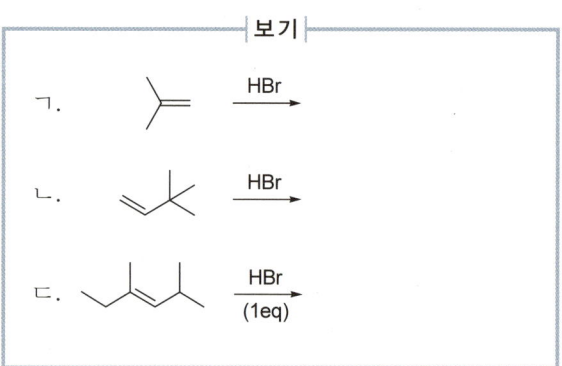

① ㄱ ② ㄴ ③ ㄷ
④ ㄱ, ㄴ ⑤ ㄱ, ㄷ ⑥ ㄴ, ㄷ
⑦ ㄱ, ㄴ, ㄷ

192

다음 반응에서 주 생성물 P의 구조로 옳은 것을 고르면?
(정답 2개)

193

다음 반응에서 주 생성물 P의 구조로 옳은 것을 고르면?
(정답 2개)

194

다음 반응에서 주 생성물 P의 구조로 옳은 것을 고르면?

195

다음은 알켄의 수소화 붕소 첨가 후 산화 반응 (hydroboration-oxidation)을 나타낸 것이다.

위 반응에 대한 설명으로 옳은 것을 고르면?

① 산 촉매 수화 반응으로 동일한 생성물을 얻을 수 있다.
② Markovnikov 규칙을 따라 2차 알코올이 생성된다.
③ Markovnikov 규칙을 따라 1차 알코올이 생성된다.
④ anti-Markovnikov 규칙을 따라 1차 알코올이 생성된다.
⑤ 탄소 양이온의 재배열로 3차 알코올이 생성된다.

IV • 알켄

196
다음 반응을 완결시키기 위해 필요한 시약 A로 옳은 것을 고르면?

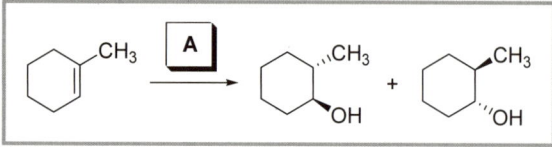

① Br_2, H_2O
② 1. $Hg(OAc)_2$, H_2O 2. $NaBH_4$
③ H_2SO_4, H_2O
④ BH_3, H_2O_2, $NaOH$
⑤ OsO_4, $NaHSO_3$

197
다음 반응을 완결하기 위해 필요한 시약 A, B가 옳게 짝지어진 것은?

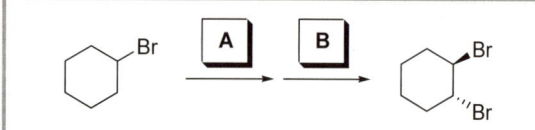

	A	B
①	$KOC(CH_3)_3$	Br_2
②	$KOC(CH_3)_3$	1. 9-BBN, 2. H_2O_2, NaOH
③	$KOC(CH_3)_3$	Br_2, H_2O
④	H_2SO_4	Br_2, H_2O
⑤	H_2SO_4	NBS / ROOR

198
다음은 알켄의 친전자성 첨가 반응을 나타낸 것이다.

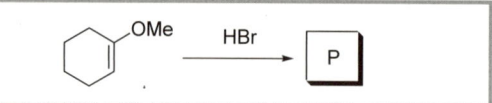

위 반응에 대한 설명으로 옳은 것만을 〈보기〉에서 있는 대로 고른 것은?

보기
ㄱ. 산소의 형식전하가 +1인 중간체가 생성된다.
ㄴ. 주생성물로 라세미혼합물(racemic mixture)이 생성된다.
ㄷ. Markovnikov 규칙을 따르는 생성물이 얻어진다.

① ㄱ   ② ㄴ   ③ ㄷ
④ ㄱ, ㄴ   ⑤ ㄱ, ㄷ   ⑥ ㄴ, ㄷ
⑦ ㄱ, ㄴ, ㄷ

199
다음 반응에서 주 생성물 P의 구조로 옳은 것을 고르면? (정답 2개)

① HCHO
② cyclohexanone
③ CH₃CHO
④ CO_2
⑤ CH₃COOH

200

다음 반응에서 주 생성물 P의 구조로 옳은 것을 고르면? (단, 생성물은 라세미 혼합물을 포함한다.)

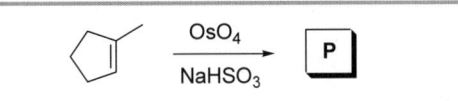

① methyl cyclopentane cis-diol (both OH wedge)
② cyclopentane with OH, methyl, OH
③ methyl cyclopentane trans-diol
④ methyl epoxide of cyclopentane
⑤ keto-aldehyde open chain

201

다음은 알켄의 친전자성 첨가 반응을 나타낸 것이다.

cyclohexene → 1) OsO₄ 2) NaHSO₃ → P

위 반응에 대한 설명으로 옳은 것만을 〈보기〉에서 있는 대로 고른 것은?

| 보기 |
ㄱ. 고리형 중간체를 거쳐 진행된다.
ㄴ. 생성물 P는 syn-diol의 형태를 가진다.
ㄷ. 생성물 P는 라세미 혼합물로 얻어진다.

① ㄱ ② ㄴ ③ ㄷ
④ ㄱ, ㄴ ⑤ ㄱ, ㄷ ⑥ ㄴ, ㄷ
⑦ ㄱ, ㄴ, ㄷ

202

다음 반응에서 주 생성물 P의 구조로 옳은 것을 고르면?

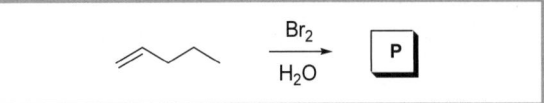

① HO–CHBr–CH₂CH₂CH₃
② BrCH₂–CH(OH)–CH₂CH₃
③ Br–CH=CH–CH₂CH₃
④ CH₂=C(Br)–CH₂CH₃
⑤ HOCH₂–CHBr–CH₂CH₃

203

다음 〈보기〉의 반응 중 고리형 중간체를 거치는 것만을 있는 대로 고른 것은?

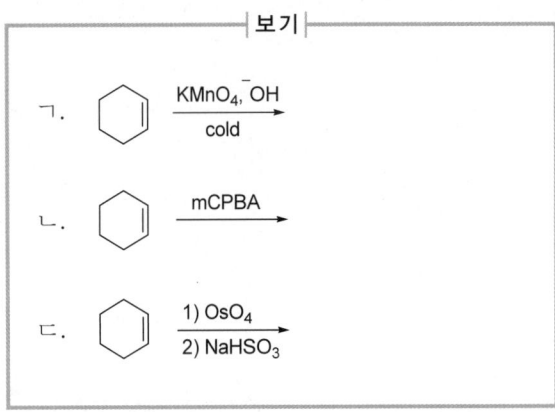

| 보기 |
ㄱ. cyclohexene + KMnO₄, ⁻OH / cold
ㄴ. cyclohexene + mCPBA
ㄷ. cyclohexene + 1) OsO₄ 2) NaHSO₃

① ㄱ ② ㄴ ③ ㄷ
④ ㄱ, ㄴ ⑤ ㄱ, ㄷ ⑥ ㄴ, ㄷ
⑦ ㄱ, ㄴ, ㄷ

IV • 알켄

204
다음은 알켄의 친전자성 첨가 반응과 라디칼 첨가 반응을 나타낸 것이다.

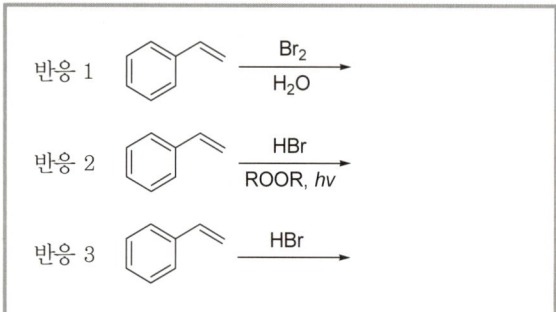

위 반응에 대한 설명으로 옳은 것만을 〈보기〉에서 있는 대로 고른 것은?

| 보기 |
ㄱ. 반응 1과 반응 2의 생성물은 같다.
ㄴ. 반응 2의 생성물은 Markovnikov 규칙을 따른다.
ㄷ. 반응 3의 생성물의 광회전도($[\alpha]_D$)는 0°이다.

① ㄱ　　② ㄴ　　③ ㄷ
④ ㄱ, ㄴ　　⑤ ㄱ, ㄷ　　⑥ ㄴ, ㄷ
⑦ ㄱ, ㄴ, ㄷ

205
다음은 알켄에 임의의 알킬기가 있는 경우를 나타낸 것이다.

$$\underset{H}{\overset{H}{>}}C=C\underset{R}{\overset{H}{<}}$$

이 알켄의 HBr 첨가 반응에 대한 설명으로 옳은 것만을 〈보기〉에서 있는 대로 고른 것은?

| 보기 |
ㄱ. H^+가 친전자체로 작용한다.
ㄴ. 탄소 양이온 중간체를 거쳐 진행된다.
ㄷ. R=OCH₃일 때 보다 R=Ph일 때 반응 속도가 더 빠르다.

① ㄱ　　② ㄴ　　③ ㄷ
④ ㄱ, ㄴ　　⑤ ㄱ, ㄷ　　⑥ ㄴ, ㄷ
⑦ ㄱ, ㄴ, ㄷ

206
다음 〈보기〉의 반응 중 주생성물의 구조로 옳은 것만을 있는 대로 고른 것은? (단, 주생성물은 적절한 분리·정제과정을 통하여 얻는다.)

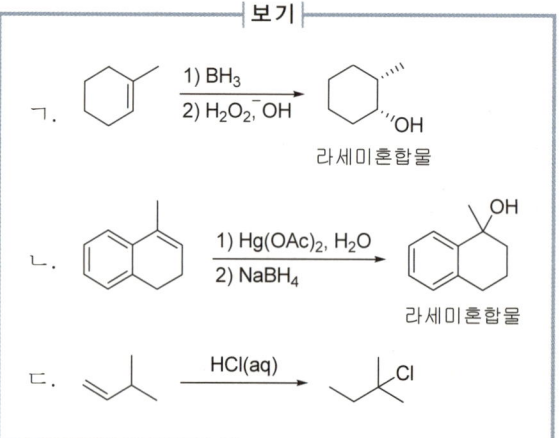

① ㄱ　　② ㄴ　　③ ㄷ
④ ㄱ, ㄴ　　⑤ ㄱ, ㄷ　　⑥ ㄴ, ㄷ
⑦ ㄱ, ㄴ, ㄷ

207

다음은 알켄의 친전자성 첨가 반응을 나타낸 것이다.

Ph-CH₂-CH=CH₂ —HCl→ P

위 반응에 대한 설명으로 옳은 것만을 〈보기〉에서 있는 대로 고른 것은?

| 보기 |
ㄱ. 탄소 양이온의 자리 옮김이 일어난다.
ㄴ. 생성물 P의 광회전도($[\alpha]_D$)는 0°이다.
ㄷ. 생성물 P 중 하나의 IUPAC 체계에 따른 명명은 (S)-(1-chloropropyl)benzene이다.

① ㄱ   ② ㄴ   ③ ㄷ
④ ㄱ, ㄴ   ⑤ ㄱ, ㄷ   ⑥ ㄴ, ㄷ
⑦ ㄱ, ㄴ, ㄷ

208

다음 시약 중 알켄과 반응할 때 고리형 중간체를 거치지 않는 것을 고르면?

① 1) OsO₄, 2) NaHSO₄
② HBr/ROOR
③ Br₂, CCl₄
④ 1) Hg(OAc)₂, H₂O 2) NaBH₄
⑤ 1) O₃, 2) Zn, H⁺

209

다음은 2-methylpropene의 산 촉매 수화반응에 대한 에너지 도표를 나타낸 것이다.

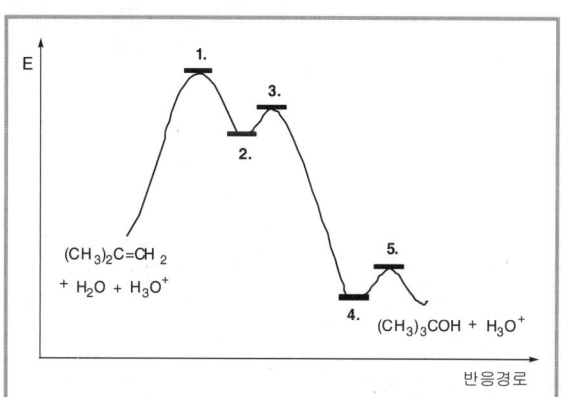

위 반응과 에너지 도표에 대한 설명으로 옳은 것만을 〈보기〉에서 있는 대로 고른 것은?

| 보기 |
ㄱ. 중간체로 생성되는 3차 탄소 양이온과 알킬 옥소늄 이온의 위치 에너지는 에너지 도표에서 1번과 3번이다.
ㄴ. 속도 결정 단계는 첫 번째 단계이다.
ㄷ. 탄소 양이온 중간체의 안정성이 증가하면 반응 속도는 빨라진다.

① ㄱ   ② ㄴ   ③ ㄷ
④ ㄱ, ㄴ   ⑤ ㄱ, ㄷ   ⑥ ㄴ, ㄷ
⑦ ㄱ, ㄴ, ㄷ

IV • 알켄

210
다음 반응에서 생성물 P의 구조로 옳은 것을 고르면?

① CH₃-CH₂-OH
② $CH_3COCOCH_3$
③ 2,3-에폭시부탄 (메조/라세믹)
④ 2,3-뷰테인다이올
⑤ 2-뷰탄올

211
다음 반응은 알켄의 에폭시화 반응을 나타낸 것이다.

위 반응에 대한 설명으로 옳은 것만을 〈보기〉에서 있는 대로 고른 것은?

보기
ㄱ. mCPBA는 친핵성 시약으로 작용한다.
ㄴ. 생성물 P는 라세미혼합물로 얻어진다.
ㄷ. 에폭사이드 외에 카복실산이 생성된다.

① ㄱ   ② ㄴ   ③ ㄷ
④ ㄱ, ㄴ   ⑤ ㄱ, ㄷ   ⑥ ㄴ, ㄷ
⑦ ㄱ, ㄴ, ㄷ

212
다음 〈보기〉의 반응 중 주생성물의 구조로 옳은 것만을 있는 대로 고른 것은? (단, 주생성물은 적절한 분리·정제과정을 통하여 얻는다.)

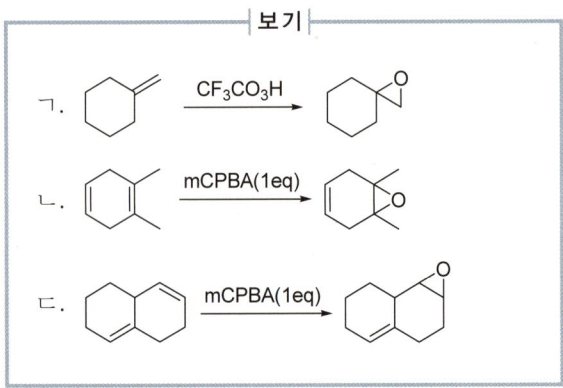

① ㄱ   ② ㄴ   ③ ㄷ
④ ㄱ, ㄴ   ⑤ ㄱ, ㄷ   ⑥ ㄴ, ㄷ
⑦ ㄱ, ㄴ, ㄷ

213
다음 알켄의 산화반응에서 생성물 P의 구조로 옳은 것을 고르면?

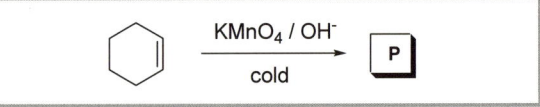

① trans-1,2-사이클로헥세인다이올
② 1-사이클로헥산올
③ cis-1,2-사이클로헥세인다이올
④ 3-사이클로헥센-1,2-다이올
⑤ 사이클로헥센 옥사이드

214

다음 오존 분해 반응에서 반응물 R의 구조로 옳은 것을 고르면?

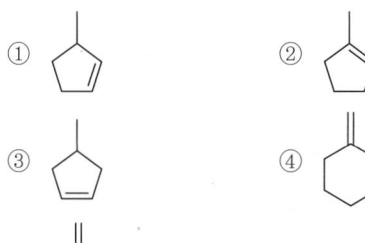

① (methylcyclopentene)
② (methylcyclopentene 이성질체)
③ (methylcyclopentene 이성질체)
④ (methylenecyclohexane)
⑤ (methylenecyclohexane 이성질체)

215

다음은 알켄의 오존 분해 반응을 나타낸 것이다.

위 반응에 대한 설명으로 옳은 것만을 〈보기〉에서 있는 대로 고른 것은?

|보기|
ㄱ. 고리형 중간 생성물을 거쳐 진행된다.
ㄴ. 생성물 P에는 카복실기가 존재한다.
ㄷ. Me₂S는 Dimethyl sulfoxide(DMSO)로 전환된다.

① ㄱ   ② ㄴ   ③ ㄷ
④ ㄱ, ㄴ   ⑤ ㄱ, ㄷ   ⑥ ㄴ, ㄷ
⑦ ㄱ, ㄴ, ㄷ

216

다음 반응에 사용되는 시약 A로 옳은 것을 고르면?

① 1. OsO₄, 2. NaHSO₃
② KMnO₄/H₃O+, Δ
③ CH₃CO₃H/ H₂O, ⁻OH
④ LiAlH₄
⑤ PCC

217

다음 오존분해 반응에서 생성물 P의 구조로 옳은 것을 고르면?

① O=CH-CH₂-C(=O)-CH₃
② O=CH-CH₂-CH=O
③ CH₃-C(=O)-CH₃
④ O=CH-CH₂-C(=O)-CH₃ + O=CH-CH₂-CH=O
⑤ O=CH-CH₂-C(=O)-CH₃ + O=CH-CH₂-CH=O + CH₃-C(=O)-CH₃

IV · 알켄

218
다음은 알켄의 가오존 분해 반응을 나타낸 것이다.

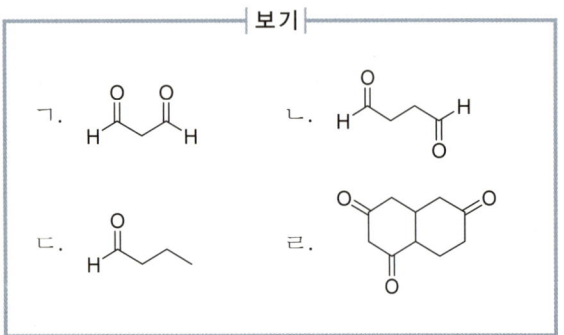

위 반응으로부터 얻어지는 생성물 P의 구조로 옳은 것만을 있는 대로 고른 것은?

① ㄱ, ㄴ ② ㄱ, ㄷ ③ ㄱ, ㄹ
④ ㄴ, ㄷ ⑤ ㄷ, ㄹ

219
다음 〈보기〉의 반응 중 주생성물의 구조로 옳은 것만을 있는 대로 고른 것은? (단, 주생성물은 적절한 분리·정제과정을 통하여 얻는다.)

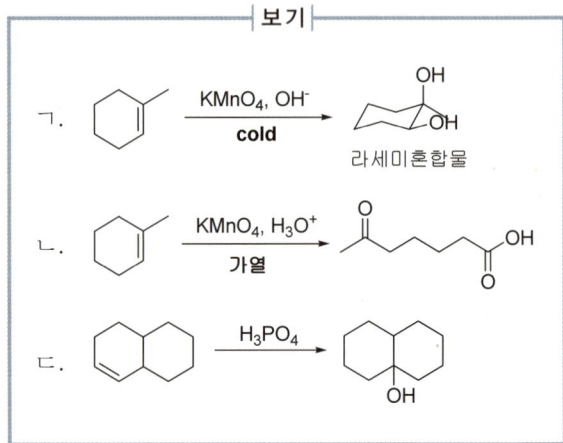

① ㄱ   ② ㄴ   ③ ㄷ
④ ㄱ, ㄴ   ⑤ ㄱ, ㄷ   ⑥ ㄴ, ㄷ
⑦ ㄱ, ㄴ, ㄷ

220
다음 반응 중 환원(reduction)이 일어나지 <u>않는</u> 것을 고르면?

① $HC\equiv CH + H_2 \xrightarrow{Pt} CH_3-CH_3$

② $CH_2=NCH_3 \xrightarrow[\text{2. }H_2O]{\text{1. LiAlH}_4} CH_3-NHCH_3$

③ 벤젠 $\xrightarrow[Rh]{3H_2}$ 사이클로헥세인

④ $CH_4 + H_2O \longrightarrow CH_3-OH + H_2O$

⑤ $CH_3-\overset{O}{C}-CH=CH_2 \xrightarrow[\text{2. }H_2O]{\text{1. LiAlH}_4} CH_3-\overset{OH}{CH}-CH=CH_2$

221

다음 〈보기〉의 반응 중 주생성물의 구조로 옳은 것만을 있는 대로 고른 것은? (단, 주생성물은 적절한 분리·정제과정을 통하여 얻는다.)

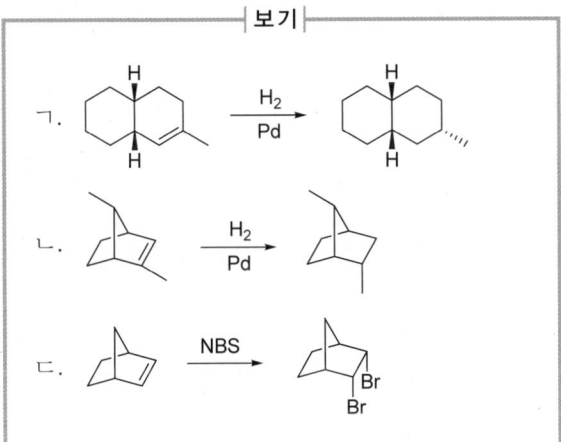

① ㄱ ② ㄴ ③ ㄷ
④ ㄱ, ㄴ ⑤ ㄱ, ㄷ ⑥ ㄴ, ㄷ
⑦ ㄱ, ㄴ, ㄷ

223

다음 〈보기〉의 반응 중 주생성물의 구조로 옳은 것만을 있는 대로 고른 것은? (단, 주생성물은 적절한 분리·정제과정을 통하여 얻는다.)

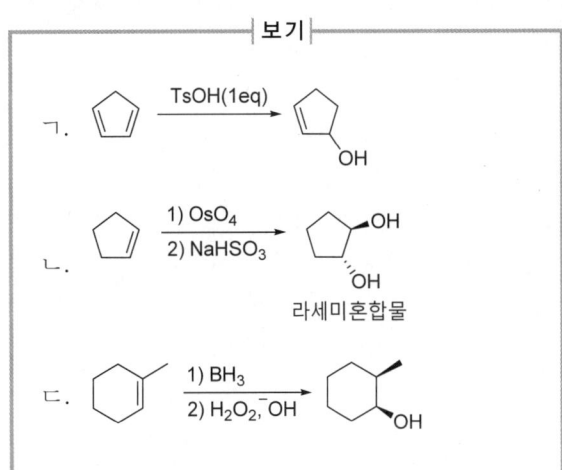

① ㄱ ② ㄴ ③ ㄷ
④ ㄱ, ㄴ ⑤ ㄱ, ㄷ ⑥ ㄴ, ㄷ
⑦ ㄱ, ㄴ, ㄷ

222

다음 〈보기〉의 반응 중 주생성물의 구조로 옳은 것만을 있는 대로 고른 것은? (단, 주생성물은 적절한 분리·정제과정을 통하여 얻는다.)

① ㄱ ② ㄴ ③ ㄷ
④ ㄱ, ㄴ ⑤ ㄱ, ㄷ ⑥ ㄴ, ㄷ
⑦ ㄱ, ㄴ, ㄷ

권혁 ORGANIC CHEMISTRY
하드캐리 504제

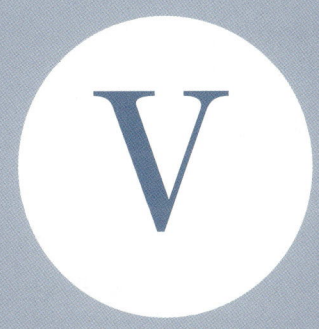

V

알카인

V • 알카인

224
다음 화합물의 IUPAC 체계에 따른 명명으로 옳은 것을 고르면?

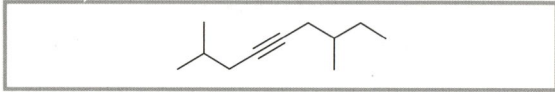

① 3,8-dimethylnon-4-yne
② 3,8-dimethylnon-5-yne
③ 2,7-dimethylnon-4-yne
④ 2,7-dimethylnon-5-yne
⑤ 2,6-dimethyldec-3-yne

225
다음 〈보기〉의 화합물을 염기성도가 증가하는 순으로 옳게 배열한 것을 고르면?

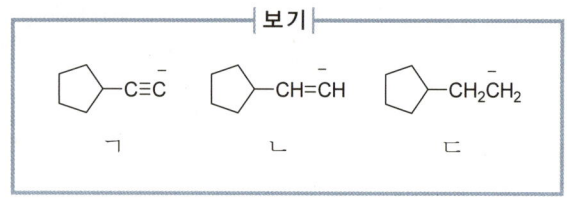

① ㄱ<ㄴ<ㄷ   ② ㄴ<ㄷ<ㄱ   ③ ㄷ<ㄱ<ㄴ
④ ㄱ<ㄷ<ㄴ   ⑤ ㄷ<ㄴ<ㄱ

226
다음 반응에서 생성물 P의 구조로 옳은 것을 고르면?

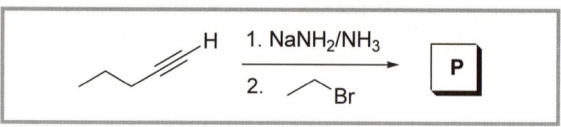

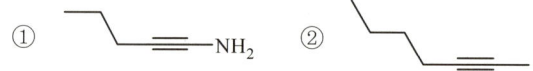

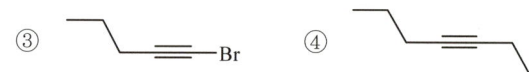

227
다음 반응에서 생성물 P의 구조로 옳은 것을 고르면?

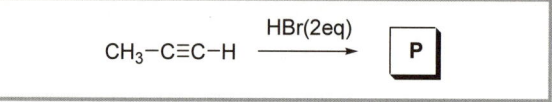

228
다음 반응에서 생성물 P의 구조로 옳은 것을 고르면?

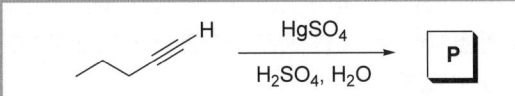

① (isovaleraldehyde 구조)   ② (pent-2-en-1-ol 구조)

③ (pentan-2-one 구조)   ④ (pent-2-en-1-ol, OH on C1)

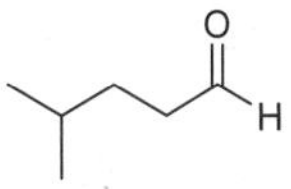

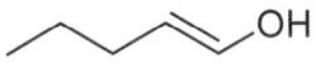

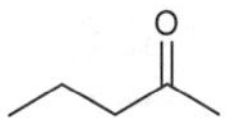

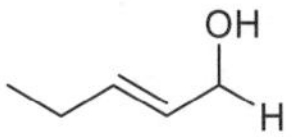

⑤ (pentanal 구조)

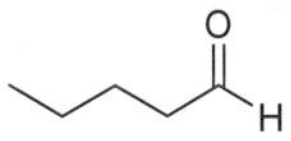

229
다음 반응에서 생성물 P의 구조로 옳은 것을 고르면? (정답 2개)

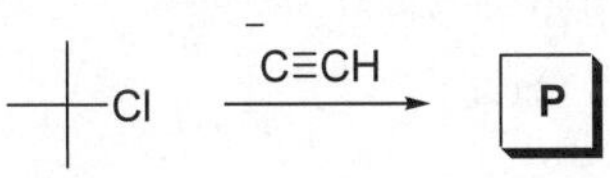

(tert-butyl chloride + ⁻C≡CH → P)

① H−C≡C−H   ② (isobutylene)

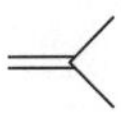

③ H−C≡C−Br   ④ H−C≡C−C(CH₃)₃

⑤ (2-chloropropene)

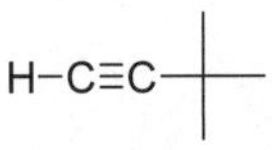

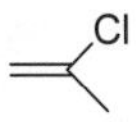

230
다음 반응에서 생성물 P의 구조로 옳은 것을 고르면?

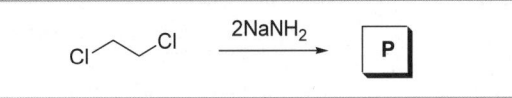

① CH₃−C≡C−H   ② H−C≡C−H

③ (acetaldehyde)   ④ (acetamide)

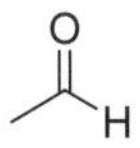

⑤ Cl−CH₂CH₂−OH

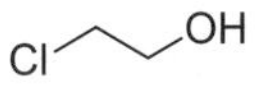

231
다음 반응에서 생성물 P의 구조로 옳은 것을 고르면?

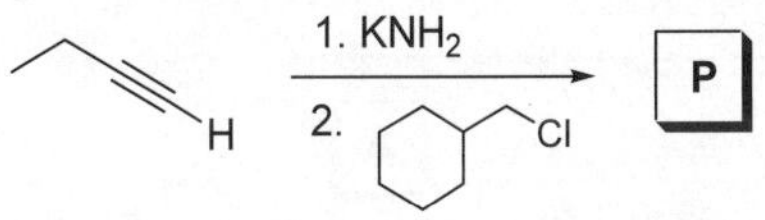

(1-butyne → 1. KNH₂ 2. cyclohexylmethyl chloride → P)

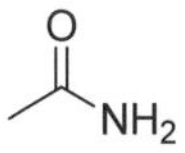

① 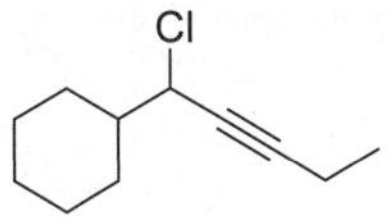   ②

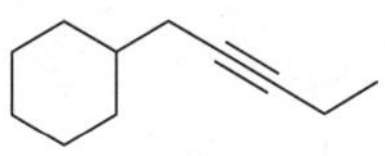

③ (propargylamine 구조)   ④

⑤ (methylenecyclohexane)

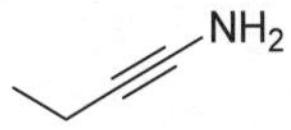

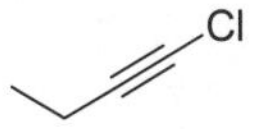

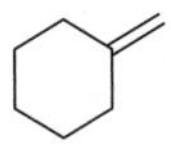

V • 알카인

232

다음 반응에서 생성물 P의 구조로 옳은 것을 고르면?

① cyclohexyl-C≡CH
② cyclohexyl-C(Cl)=CHCl
③ cyclohexyl epoxide
④ cyclohexyl-CH=CH₂
⑤ cyclohexyl-CH(OH)-CH₂OH

233

다음 반응에 사용되는 시약 A로 옳은 것을 고르면?
(정답 2개)

$CH_3-C\equiv C-CH_3 \xrightarrow{A}$ cis-2-butene

① Li/NH₃
② ZnCl₂, HCl
③ H₂, Pd
④ H₂, Lindlar's Pd
⑤ H₂, Ni2B

234

다음은 aetylene으로부터 trans-hex-2-ene을 합성하는 일련의 과정을 나타낸 것이다. 각 합성 과정에 필요한 화합물(시약) A, C와 중간 생성물 B가 옳게 짝지어 진 것을 고르면?

① A ; acetylene
  B ; CH₃CH=CHCH₃
  C ; 1. LiAlH₄ 2. H₂O
② A ; ethanol
  B ; CH₃CH=CHCH₃
  C ; H₂, Lindlar's cat
③ A ; ethyl bromide
  B ; CH₃CH₂C≡C⁻
  C ; Li, NH₃
④ A ; oxirane
  B ; CH₃CH₂CH=CH₂
  C ; 1. B₂H₆ 2. H₂O₂, −OH
⑤ A ; ethylene oxide
  B ; CH₃CH₂C≡C⁻
  C ; ZnCl₂, HCl

235

알카인의 수소화 반응에서 사용되는 촉매인 Lindlar's Pd이 하는 역할로 옳은 것을 고르면?

① alkene을 alkane으로 전환시킨다.
② alkyne을 alkane으로 전환시킨다.
③ alkyne을 cis-alkene으로 전환시킨다.
④ alkyne을 trans-alkene으로 전환시킨다.
⑤ conjugated diene을 alkane으로 전환시킨다.

236

다음은 알카인 친전자성 첨가 반응을 나타낸 것이다.

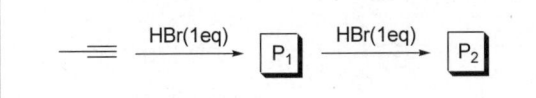

위 반응에 대한 설명으로 옳은 것만을 〈보기〉에서 있는 대로 고른 것은?

―보기―
ㄱ. Markovnikov 규칙에 따라 진행된다.
ㄴ. 최종 생성물 P_2는 같은자리 이할로젠화물(geminal dihalide)이다.
ㄷ. P_1, P_2 모두 광학활성이 존재한다.

① ㄱ ② ㄴ ③ ㄷ
④ ㄱ, ㄴ ⑤ ㄱ, ㄷ ⑥ ㄴ, ㄷ
⑦ ㄱ, ㄴ, ㄷ

237

다음 반응에서 중간 생성물 A의 구조로 옳은 것을 고르면?

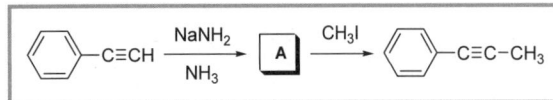

① Ph-C≡CNH₂
② Ph-C≡CNa
③ Ph-CH=CH₂
④ Ph-CH=CHNa
⑤ Ph-CH=CHNH₂

238

다음 반응에서 중간 생성물 A의 구조로 옳은 것을 고르면?

(4-methyl-1-pentyne) + H₂O / H₂SO₄, HgSO₄ → A ⇌ (4-methyl-2-pentanone)

① HO-CH=CH-CH₂-CH(CH₃)₂
② CH₂=CH-CH(OH)-CH(CH₃)₂
③ CH₃CH₂-C(OH)=CH-CH(CH₃)- (2-methyl structure with OH)
④ CH₂=C(OH)-CH₂-CH(CH₃)₂ (with OH)
⑤ (CH₃)₂C=CH-CH(OH)-CH₃

V. 알카인

239

다음 반응에서 생성물 P의 구조로 옳은 것을 고르면?

CH₃–C≡CH →(1. B₂H₆ / 2. H₂O₂, OH⁻) P

① CH₂=CH–OH (H)
② (CH₃)₂C=O (아세톤)
③ CH₂=CH–CH₂OH
④ CH₃CH₂CHO
⑤ CH₂=C(OH)CH₃

240

다음 〈보기〉의 반응 중 주생성물의 구조로 옳은 것만을 있는 대로 고른 것은? (단, 주생성물은 적절한 분리·정제과정을 통하여 얻는다.)

보기
ㄱ. ≡ →(1) NaNH₂ 2) EtBr 3) Li/NH₃) trans-2-pentene
ㄴ. ≡ →(Br₂/CCl₄) CBr₂–CBr₂ (tetrabromide)
ㄷ. ≡ →(1) BH₃ 2) H₂O₂, OH⁻) ketone

① ㄱ ② ㄴ ③ ㄷ
④ ㄱ, ㄴ ⑤ ㄱ, ㄷ ⑥ ㄴ, ㄷ
⑦ ㄱ, ㄴ, ㄷ

241

다음 〈보기〉의 반응 중 주생성물의 구조로 옳은 것만을 있는 대로 고른 것은? (단, 주생성물은 적절한 분리·정제과정을 통하여 얻는다.)

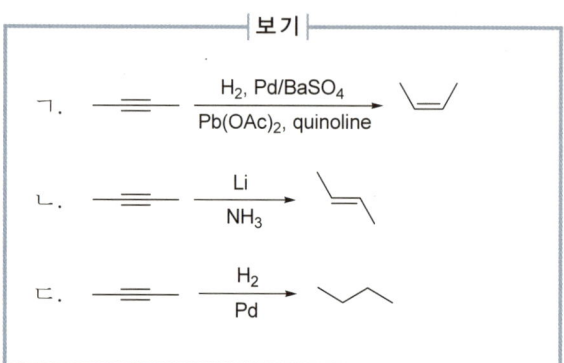

① ㄱ ② ㄴ ③ ㄷ
④ ㄱ, ㄴ ⑤ ㄱ, ㄷ ⑥ ㄴ, ㄷ
⑦ ㄱ, ㄴ, ㄷ

242

다음 반응에서 2-methylhexane을 합성하기 위한 반응물 및 시약 R, 1, 2로 옳은 것을 고르면? (정답 2개)

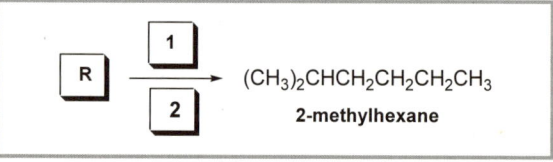

R → (CH₃)₂CHCH₂CH₂CH₂CH₃ 2-methylhexane

	R	1	2
①	CH₃CH₂Br	NaC≡CCH(CH₃)₂	H₂(2moles), Pt
②	(CH₃)₂CHBr	NaC≡CCH₂CH₃	H₂(2moles), Pt
③	(CH₃)₂CHC≡CH	NaNH₂	CH₃CH₂OH
④	(CH₃)₂CHCH₂Br	KOC(CH₃)₃	CH₃CH₂CH₂Br
⑤	(CH₃)₂CHCH₂C≡CCH₃	Na, NH₃	H₂(2moles), Pt

243

다음 〈보기〉의 반응 중 주생성물의 구조로 옳은 것만을 있는 대로 고른 것은? (단, 주생성물은 적절한 분리·정제과정을 통하여 얻는다.)

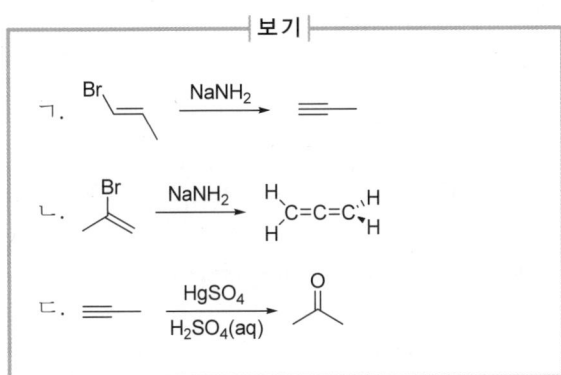

① ㄱ   ② ㄴ   ③ ㄷ
④ ㄱ, ㄴ   ⑤ ㄱ, ㄷ   ⑥ ㄴ, ㄷ
⑦ ㄱ, ㄴ, ㄷ

244

다음 반응에서 출발물 R의 구조로 옳은 것을 고르면?

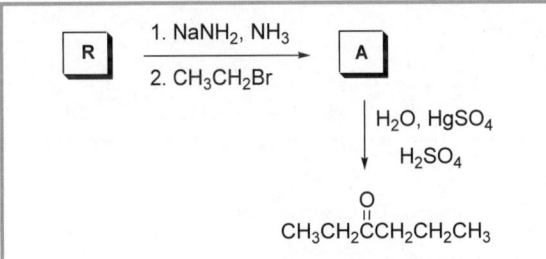

① $CH_3CH_2C\equiv CH$ ② trans-$CH_3CH=CHCH_3$
③ $H_2C=CH-CH=CH_2$ ④ $CH_3CH_2CH=CH_2$
⑤ $CH_3C\equiv CCH_3$

245

다음 반응에서 생성물 P의 구조로 옳은 것을 고르면?

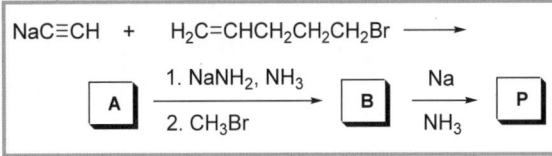

246

다음 반응에서 생성물 P의 구조로 옳은 것을 고르면?

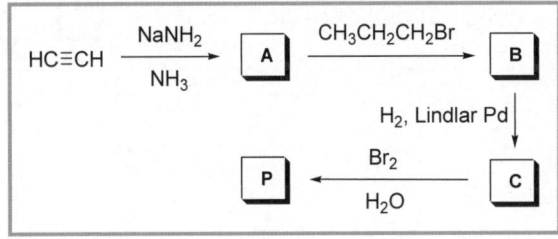

① $CH_3CH_2CH_2CH=CHBr$ ② $CH_3CH_2CH_2\underset{Br}{C}=CHOH$
③ $CH_3CH_2CH_2\underset{OH}{C}=CHBr$ ④ $CH_3CH_2CH_2\underset{Br}{C}HCH_2OH$
⑤ $CH_3CH_2CH_2\underset{OH}{C}HCH_2Br$

V. 알카인

247
다음 반응에서 생성물 P의 구조로 옳은 것을 고르면?

$$\text{Cyclohexyl-C≡C-H} \xrightarrow[\text{2. H}_2\text{O}]{\text{1. O}_3} \text{P}$$

① Cyclohexyl-COOH + CO₂
② Cyclohexyl-CHO + CH₄
③ Cyclohexyl-CHO + CO₂
④ Cyclohexyl-CH₂OH + CO₂
⑤ Cyclohexyl-CH₂OH + CH₄

248
다음 반응에서 생성물 P의 구조로 옳은 것을 고르면?

$$\text{HC≡C-CH}_2\text{CH}_2\text{-C≡C-CH}_3 \xrightarrow[\text{2. H}_2\text{O}]{\text{1. O}_3} \text{P}$$

① HOOC-CH₂CH₂-CHO + HCHO + CO₂
② OHC-CH₂CH₂-COOH + HCHO + CO₂
③ HOOC-CH₂CH₂-COOH + HCHO + CO₂
④ HOOC-CH₂CH₂-COOH + HOOC-H + CO₂
⑤ OHC-CH₂CH₂-CHO + HOOC-H + CO₂

249
다음 반응에서 출발물 R의 구조로 옳은 것을 고르면? (정답 2개)

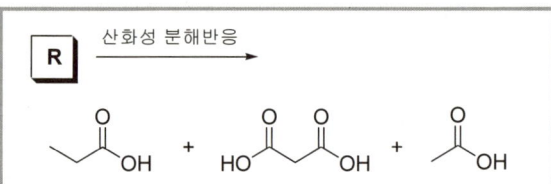

R → 산화성 분해반응 → CH₃(CH₂)₈-C(=O)-OH + CO₂

① CH₃(CH₂)₈-C(=O)-C≡CH
② CH₃(CH₂)₈-C(=O)-OCH₃
③ CH₃(CH₂)₈-CH=CH₂
④ CH₃(CH₂)₈-C≡CH
⑤ CH₃(CH₂)₈-C(=O)-CH=CH₂

250
다음 반응에서 출발물 R의 구조로 옳은 것을 고르면?

R → 산화성 분해반응 → CH₃CH₂COOH + HOOC-CH₂-COOH + CH₃COOH

① CH₃CH₂-C≡C-CH₂-C≡C-H
② CH₃CH₂-C≡C-CH₂-C≡C-CH₃
③ HC≡C-CH₂-CH₂CH₂C≡CH
④ CH₃CH₂CH₂-C≡C-CH₂CH₃CH₃
⑤ HC≡CH₂CH₂CH₂CH₂CH₃

251
다음 반응에서 출발물 R의 구조로 옳은 것을 고르면?

R $\xrightarrow{\text{산화성 분해반응}}$ CH$_3$CH$_2$CH(CH$_3$)-C(=O)-OH

① CH$_3$CH$_2$CH(CH$_3$)-C≡C-CH$_2$CH(CH$_3$)CH$_3$

② CH$_2$CH$_2$CH(CH$_3$)-C≡C-CH$_2$CH$_2$CH$_2$(CH$_3$)

③ CH$_3$CH$_2$CH(CH$_3$)-C≡C-CH(CH$_3$)CH$_2$CH$_3$

④ H$_3$C-CH$_2$CH$_2$CH$_2$-C≡C-CH$_2$CH$_2$CH$_2$-CH$_3$

⑤ CH$_3$CH$_2$CH(CH$_3$)-C≡C-CH$_2$CH(CH$_3$)CH$_3$

252
다음 반응에서 출발물 R의 구조로 옳은 것을 고르면?

R $\xrightarrow[\text{2. Cl}_2/\text{CCl}_4]{\text{1. H}_2 / \text{Lindlar catalyst}}$ CH$_3$CH$_2$-CH(Cl)-CH(Cl)-CH$_3$

① CH$_3$CH=CHCH=CH$_2$ ② CH$_3$CH$_2$CH$_2$C≡CH

③ CH$_3$CH=C=CHCH$_3$ ④ CH$_3$CH$_2$CH$_2$CHC=CH$_2$

⑤ CH$_3$CH$_2$C≡CCH$_3$

253
다음은 but-2-yne의 반응을 나타낸 것이다. 생성물의 구조가 옳지 <u>않은</u> 것을 고르면?

① CH$_3$C≡CCH$_3$ $\xrightarrow[\text{H}_2\text{SO}_4, \text{HgSO}_4]{\text{H}_2\text{O}}$ CH$_3$CH$_2$C(=O)CH$_3$

② CH$_3$C≡CCH$_3$ $\xrightarrow[\text{NH}_3]{\text{Na}}$ (Z)-alkene (H$_3$C, CH$_3$ cis)

③ CH$_3$C≡CCH$_3$ $\xrightarrow[\text{Lindlar Pd}]{\text{H}_2}$ (E)-alkene

④ CH$_3$C≡CCH$_3$ $\xrightarrow{\text{2HCl}}$ CH$_3$CH$_2$CCl$_2$CH$_3$

⑤ CH$_3$C≡CCH$_3$ $\xrightarrow{\text{Br}_2(\text{과량})}$ H$_3$C-CBr$_2$-CBr$_2$-CH$_3$

V. 알카인

254

다음 반응에서 A~D에 들어갈 시약 및 중간생성물, 최종 생성물에 대한 설명으로 옳지 <u>않은</u> 것을 고르면?

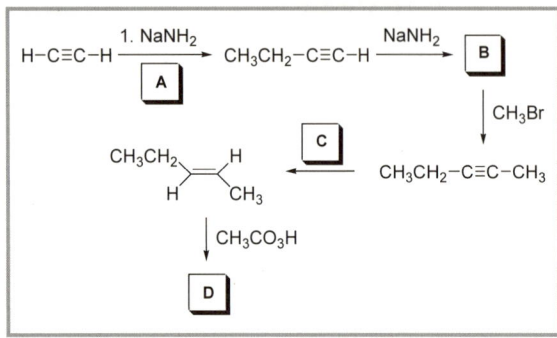

① 첫 번째 단계에서는 산성도가 큰 아세틸렌의 말단 수소가 염기인 NH_2^-에 의해 제거된다.
② A는 ethyl bromide이다.
③ B는 강염기인 NH_2^-에 의해 생성된 $CH_3CH_2-C≡C^-$ 이다.
④ C는 Lindlar catalyst를 이용한 수소 첨가 반응이다.
⑤ D는 과산소산에 의해 생성된 에폭사이드이다.

255

다음 반응에서 생성물 P_1과 P_2의 구조로 옳게 짝지어진 것을 고르면?

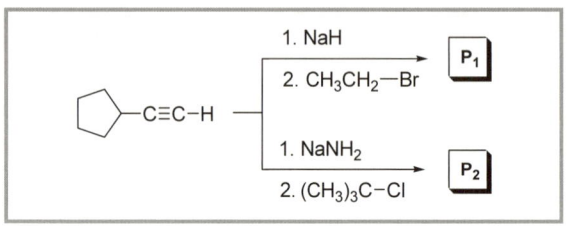

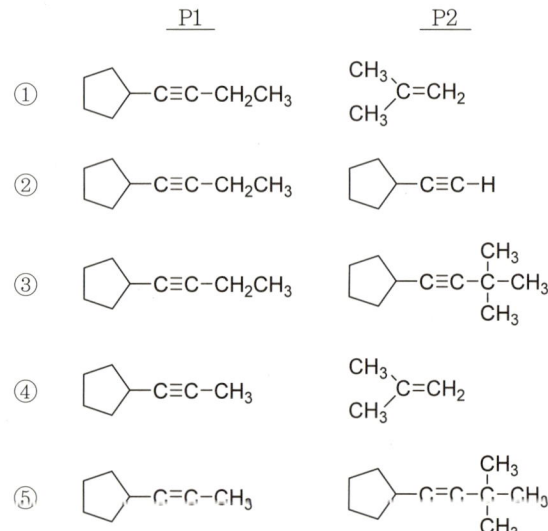

256

다음 〈보기〉의 반응 중 생성물에 작용기로서 알데하이드(aldehyde)가 존재하는 반응만을 있는 대로 고른 것은?

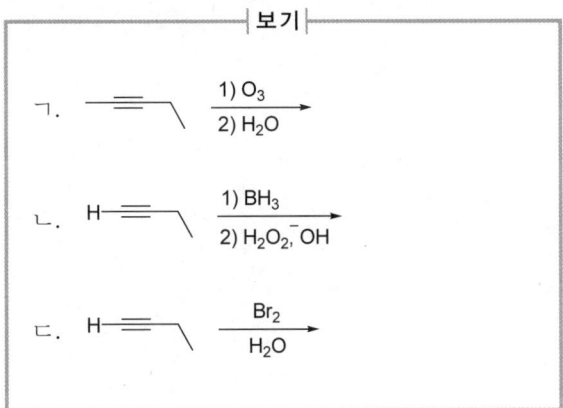

① ㄱ   ② ㄴ   ③ ㄷ
④ ㄱ, ㄴ ⑤ ㄱ, ㄷ ⑥ ㄴ, ㄷ
⑦ ㄱ, ㄴ, ㄷ

권혁 ORGANIC CHEMISTRY 하드캐리 504제

VI

할로젠화 알킬

VI • 할로젠화 알킬

257

다음 화합물의 IUPAC 체계에 따른 명명으로 옳은 것을 고르면?

$$CH_3 - \overset{H}{\underset{Cl}{C}} - CH_2CH_2CH(CH_3)_2$$

① (R)-2-chloro-5-methylhexane
② (S)-2-chloro-5-methylhexane
③ (S)-5-chloro-2-methylhexane
④ (R)-5-chloro-2-methylhexane
⑤ (S)-1-chloro-1,4-dimethylpentane

258

다음 화합물의 IUPAC 체계에 따른 명명으로 옳은 것을 고르면?

① 2,4-dibromo-5-methyloctane
② 4-methyl-2,5-dibromooctane
③ 4,7-dibromo-5-methyloctane
④ 2,5-dibromo-5-methyloctane
⑤ 2,5-dibromo-4-methyloctane

259

다음 화합물의 IUPAC 체계에 따른 명명으로 옳은 것을 고르면?

① 2-bromo-4-isopropyl-2,6-dimethyloctane
② 2,6-dimethyl-2-bromo-4-isopropyloctane
③ 7-chloro-5-isopropyl-3,7-dimethyloctane
④ 4-chloro-2-isopropyl-2,6-dimethyloctane
⑤ 2-chloro-4-isopropyl-2,7-dimethyloctane

260

다음 반응식에서 alkyl halide와 NaCN의 농도를 두 배로 증가시켰을 때 반응 속도 변화로 옳은 것을 고르면?

① 변화 없음 ② 2배 ③ 3배
④ 4배 ⑤ 6배

261

다음 반응식에서 용매를 methanol에서 DMSO로 바꾸었을 때 일어나는 변화로 옳은 것을 고르면?

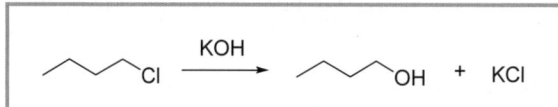

① 속도 증가
② 속도 감소
③ 변화 없음
④ 주어진 정보만으로는 예측할 수 없다.
⑤ 반응이 일어나지 않음

262

다음 반응식에서 이탈기를 Cl^-에서 ^-OTs로 바꾸었을 때 일어나는 변화로 옳은 것을 고르면?

① 속도 증가
② 속도 감소
③ 변화 없음
④ 주어진 정보만으로는 예측할 수 없다.
⑤ 반응이 일어나지 않음

263

다음 중 극성 비양성자성 용매(polar aprotic solvent)를 고르면? (정답 3개)

① $HCON(CH_3)_2$ ② CH_3CH_2OH ③ $O=P(N(CH_3)_2)_3$
④ H_2O ⑤ CH_3CN

264

다음 중 극성 양성자성 용매(polar protic solvent)에서 친핵성도가 가장 큰 것을 고르면?

① $^-P(CH_3)_2$ ② $^-N(CH_3)_2$ ③ CH_3O^-
④ OH^- ⑤ F^-

VI. 할로젠화 알킬

265
다음 중 극성 양성자성 용매(polar protic solvent)를 고르면? (정답 2개)

① CH_3COOH ② HMPA ③ DMF
④ Hexane ⑤ H_2O

266
다음 중 극성 비양성자성 용매(polar aprotic solvent)에서 친핵성도가 가장 큰 것을 고르면?

① F^- ② ^-OH ③ $^-NH_2$
④ CH_3^- ⑤ H_2O

267
다음 〈보기〉에 주어진 두 화합물 중 S_N2 반응 속도가 더 빠른 것끼리 옳게 짝지어진 것을 고르면?

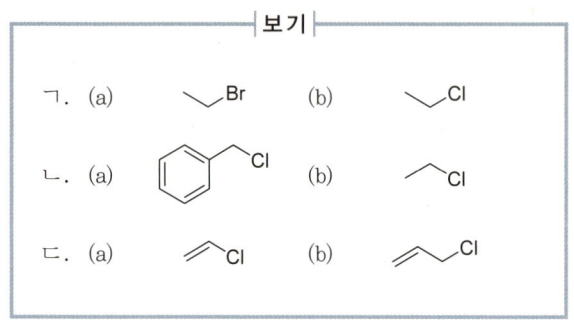

	ㄱ	ㄴ	ㄷ
①	(a)	(a)	(a)
②	(a)	(b)	(b)
③	(a)	(a)	(b)
④	(b)	(b)	(a)
⑤	(b)	(b)	(b)

268
KCN와 가장 빠른 속도로 S_N2 반응을 하는 할로젠화 알킬을 고르면?

269
다음 중 가장 빠른 속도로 S_N2 반응을 하는 할로젠화 알킬을 고르면?

① $(CH_3)_2CHCH_2Br$
② $(CH_3)_2CHCH(CH_3)Br$
③ $(CH_3)_3CBr$
④ C_6H_5Br
⑤ CH_2CHBr

270
다음 반응에서 생성물 P의 구조로 옳은 것을 고르면? (정답 2개)

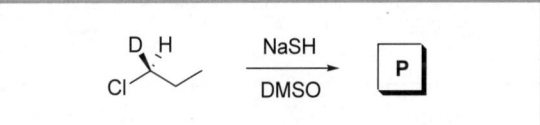

271
다음 반응에서 생성물 P의 구조로 옳은 것을 고르면?

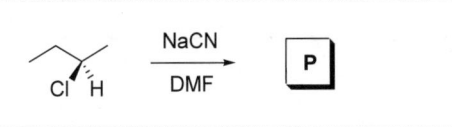

272
다음 반응에서 생성물 P의 구조로 옳은 것을 고르면?

VI · 할로젠화 알킬

273
다음 반응에서 생성물 P의 구조로 옳은 것을 고르면?
(정답 2개)

274
다음 반응에서 생성물 P의 구조로 옳은 것을 고르면?

275
다음 반응에서 출발물 R의 구조로 옳은 것을 고르면?

276
다음 반응에서 출발물 R의 구조로 옳은 것을 고르면?

277

다음 반응에서 출발물 R의 구조로 옳은 것을 고르면?

$$R \xrightarrow{KCN} NC\overset{H}{\underset{D}{-}}CH_2CH_3$$

① $CH_3CH_2\overset{D}{\underset{H}{-}}CH_3$
② $CH_3CH_2\overset{H}{\underset{D}{-}}Br$
③ $Cl\overset{H}{\underset{D}{-}}CH_2CH_3$
④ $CH_3CH_2\overset{H}{\underset{D}{-}}Cl$
⑤ $CH_3CH_2\overset{D}{\underset{Cl}{-}}H$

278

다음 반응에서 생성물 P의 구조로 옳은 것을 고르면?

(cyclopentane with CH₃ and Br) $\xrightarrow[\text{HMPA}]{\text{NaSCH}_3}$ P

① (1-methylcyclopentene)
② (3-methylcyclopentene)
③ (cis with SCH₃)
④ (trans with SCH₃)
⑤ (with HMPA)

279

다음 반응에서 생성물 P의 구조로 옳은 것을 고르면?

(trans-1-methyl-2-bromocyclohexane) $\xrightarrow[\text{CH}_3\text{OH}]{\text{NaOCH}_3}$ P

① (3-methylcyclohexene)
② (1-methylcyclohexene)
③ (trans OCH₃)
④ (cis OCH₃)
⑤ (with OCH₃)

280

다음 반응에서 생성물 P의 구조로 옳은 것을 고르면?

(cis-1-methyl-2-bromocyclohexane) $\xrightarrow[\text{CH}_3\text{OH}]{\text{NaOCH}_3}$ P

① (methylcyclohexane)
② (1-methylcyclohexene)
③ (trans OCH₃)
④ (cis OCH₃)
⑤ (3-methylcyclohexene)

VI • 할로젠화 알킬

281
다음 반응에서 생성물 P의 구조로 옳은 것을 고르면?

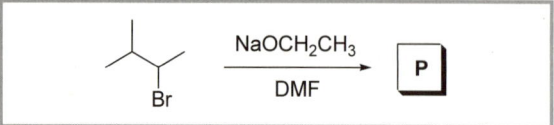

① (구조: OCH₂CH₃ 치환)
② (구조: 알켄)
③ (구조: 알켄)
④ (구조: OCH₂CH₃)
⑤ (구조: 알켄)

282
다음 반응에서 생성물 P의 구조로 옳은 것을 고르면?

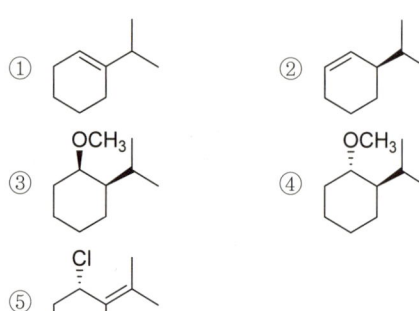

① ②
③ ④
⑤

283
다음 반응에서 생성물 P의 구조로 옳은 것을 고르면?

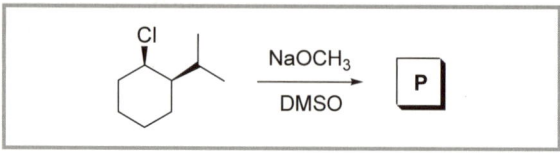

① ②
③ ④
⑤

284
다음은 할로젠화 알킬의 치환반응을 나타낸 것이다.

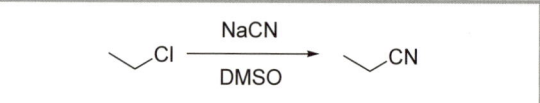

위 반응에 대한 설명으로 옳은 것만을 〈보기〉에서 있는 대로 고른 것은?

|보기|

ㄱ. 용매로 사용되는 DMSO를 HMPA로 바꾸면 반응 속도는 빨라진다.
ㄴ. Cl을 OTs로 바꾸면 반응 속도는 느려진다.
ㄷ. 알킬기를 isopropyl로 바꾸면 반응 속도가 빨라진다.

① ㄱ   ② ㄴ   ③ ㄷ
④ ㄱ, ㄴ   ⑤ ㄱ, ㄷ   ⑥ ㄴ, ㄷ
⑦ ㄱ, ㄴ, ㄷ

285

다음 〈보기〉의 반응 중 주생성물의 구조로 옳은 것만을 있는 대로 고른 것은? (단, 주생성물은 적절한 분리·정제과정을 통하여 얻는다.)

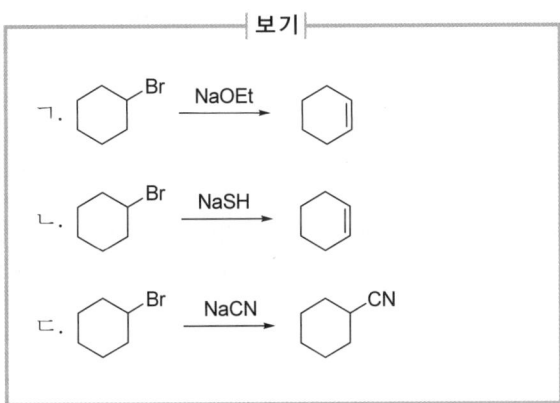

① ㄱ ② ㄴ ③ ㄷ
④ ㄱ, ㄴ ⑤ ㄱ, ㄷ ⑥ ㄴ, ㄷ
⑦ ㄱ, ㄴ, ㄷ

286

다음은 할로젠화 알킬의 치환반응을 나타낸 것이다.

위 반응에 대한 설명으로 옳은 것만을 〈보기〉에서 있는 대로 고른 것은?

| 보기 |
ㄱ. 단일 단계 반응이다.
ㄴ. Br을 Cl로 바꾸면 반응 속도는 증가한다.
ㄷ. 용매로 DMSO보다 H_2O을 사용할 때 반응 속도가 빠르다.

① ㄱ ② ㄴ ③ ㄷ
④ ㄱ, ㄴ ⑤ ㄱ, ㄷ ⑥ ㄴ, ㄷ
⑦ ㄱ, ㄴ, ㄷ

287

다음 반응에서 생성물 P의 구조로 옳은 것을 고르면?

288

다음 반응에서 생성물 P의 구조로 옳은 것을 고르면?

VI • 할로젠화 알킬

289
다음 반응의 생성물 P의 구조로 옳은 것을 고르면?

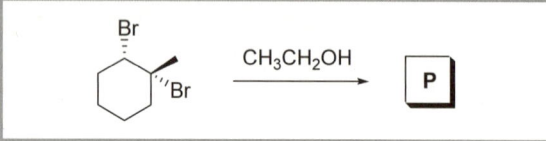

290
다음은 할로젠화 알킬의 치환반응을 나타낸 것이다.

위 반응에 대한 설명으로 옳은 것만을 〈보기〉에서 있는 대로 고른 것은?

|보기|
ㄱ. 생성물의 광회전도($[\alpha]_D$)는 0°이다.
ㄴ. Cl을 Br로 바꾸면 반응 속도는 증가한다.
ㄷ. 탄소 양이온 자리 옮김이 일어난다.

① ㄱ ② ㄴ ③ ㄷ
④ ㄱ, ㄴ ⑤ ㄱ, ㄷ ⑥ ㄴ, ㄷ
⑦ ㄱ, ㄴ, ㄷ

291
다음 반응에서 생성물 P의 구조로 옳은 것을 고르면?

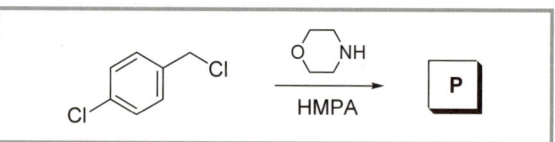

292
다음 반응에서 가능한 메커니즘으로 옳은 것을 고르면?

① S_N1 ② S_N2 ③ E1
④ E2 ⑤ E1CB

293
다음 반응에서 생성물 P의 구조로 옳은 것을 고르면?

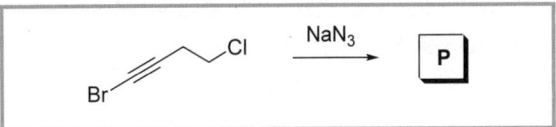

① ～ ② HO-CH(OH)-S-Et
③ HO-C(=O)-O-Et ④ HO-C(=O)-CH2-S-propyl
⑤ propyl-O-C(=O)-CH2-SH

294
다음 반응에서 생성물 P의 구조로 옳은 것을 고르면?

① 4-Br-C6H4-CH2-C≡C-CH3
② 4-(HC≡C)-C6H4-CH2Br
③ C6H5-CH2Br
④ 4-Br-2-(C≡C-CH3)-C6H3-CH2Br
⑤ 4-Br-C6H4-CH2-C≡CH

295
다음 반응에서 생성물 P의 구조로 옳은 것을 고르면?

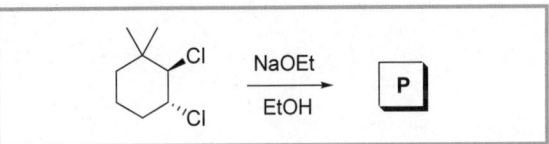

296
다음 반응에서 생성물 P의 구조로 옳은 것을 고르면?

VI. 할로젠화 알킬

297

다음 〈보기〉의 반응 중 최종 주생성물의 구조가 옳은 것만을 있는 대로 고른 것은? (단, 주생성물은 적절한 분리·정제과정을 통하여 얻는다.)

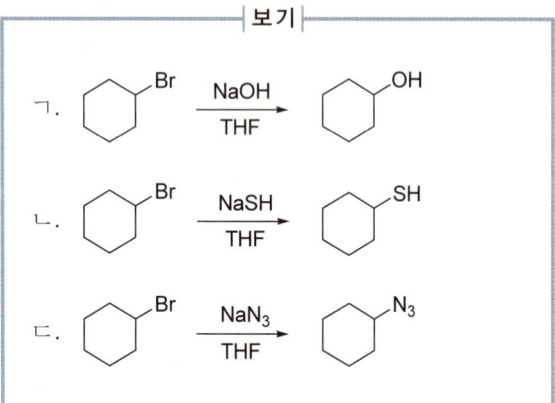

① ㄱ ② ㄴ ③ ㄷ
④ ㄱ, ㄴ ⑤ ㄱ, ㄷ ⑥ ㄴ, ㄷ
⑦ ㄱ, ㄴ, ㄷ

298

다음 반응 A, B에서 생성물 P_1, P_2의 구조가 옳게 짝지어진 것을 고르면?

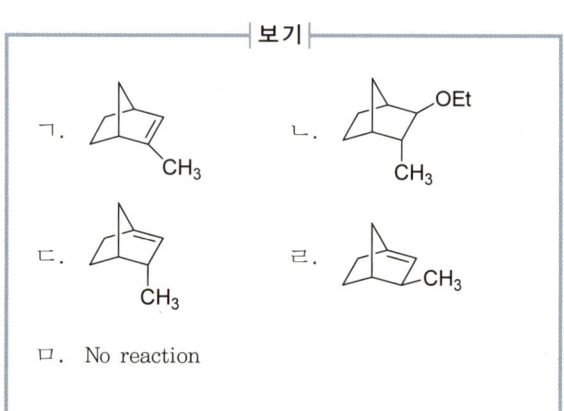

	P_1	P_2
①	ㄱ	ㄴ
②	ㄱ	ㅁ
③	ㅁ	ㄹ
④	ㄹ	ㄹ
⑤	ㄷ	ㄴ

299

다음 반응에서 생성물 P에 관한 설명으로 옳은 것을 고르면?

① Meso compound
② Racemic mixture
③ Same molecule
④ Diastereomer
⑤ Structural isomer

300

다음 반응에서 생성물 P에 관한 설명으로 옳은 것을 고르면?

① S configuration
② R configuration
③ Racemic mixture
④ Meso compound
⑤ No reaction

301

다음 반응에서 출발물 R의 구조로 옳은 것을 고르면?

302

다음 반응식에서 alkyl halide와 NaCN의 농도를 두 배로 증가시켰을 때 반응 속도 변화로 옳은 것을 고르면?

① 반응 속도에 아무런 영향을 주지 않는다.
② 반응 속도는 두 배 빨라진다.
③ 반응 속도는 세 배 빨라진다.
④ 반응 속도는 네 배 빨라진다.
⑤ 반응 속도는 여섯 배 빨라진다.

VI • 할로젠화 알킬

303

친핵성 치환반응(nucleophilic subsititution)의 반응 조건에 따른 반응 속도의 크기 비교가 옳은 것만을 〈보기〉에서 있는 대로 고른 것은? (단, 각 반응의 기타 조건은 동일하다.)

―― 보기 ――

ㄱ. $CH_3\text{-}X + KCN \xrightarrow{DMF} CH_3\text{-}CN + KX$

X(이탈기) : Cl < Br

ㄴ. $CH_3\text{-}Br + NaN_3 \xrightarrow{용매} CH_3\text{-}N_3 + NaBr$

용매 : $CH_3CN > H_2O$

ㄷ. $CH_3\text{-}Cl + KNu \xrightarrow{DMSO} CH_3\text{-}Nu + KCl$

Nu(친핵체) : $HO^- < F^-$

① ㄱ ② ㄴ ③ ㄷ
④ ㄱ, ㄴ ⑤ ㄱ, ㄷ ⑥ ㄴ, ㄷ
⑦ ㄱ, ㄴ, ㄷ

304

다음 〈보기〉에 주어진 두 화합물의 S_N2 반응 속도 비교가 옳은 것만을 고를 때 그 개수는?

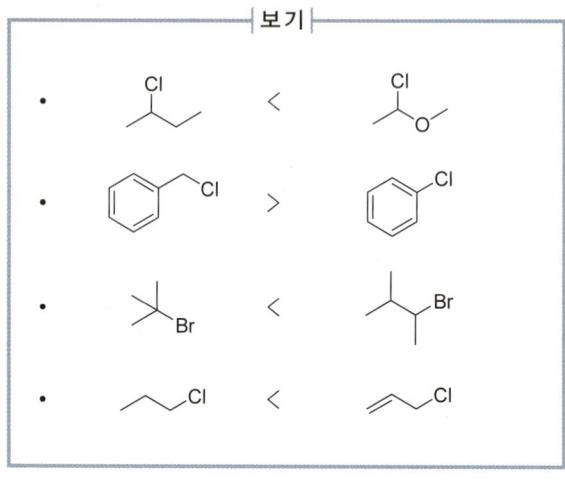

① 0개 ② 1개 ③ 2개
④ 3개 ⑤ 4개

[305~306] 〈보기〉에 주어진 용매에 대해 다음 물음에 답하시오.

| 보기 |

ㄱ. CH₃SCH₃
   dimethylsulfide

ㄴ. CH₃CH₂OH
   ethanol

ㄷ. O=P(N(CH₃)₃)₂
   HMPA

ㄹ. NH₃
   ammonia

ㅁ. (CH₃)₃N
   trimethylamine

ㅂ. HCON(CH₃)₂
   N,N-dimethylformamide

305
위 〈보기〉에서 극성양성자성 용매(polar protic solvent)를 고르면?

① ㄴ, ㄹ
② ㄱ, ㄴ, ㄷ
③ ㄷ, ㄹ, ㅂ
④ ㄱ, ㄷ, ㅁ, ㅂ
⑤ ㄱ, ㄴ, ㄷ, ㅁ

306
위 〈보기〉에서 극성 비양성자성 용매(polar aprotic solvent)를 고르면?

① ㄴ, ㄹ
② ㄱ, ㄴ, ㄷ
③ ㄷ, ㄹ, ㅂ
④ ㄱ, ㄷ, ㅁ, ㅂ
⑤ ㄱ, ㄴ, ㄷ, ㅁ

307
다음 중 극성 비양성자성 용매(polar aprotic solvent)를 고르면?

① CH₃—CH(OH)—CH₃
② H₂O
③ H—C(=O)—N(CH₃)₂
④ CH₃CH₂CH₂CH₂OH
⑤ CH₃CH₂CH₂CH₂CH₃

308
다음 할로젠화 알킬 중 S_N1 반응이 가장 빠르게 일어나는 것을 고르면?

① 1,1-dimethyl-2-bromocyclohexane
② 1,1-dimethyl-2-iodocyclohexane
③ cyclohexyl-CH₂Cl
④ 1-bromo-2-methylcyclohexane
⑤ 1-methyl-1-iodocyclohexane

VI • 할로젠화 알킬

309
〈보기〉에 주어진 세 종류의 알킬 할라이드를 S_N2 반응성이 증가하는 순으로 바르게 나열한 것을 고르면?

|보기|

ㄱ. (CH₃)₂CHCl   ㄴ. CH₃CH₂Cl   ㄷ. CH₃CH₂Br

① ㄱ<ㄴ<ㄷ   ② ㄱ<ㄷ<ㄴ   ③ ㄴ<ㄱ<ㄷ
④ ㄴ<ㄷ<ㄱ   ⑤ ㄷ<ㄴ<ㄱ

310
다음 반응에서 생성물 P의 구조로 옳은 것을 고르면? (정답 2개)

311
다음 반응에서 생성물 P의 구조로 옳은 것을 고르면?

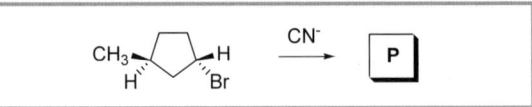

312
다음 반응에서 출발물 R의 구조로 옳은 것을 고르면?

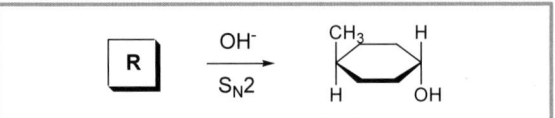

313

다음 반응에서 출발물 R의 구조로 옳은 것을 고르면?

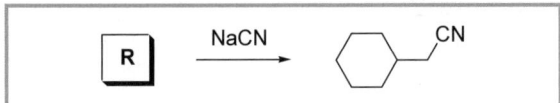

① [cyclohexanol with CH3] ② [cyclohexyl-CH2CH3]

③ [cyclohexyl-CH2Br] ④ [methylcyclohexane]

⑤ [cyclohexanol]

314

다음 반응에서 친핵체를 고르면?

$$2H_2O + CH_3-I \longrightarrow CH_3-OH + I^- + H_3O^+$$

① H_2O ② CH_3I ③ CH_3OH
④ I^- ⑤ H_3O^+

315

다음 반응에서 생성물 P의 구조로 옳은 것을 〈보기〉에서 있는 대로 고른 것은?

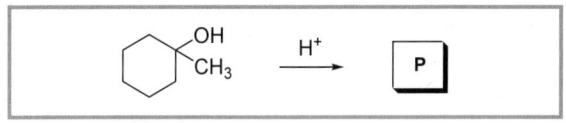

|보기|

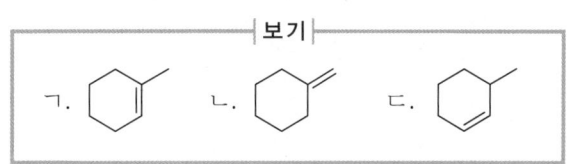

① ㄱ ② ㄴ ③ ㄷ
④ ㄱ, ㄴ ⑤ ㄱ, ㄷ ⑥ ㄴ, ㄷ
⑦ ㄱ, ㄴ, ㄷ

316

다음 반응에서 생성물 P의 구조로 옳은 것은 〈보기〉에서 있는 대로 고른 것은?

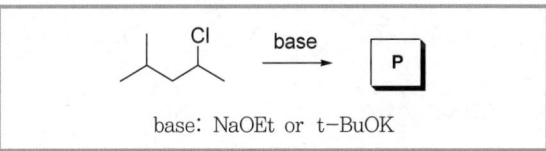

base: NaOEt or t-BuOK

|보기|

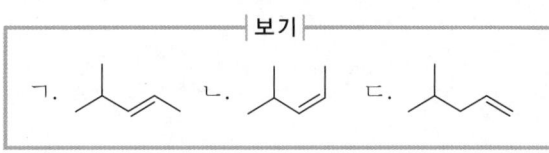

① ㄱ ② ㄴ ③ ㄷ
④ ㄱ, ㄴ ⑤ ㄱ, ㄷ ⑥ ㄴ, ㄷ
⑦ ㄱ, ㄴ, ㄷ

VI • 할로젠화 알킬

317
다음 반응에서 주생성물 P의 구조로 옳은 것을 고르면?

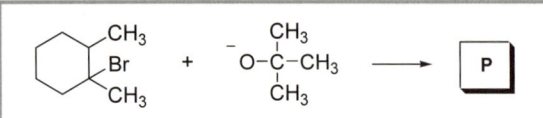

① ② ③ ④ ⑤

318
다음 반응에서 출발물질 R의 구조로 옳은 것을 고르면?

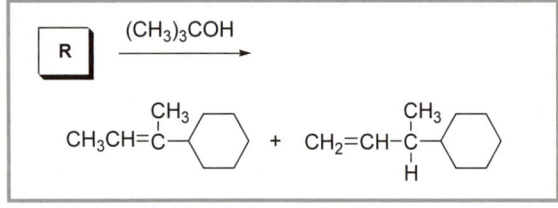

① ② ③ ④ ⑤

319
다음 할로젠화 알킬 중 E2 반응이 가장 빠르게 일어나는 것을 고르면?

① ② ③ ④ ⑤

320
〈보기〉의 반응 중 최종 주생성물의 구조가 옳은 것만을 있는 대로 고른 것은? (단, 주생성물은 적절한 분리·정제과정을 통하여 얻는다.)

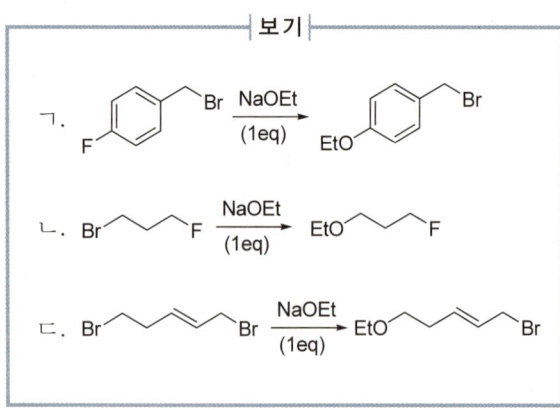

① ㄱ ② ㄴ ③ ㄷ
④ ㄱ, ㄴ ⑤ ㄱ, ㄷ ⑥ ㄴ, ㄷ
⑦ ㄱ, ㄴ, ㄷ

321

〈보기〉의 반응 중 최종 주생성물의 구조가 옳은 것만을 있는 대로 고른 것은? (단, 주생성물은 적절한 분리·정제과정을 통하여 얻는다.)

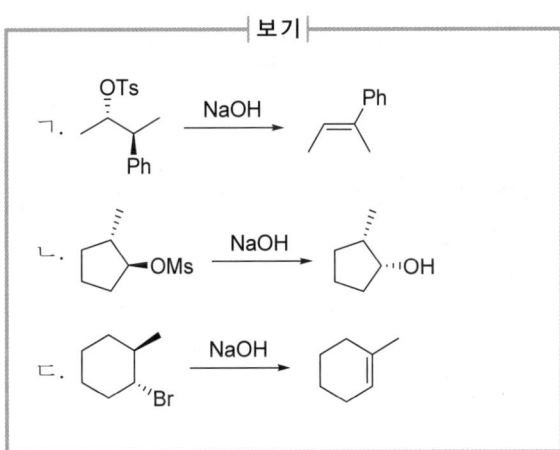

① ㄱ ② ㄴ ③ ㄷ
④ ㄱ, ㄴ ⑤ ㄱ, ㄷ ⑥ ㄴ, ㄷ
⑦ ㄱ, ㄴ, ㄷ

322

다음은 할로젠화 알킬의 극성 양성자성 용매 하에서의 반응을 나타낸 것이다.

위 반응에 대한 설명으로 옳은 것만을 〈보기〉에서 있는 대로 고른 것은?

―보기―
ㄱ. 탄소양이온 중간체를 거치는 S_N1 메커니즘으로 진행된다.
ㄴ. 고온 조건 하에서는 E1 반응이 주반응이 된다.
ㄷ. Br을 F로 바꾸면 반응 속도가 느려진다.

① ㄱ ② ㄴ ③ ㄷ
④ ㄱ, ㄴ ⑤ ㄱ, ㄷ ⑥ ㄴ, ㄷ
⑦ ㄱ, ㄴ, ㄷ

323

다음 반응에서 주생성물 P의 구조로 옳은 것을 고르면?

VI • 할로젠화 알킬

324

〈보기〉의 반응 중 최종 주생성물의 구조가 옳은 것만을 있는 대로 고른 것은? (단, 주생성물은 적절한 분리·정제과정을 통하여 얻는다.)

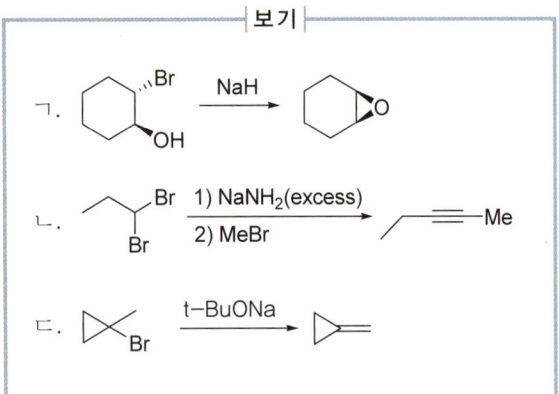

① ㄱ ② ㄴ ③ ㄷ
④ ㄱ, ㄴ ⑤ ㄱ, ㄷ ⑥ ㄴ, ㄷ
⑦ ㄱ, ㄴ, ㄷ

325

다음은 phenol을 출발물로 하여 최종생성물로 P를 합성하는 반응을 나타낸 것이다.

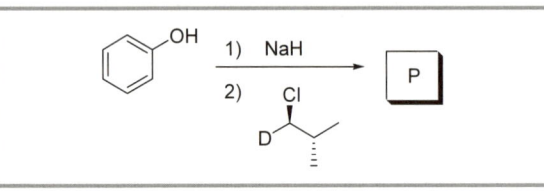

위 반응에 대한 설명으로 옳은 것만을 〈보기〉에서 있는 대로 고른 것은?

― 보기 ―

ㄱ. 2번 시약과 반응할 때 탄소 양이온 중간체를 거치는 반응이 일어난다.
ㄴ. 2번 시약의 Cl이 I로 치환되면 반응 속도는 더 빨라진다.
ㄷ. 생성물 P는 광학활성이 존재한다.

① ㄱ ② ㄴ ③ ㄷ
④ ㄱ, ㄴ ⑤ ㄱ, ㄷ ⑥ ㄴ, ㄷ
⑦ ㄱ, ㄴ, ㄷ

326

다음 반응에서 주생성물 P의 구조로 옳은 것을 고르면?

```
      Ph
  H ――Br      NaOEt
  H ――F     ――――――→   P
      Me
```

① EtO―H / H―F / Me (with Ph top)
② H―Br / EtO―H / Me (with Ph top)
③ F,Me / =CHPh
④ F / =CMe / Ph (2-fluoropropenyl-Ph)
⑤ Ph / =CH / Br

327

다음은 할로젠화 알킬과 NaOEt와의 반응을 나타낸 것이다.

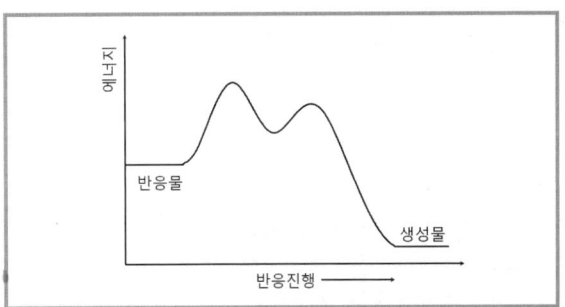

위 반응에 대한 설명으로 옳은 것만을 〈보기〉에서 있는 대로 고른 것은?

|보기|

ㄱ. 반응물의 광회전도($[\alpha]_D$)는 $0°$이다.
ㄴ. 생성된 P는 E 배열을 갖는다.
ㄷ. 위 반응은 E1 반응이 일어난다.

① ㄱ ② ㄴ ③ ㄷ
④ ㄱ, ㄴ ⑤ ㄱ, ㄷ ⑥ ㄴ, ㄷ
⑦ ㄱ, ㄴ, ㄷ

328

다음은 할로젠화 알킬과 KOH의 반응을 나타낸 것이다.

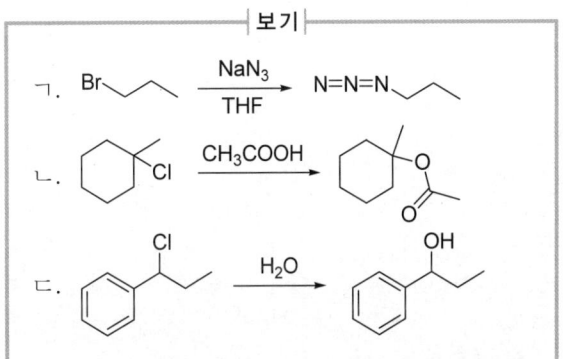

위 반응에 대한 설명으로 옳은 것만을 〈보기〉에서 있는 대로 고른 것은?

|보기|

ㄱ. 할로젠화 수소 이탈반응이 일어난다.
ㄴ. 탄소 양이온 중간체를 거치는 반응이다.
ㄷ. 주생성물은 2치환 알켄이다.

① ㄱ ② ㄴ ③ ㄷ
④ ㄱ, ㄴ ⑤ ㄱ, ㄷ ⑥ ㄴ, ㄷ
⑦ ㄱ, ㄴ, ㄷ

329

다음은 할로젠화 알킬의 반응에 대한 에너지 도표를 나타낸 것이다.

위 에너지 도표와 같은 경로로 진행되는 반응만을 〈보기〉에서 있는 대로 고른 것은?

① ㄱ ② ㄴ ③ ㄷ
④ ㄱ, ㄴ ⑤ ㄱ, ㄷ ⑥ ㄴ, ㄷ
⑦ ㄱ, ㄴ, ㄷ

VI • 할로젠화 알킬

330
다음 반응으로부터 얻어지는 주생성물 P에 대한 설명으로 옳은 것을 고르면?

① 주생성물 P를 IUPAC 체계에 따라 명명하면 methylenecyclohexane이다.
② Markovnikov 규칙을 따르는 반응이다.
③ 주생성물은 3차 알코올이다.
④ 주생성물은 카이랄 탄소를 갖는다.
⑤ Z 배열을 갖는 알켄이 생성된다.

331
다음 〈보기〉의 반응 중 alkyne이 최종 주생성물로 얻어지는 것만을 있는 대로 고른 것은? (단, 주생성물은 적절한 분리·정제과정을 통하여 얻는다.)

① ㄱ   ② ㄴ   ③ ㄷ
④ ㄱ, ㄴ   ⑤ ㄱ, ㄷ   ⑥ ㄴ, ㄷ
⑦ ㄱ, ㄴ, ㄷ

332
다음은 알케인의 라디칼 치환반응을 나타낸 것이다.

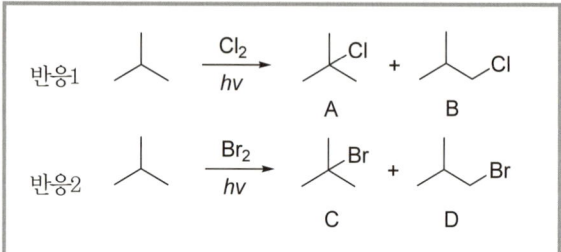

단위 수소 당 반응성이 3차 수소가 1차 수소보다 5배 크다고 가정할 때, 위 반응에 대한 설명으로 옳은 것만을 〈보기〉에서 있는 대로 고른 것은?

| 보기 |
ㄱ. 생성물 A와 B의 수율은 각각 36%, 64%이다.
ㄴ. 반응 1과 반응 2에서 주생성물은 A와 D이다.
ㄷ. 반응 1은 혼합물이, 반응 2는 유일한 생성물이 얻어진다.

① ㄱ   ② ㄴ   ③ ㄷ
④ ㄱ, ㄴ   ⑤ ㄱ, ㄷ   ⑥ ㄴ, ㄷ
⑦ ㄱ, ㄴ, ㄷ

333

다음은 이고리 할로젠화 알킬 화합물을 나타낸 것이다.

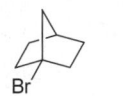

위 화합물에 관한 설명으로 옳은 것만을 〈보기〉에서 있는 대로 고른 것은?

---- 보기 ----
ㄱ. 위 화합물은 탄소양이온 생성을 할 수 없으므로 E1, S_N1 반응이 일어나지 않는다.
ㄴ. E2 반응이 일어나 다리목 탄소(bridge head) 자리에 이중결합이 형성된다.
ㄷ. S_N2 반응이 가능하다.

① ㄱ   ② ㄴ   ③ ㄷ
④ ㄱ, ㄴ   ⑤ ㄱ, ㄷ   ⑥ ㄴ, ㄷ
⑦ ㄱ, ㄴ, ㄷ

334

다음은 bicyclo화합물을 나타낸 것이다.

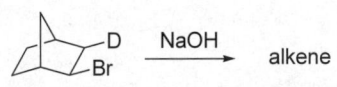

위 반응에 대해 옳은 것만을 〈보기〉에서 있는 대로 고른 것은?

---- 보기 ----
ㄱ. Br과 안티-준평면(anti-periplanar) 관계에 있는 수소가 존재한다.
ㄴ. Br과 syn-periplanar 관계에 있는 중수소(D)가 제거되는 E2 메커니즘으로 진행된다.
ㄷ. Br으로부터 β-자리의 3차 수소가 제거되면서 E2 메커니즘으로 진행된다.

① ㄱ   ② ㄴ   ③ ㄷ
④ ㄱ, ㄴ   ⑤ ㄱ, ㄷ   ⑥ ㄴ, ㄷ
⑦ ㄱ, ㄴ, ㄷ

335

다음은 할로젠화 알킬의 제거반응을 나타낸 것이다.

위 반응에 대한 설명으로 옳은 것만을 〈보기〉에서 있는 대로 고른 것은?

---- 보기 ----
ㄱ. 첫 번째 단계가 속도결정 단계이다.
ㄴ. 탄소 음이온 중간체를 거치는 E1cB 메커니즘으로 진행된다.
ㄷ. 생성물은 컨쥬게이션을 이루므로 열역학적으로 안정하다.

① ㄱ   ② ㄴ   ③ ㄷ
④ ㄱ, ㄴ   ⑤ ㄱ, ㄷ   ⑥ ㄴ, ㄷ
⑦ ㄱ, ㄴ, ㄷ

권혁 ORGANIC CHEMISTRY
하드캐리 504제

컨쥬게이션 다이엔

VII • 컨쥬게이션 다이엔

336

다음 〈보기〉의 화합물 중 conjugation을 이루고 있는 것만을 있는 대로 고른 것은?

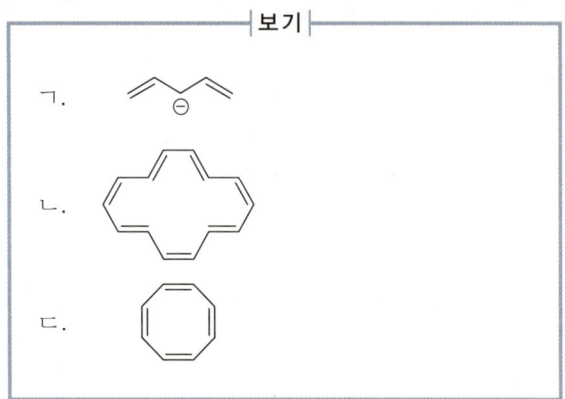

① ㄱ ② ㄴ ③ ㄷ
④ ㄱ, ㄴ ⑤ ㄱ, ㄷ ⑥ ㄴ, ㄷ
⑦ ㄱ, ㄴ, ㄷ

338

다음은 1,3-butadiene에 HBr 첨가 반응으로 온도에 따라 주생성물의 수율이 달라진다.

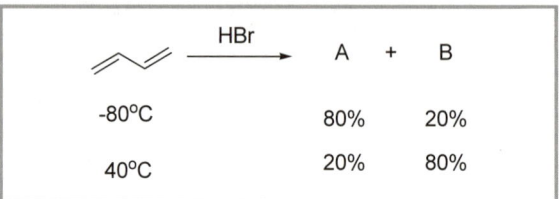

위 반응에 대한 설명으로 옳은 것만을 〈보기〉에서 있는 대로 고른 것은?

|보기|
ㄱ. A는 속도론적 생성물로 2치환 알켄이다.
ㄴ. 알켄의 안정성은 B가 A보다 크다.
ㄷ. 중간체의 안정성은 같다.

① ㄱ ② ㄴ ③ ㄷ
④ ㄱ, ㄴ ⑤ ㄱ, ㄷ ⑥ ㄴ, ㄷ
⑦ ㄱ, ㄴ, ㄷ

337

일반적으로 다이엔은 Diels-Alder 반응을 할 수 있지만, 아래와 같은 화합물은 Diels-Alder 반응을 하지 못한다. 그 이유를 설명한 것으로 옳은 것을 고르면?

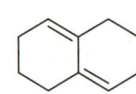

① 콘쥬게이션 다이엔이 아니기 때문이다.
② 격리된(isolated) 다이엔이기 때문이다.
③ 화합물 내에 전자 끄는 기가 없기 때문이다.
④ 화합물 내에 전자 주는 기가 없기 때문이다.
⑤ 이 화합물은 S-cis configuration이 아니기 때문이다.

339

다음 〈보기〉에 주어진 각각의 두 화합물 중 Diels-Alder 반응 속도가 빠른 것끼리 옳게 짝지어진 것을 고르면?

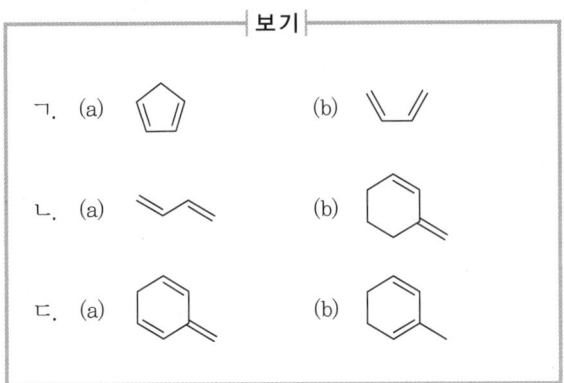

	ㄱ	ㄴ	ㄷ
①	(a)	(a)	(a)
②	(a)	(a)	(b)
③	(b)	(a)	(b)
④	(b)	(b)	(a)
⑤	(b)	(b)	(b)

340

다음 반응에서 생성물 P의 구조로 옳은 것을 고르면? (정답 2개)

① ② ③ ④ ⑤

341

다음 반응에서 생성물을 얻기 위해 사용한 친다이엔체 (dienophile) A의 구조로 옳은 것을 고르면?

① ② ③ ④ ⑤

VII • 컨쥬게이션 다이엔

342

다음 반응에서 생성물을 얻기 위해 사용해야할 시약 A로 옳은 것을 고르면?

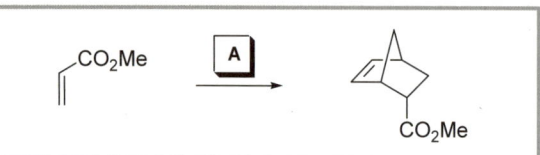

① (cyclopentadiene)   ② (cyclobutene)

③ (cyclohexane)   ④ (cyclohexene)

⑤ (norbornadiene)

343

다음은 고리화 첨가 반응(cycloaddition) 중 하나인 Diels-Alder 반응을 나타낸 것이다.

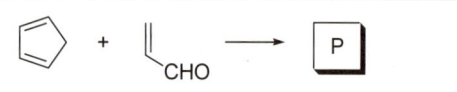

위 반응에 대한 설명으로 옳은 것만을 〈보기〉에서 있는 대로 고른 것은?

|보기|

ㄱ. [4+2] 고리화 첨가 반응으로 가열 조건 하에서 진행된다.
ㄴ. 생성물 P는 라세미 혼합물로 formyl기가 축 방향에 존재하는 endo(내향) 생성물이 주생성물이다.
ㄷ. cyclopenta-1,3-diene을 1,3-butadiene으로 바꾸면 반응 속도는 증가한다.

① ㄱ   ② ㄴ   ③ ㄷ
④ ㄱ, ㄴ   ⑤ ㄱ, ㄷ   ⑥ ㄴ, ㄷ
⑦ ㄱ, ㄴ, ㄷ

344

다음 반응에서 생성물 P의 구조로 옳은 것을 고르면?

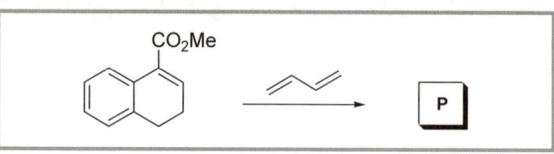

345

다음 반응에서 생성물 P의 구조로 옳은 것을 고르면?

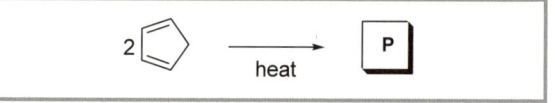

346

다음 반응에서 생성물 P의 구조로 옳은 것을 고르면?

347

다음 반응에서 출발물 R의 구조로 옳은 것을 고르면?

권혁 ORGANIC CHEMISTRY
하드캐리 504제

VIII

방향족 화합물

VIII • 방향족 화합물

348
다음 화합물의 IUPAC 체계에 따른 명명으로 옳은 것을 고르면?

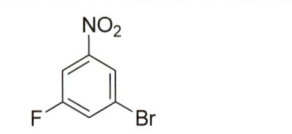

① 1-bromo-3-fluoro-5-nitrobenzene
② 1-fluoro-3-bromo-5-nitrobenzene
③ 3-bromo-5-fluoro-1-nitrobenzene
④ 3-fluoro-5-bromo-1-nitrobenzene
⑤ 5-bromo-1-fluoro-3-nitrobenzene

350
다음 중 방향족성이 없는 화합물을 고르면?

① 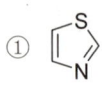 ②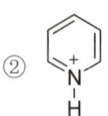

③ 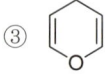 ④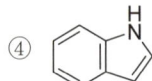

⑤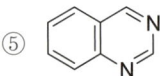

349
다음은 고리형 불포화 탄화수소 화합물을 나타낸 것이다.

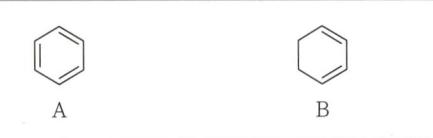

위 화합물에 대한 설명으로 옳은 것만을 〈보기〉에서 있는 대로 고른 것은?

| 보기 |
ㄱ. A와 B의 수소모자람지수의 합은 7이다.
ㄴ. A는 치환 반응을, B는 첨가 반응을 한다.
ㄷ. A보다 B가 수소화열($\Delta H°$)이 크다.

① ㄱ ② ㄴ ③ ㄷ
④ ㄱ, ㄴ ⑤ ㄱ, ㄷ ⑥ ㄴ, ㄷ
⑦ ㄱ, ㄴ, ㄷ

351
다음 〈보기〉의 화합물 중 방향족성인 것만을 있는 대로 고른 것은?

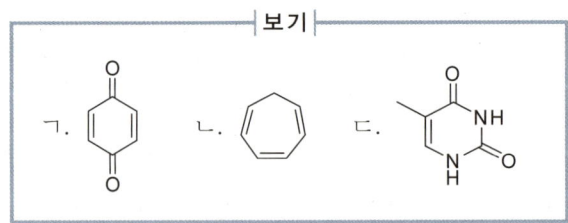

① ㄱ ② ㄴ ③ ㄷ
④ ㄱ, ㄴ ⑤ ㄱ, ㄷ ⑥ ㄴ, ㄷ
⑦ ㄱ, ㄴ, ㄷ

352

다음은 고리형 불포화 탄화수소 화합물을 나타낸 것이다.

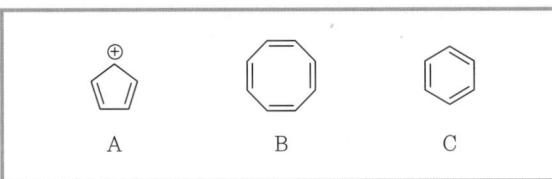

위 화합물에 대한 설명으로 옳은 것만을 〈보기〉에서 있는 대로 고른 것은?

| 보기 |

ㄱ. A는 반방향족(antiaromatic) 화합물이다.
ㄴ. B는 평면구조이다.
ㄷ. C는 모든 탄소가 conjugation을 이루고 있다.

① ㄱ   ② ㄴ   ③ ㄷ
④ ㄱ, ㄴ   ⑤ ㄱ, ㄷ   ⑥ ㄴ, ㄷ
⑦ ㄱ, ㄴ, ㄷ

353

다음 〈보기〉의 화합물 중 방향족성인 것만을 있는 대로 고른 것은?

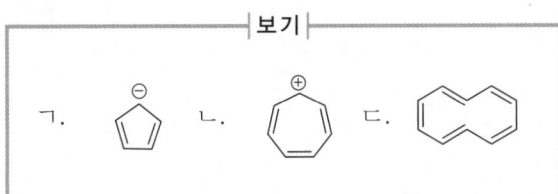

① ㄱ   ② ㄴ   ③ ㄷ
④ ㄱ, ㄴ   ⑤ ㄱ, ㄷ   ⑥ ㄴ, ㄷ
⑦ ㄱ, ㄴ, ㄷ

354

다음은 나프탈렌과 헤테로고리 화합물을 나타낸 것이다.

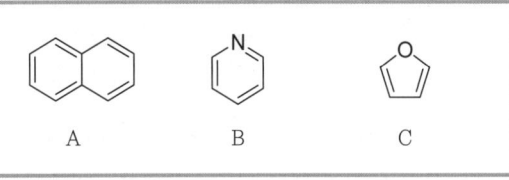

위 화합물에 대한 설명으로 옳은 것만을 〈보기〉에서 있는 대로 고른 것은?

| 보기 |

ㄱ. A, B, C 모두 방향족성을 가진다.
ㄴ. A의 모든 탄소-탄소 간 결합길이는 동일하다.
ㄷ. A는 1번, B는 3번, C는 2번 위치에서 친전자성 방향족 치환반응이 일어난다.

① ㄱ   ② ㄴ   ③ ㄷ
④ ㄱ, ㄴ   ⑤ ㄱ, ㄷ   ⑥ ㄴ, ㄷ
⑦ ㄱ, ㄴ, ㄷ

355

다음은 고리형 불포화 탄화수소 화합물을 나타낸 것이다.

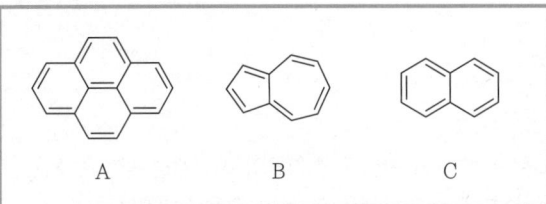

위 화합물에 대한 설명으로 옳은 것만을 〈보기〉에서 있는 대로 고른 것은?

| 보기 |

ㄱ. A, B, C 모두 방향족 화합물이다.
ㄴ. B는 극성물질로 끓는점이 매우 높다.
ㄷ. B와 C는 10개의 π 전자가 conjugation을 이루고 있다.

① ㄱ   ② ㄴ   ③ ㄷ
④ ㄱ, ㄴ   ⑤ ㄱ, ㄷ   ⑥ ㄴ, ㄷ
⑦ ㄱ, ㄴ, ㄷ

VIII · 방향족 화합물

356
다음 헤테로고리 화합물인 pyrrole의 구조이다.

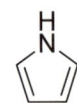

위 화합물에 대한 설명으로 옳은 것만을 〈보기〉에서 있는 대로 고른 것은?

| 보기 |

ㄱ. 질소의 혼성은 sp^2이고, 모든 원자가 평면에 존재한다.
ㄴ. π 전자가 6개가 5개의 2p 오비탈에 비편재 되어 있다.
ㄷ. 친전자성 방향족 치환반응은 2번 자리에서 일어난다.

① ㄱ   ② ㄴ   ③ ㄷ
④ ㄱ, ㄴ   ⑤ ㄱ, ㄷ   ⑥ ㄴ, ㄷ
⑦ ㄱ, ㄴ, ㄷ

357
다음 〈보기〉의 방향족 화합물의 친전자성 방향족 치환반응 속도를 비교한 것으로 옳은 것을 고르면?

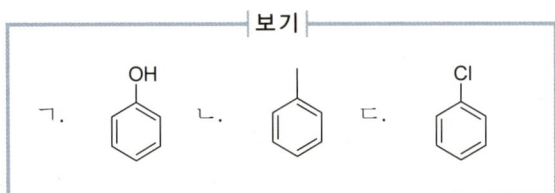

① ㄱ > ㄴ > ㄷ   ② ㄴ > ㄱ > ㄷ   ③ ㄷ > ㄱ > ㄴ
④ ㄴ > ㄷ > ㄱ   ⑤ ㄱ > ㄷ > ㄴ

358
다음 〈보기〉의 두 화합물에서 표시된 수소의 산성도가 큰 것끼리 옳게 짝지어진 것을 고르면?

| 보기 |

ㄱ. (a) 4-nitrophenol   (b) 3-nitrophenol
ㄴ. (a) 4-fluorophenol   (b) 4-(trifluoromethyl)phenol
ㄷ. (a) cyclopropene H   (b) cyclopentadiene H

	ㄱ	ㄴ	ㄷ
①	(a)	(a)	(a)
②	(a)	(b)	(a)
③	(a)	(b)	(b)
④	(b)	(b)	(a)
⑤	(b)	(b)	(b)

359

다음 〈보기〉의 반응 중 주생성물의 구조로 옳은 것만을 있는 대로 고른 것은? (단, 주생성물은 적절한 분리·정제과정을 통하여 얻는다.)

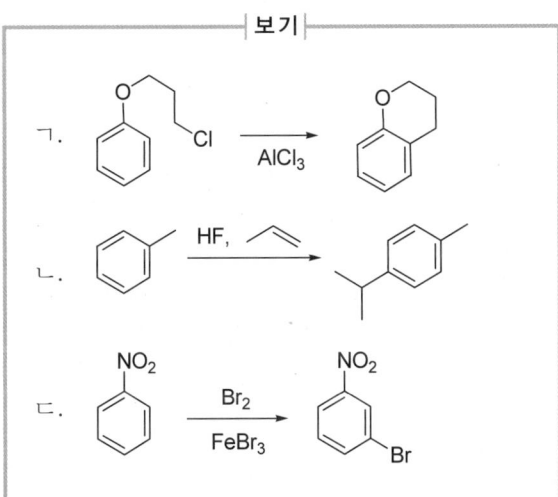

① ㄱ
② ㄴ
③ ㄷ
④ ㄱ, ㄴ
⑤ ㄱ, ㄷ
⑥ ㄴ, ㄷ
⑦ ㄱ, ㄴ, ㄷ

360

다음 〈보기〉의 두 화합물에서 쌍극자 모멘트가 큰 것끼리 옳게 짝지어진 것을 고르면?

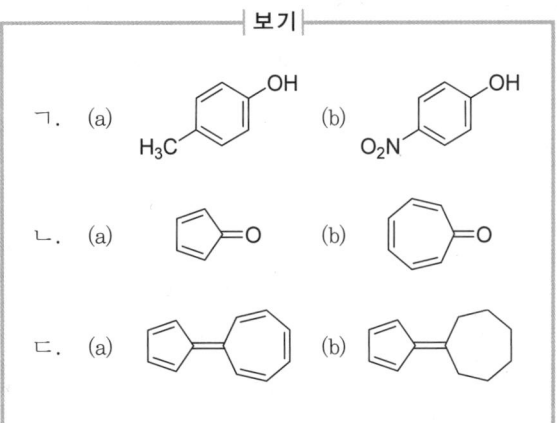

	ㄱ	ㄴ	ㄷ
①	(a)	(a)	(a)
②	(a)	(b)	(b)
③	(b)	(a)	(b)
④	(b)	(b)	(a)
⑤	(b)	(b)	(b)

361

다음 반응으로부터 para-치환 생성물을 합성한다고 가정할 때 중간체 구조 A와 공명 관계에 있지 않은 것을 고르면?

VIII • 방향족 화합물

362

다음 〈보기〉의 반응 중 주생성물의 구조로 옳은 것만을 있는 대로 고른 것은? (단, 주생성물은 적절한 분리·정제과정을 통하여 얻는다.)

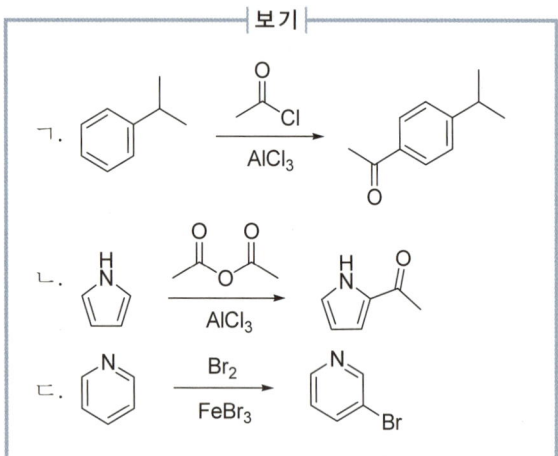

① ㄱ   ② ㄴ   ③ ㄷ
④ ㄱ, ㄴ   ⑤ ㄱ, ㄷ   ⑥ ㄴ, ㄷ
⑦ ㄱ, ㄴ, ㄷ

363

다음 〈보기〉의 두 화합물에서 질산화 반응(nitration)의 속도가 빠른 것끼리 옳게 짝지어진 것을 고르면?

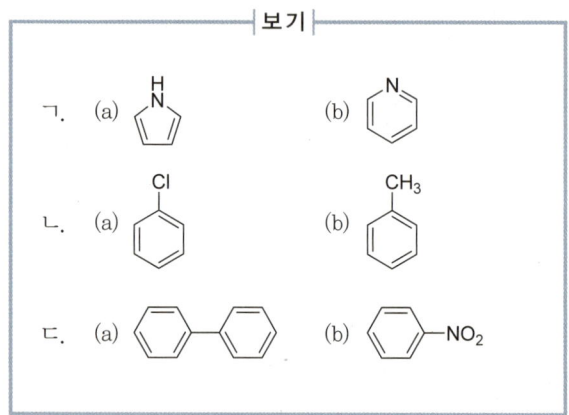

	ㄱ	ㄴ	ㄷ
①	(a)	(a)	(a)
②	(a)	(b)	(a)
③	(b)	(a)	(b)
④	(b)	(b)	(a)
⑤	(b)	(b)	(b)

364

다음은 biphenyl 유도체의 할로젠화 반응을 나타낸 것이다.

MeO—〈 〉—〈 〉—C(=O)CH₃ →(Br₂(1eq)/FeBr₃) P
      1 2   3 4

위 반응에 대한 설명으로 옳은 것을 고르면?

① 친핵성 방향족 치환반응이다.
② 메톡시(OMe)기는 전자 주는 활성화기로 작용한다.
③ 카보닐기는 전자 주는 활성화기로 작용한다.
④ P는 반응물의 3번 자리에 브롬이 치환된 생성물이다.
⑤ 생성물 P에 같은 반응을 또 진행했을 때 처음 반응보다 속도는 증가한다.

365

다음은 방향족 화합물의 친핵성 방향족 치환반응을 나타낸 것이다.

$$\text{2,4-dinitrochlorobenzene} \xrightarrow{\text{NaOH}} P$$

위 반응에 설명으로 옳은 것만을 〈보기〉에서 있는 대로 고른 것은?

|보기|

ㄱ. 첫 번째 단계가 속도결정 단계이다.
ㄴ. 염소(Cl)로부터 ortho 위치에 치환된 나이트로기(NO₂)가 없다면 반응 속도는 증가한다.
ㄷ. 염소(Cl)대신 플루오린(F)이 치환되면 반응 속도는 증가한다.

① ㄱ   ② ㄴ   ③ ㄷ
④ ㄱ, ㄴ   ⑤ ㄱ, ㄷ   ⑥ ㄴ, ㄷ
⑦ ㄱ, ㄴ, ㄷ

366

다음은 페놀(phenol)의 친전자성 방향족 치환반응을 나타낸 것이다.

$$\text{phenol} + \text{CH}_3\text{COCl} \xrightarrow{\text{AlCl}_3} P$$

위 반응에 대한 설명으로 옳은 것을 고르면?

① OH기를 NH₂로 바꾸면 반응 속도는 증가한다.
② OH가 루이스 염기 역할을 하여 AlCl₃와 먼저 반응한다.
③ 다중치환 생성물이 얻어질 수 있다.
④ acetyl chloride로부터 Octet을 만족하는 중간체가 생성된다.
⑤ P은 meta 치환 생성물이다.

367

다음은 나프탈렌의 브로민화 반응을 나타낸 것이다.

$$\text{naphthalene} \xrightarrow[\text{FeBr}_3]{\text{Br}_2} \text{1-bromonaphthalene (A)} + \text{2-bromonaphthalene (B)}$$

위 반응에 대한 설명으로 옳은 것만을 〈보기〉에서 있는 대로 고른 것은?

|보기|

ㄱ. 친핵성 방향족 치환반응으로 분류한다.
ㄴ. B를 IUPAC 체계에 따라 명명하면 2-bromonaphthalene이다.
ㄷ. 공명 중간체의 안정성에 따라 A가 주생성물로 얻어진다.

① ㄱ   ② ㄴ   ③ ㄷ
④ ㄱ, ㄴ   ⑤ ㄱ, ㄷ   ⑥ ㄴ, ㄷ
⑦ ㄱ, ㄴ, ㄷ

VIII • 방향족 화합물

368

다음 〈보기〉의 반응 중 주생성물의 구조로 옳은 것만을 있는 대로 고른 것은? (단, 주생성물은 적절한 분리·정제과정을 통하여 얻는다.)

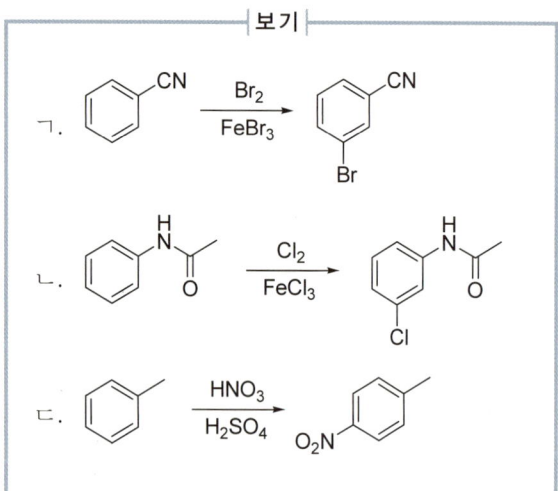

① ㄱ   ② ㄴ   ③ ㄷ
④ ㄱ, ㄴ   ⑤ ㄱ, ㄷ   ⑥ ㄴ, ㄷ
⑦ ㄱ, ㄴ, ㄷ

369

다음은 Friedel-Craft 알킬화 반응을 나타낸 것이다.

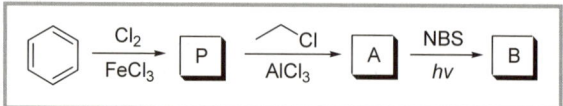

위 반응에 대한 설명으로 옳은 것을 고르면?

① 주생성물 P는 n-butylbenzene이다.
② 생성물 P에는 전자 끄는 기(활성 감소기)가 존재한다.
③ 위 반응에서 출발물을 aniline으로 바꾸면 반응 속도는 증가한다.
④ AlCl₃는 루이스 염기로 작용한다.
⑤ 다중 치환반응이 일어날 수 있다.

370

다음은 벤젠을 출발물로 하는 일련의 반응을 나타낸 것이다.

P로부터 얻어지는 생성물 A, B가 옳게 짝지어진 것을 고르면? (단, 주생성물은 적절한 분리·정제과정을 통하여 얻는다.)

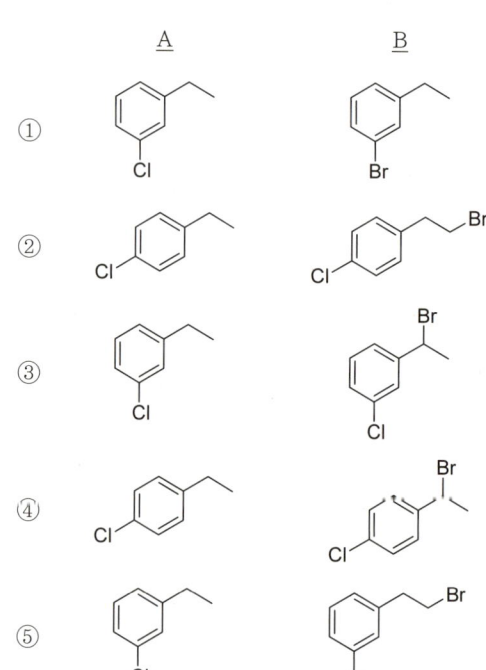

371

다음은 Friedel-Craft alkylation과 acylation을 나타낸 것이다.

위 반응에서 주생성물 A, B가 옳게 짝지어진 것을 고르면?

	A	B
①	ㄱ	ㄴ
②	ㄱ	ㄷ
③	ㄴ	ㄱ
④	ㄴ	ㄷ
⑤	ㄱ	ㄱ

372

다음 〈보기〉의 반응 중 주생성물의 구조로 옳은 것만을 있는 대로 고른 것은? (단, 주생성물은 적절한 분리·정제과정을 통하여 얻는다.)

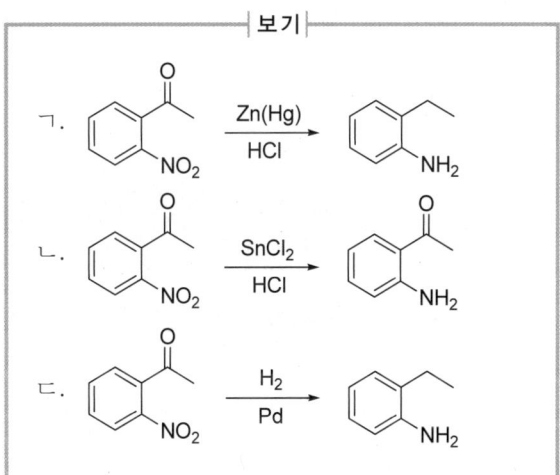

① ㄱ ② ㄴ ③ ㄷ
④ ㄱ, ㄴ ⑤ ㄱ, ㄷ ⑥ ㄴ, ㄷ
⑦ ㄱ, ㄴ, ㄷ

373

다음은 Cumene(isopropylbenzene)을 출발물로 하여 주생성물 P를 합성하는 반응을 나타낸 것이다.

위 반응에 대한 설명으로 옳은 것만을 〈보기〉에서 있는 대로 고른 것은?

— 보기 —
ㄱ. 라디칼 중간체가 관여하는 반응이다.
ㄴ. 자리 옮김 반응이 일어난다.
ㄷ. 주생성물 P는 phenol과 acetone이다

① ㄱ ② ㄴ ③ ㄷ
④ ㄱ, ㄴ ⑤ ㄱ, ㄷ ⑥ ㄴ, ㄷ
⑦ ㄱ, ㄴ, ㄷ

VIII • 방향족 화합물

374

다음 〈보기〉의 반응 중 주생성물의 구조로 옳은 것만을 있는 대로 고른 것은? (단, 주생성물은 적절한 분리·정제과정을 통하여 얻는다.)

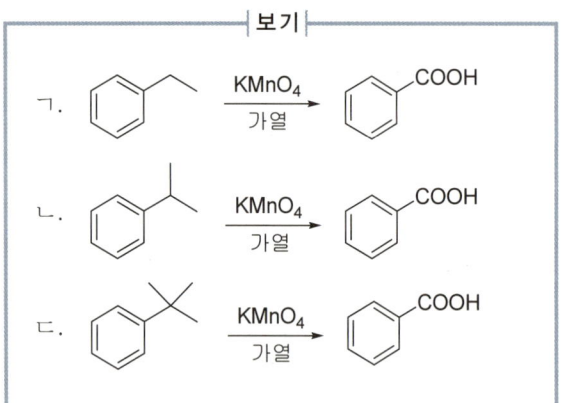

① ㄱ ② ㄴ ③ ㄷ
④ ㄱ, ㄴ ⑤ ㄱ, ㄷ ⑥ ㄴ, ㄷ
⑦ ㄱ, ㄴ, ㄷ

376

다음 반응의 주생성물 P의 구조로 옳은 것을 고르면? (정답 2개)

375

다음 〈보기〉의 반응 중 주생성물의 구조로 옳은 것만을 있는 대로 고른 것은? (단, 주생성물은 적절한 분리·정제과정을 통하여 얻는다.)

① ㄱ ② ㄴ ③ ㄷ
④ ㄱ, ㄴ ⑤ ㄱ, ㄷ ⑥ ㄴ, ㄷ
⑦ ㄱ, ㄴ, ㄷ

377

다음은 헤테로고리 화합물의 브로민화 반응을 나타낸 것이다.

반응 1: 피리딘 + Br$_2$/FeBr$_3$ →

반응 2: 피롤 + Br$_2$/FeBr$_3$ →

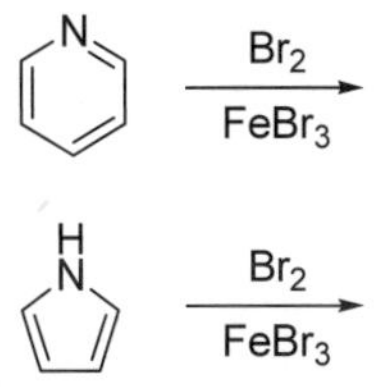

위 반응에 대한 설명으로 옳지 않은 것을 고르면?

① 반응 1과 반응 2의 출발물은 모두 방향족성을 가진다.
② 반응 1의 생성물을 IUPAC 체계에 따라 명명하면 3-bromopyridine이다.
③ 반응 2에서 2번 자리에 Br이 치환된다.
④ 반응 속도는 반응 1이 반응 2보다 빠르다.
⑤ 반응 1는 친핵성 방향족 치환반응이 일어난다.

378

다음은 biphenyl 유도체를 출발물로 하는 일련의 반응을 나타낸 것이다.

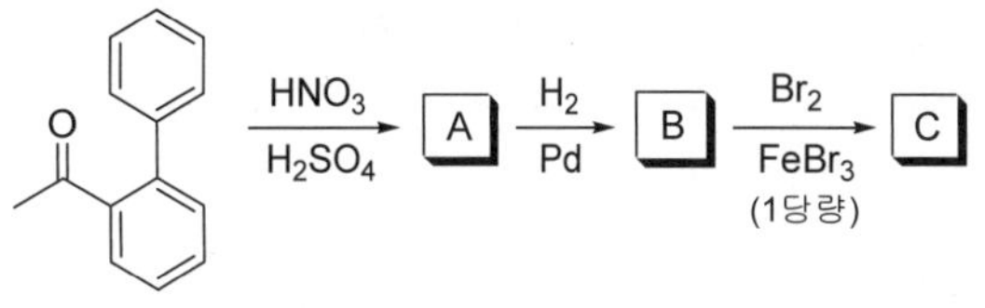

출발물 $\xrightarrow{HNO_3 / H_2SO_4}$ A $\xrightarrow{H_2 / Pd}$ B $\xrightarrow{Br_2 / FeBr_3 \text{ (1당량)}}$ C

중간 생성물 A, B와 최종 생성물 C의 구조가 옳게 짝지어진 것을 고르면? (단, 주생성물은 적절한 분리·정제과정을 통하여 얻는다.)

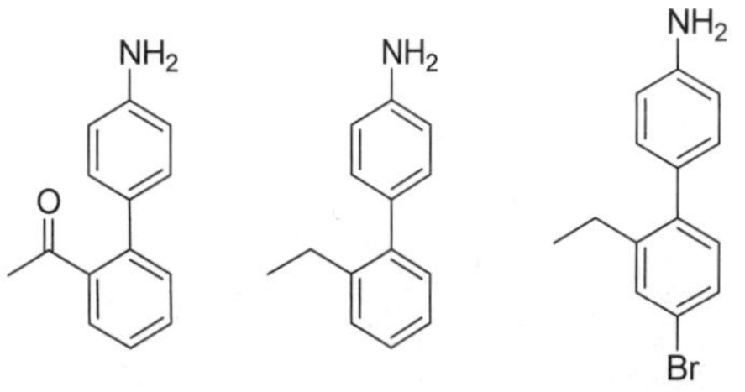

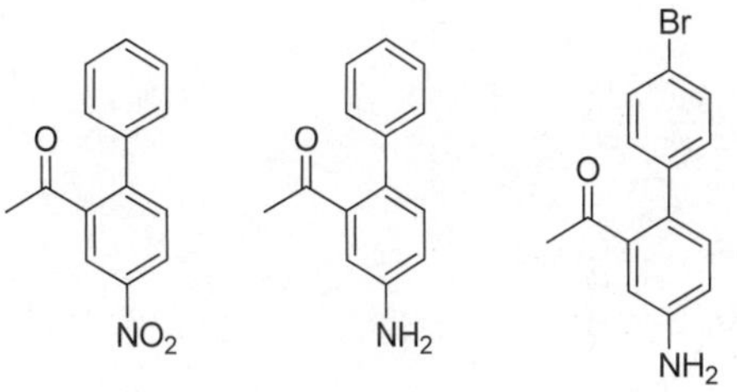

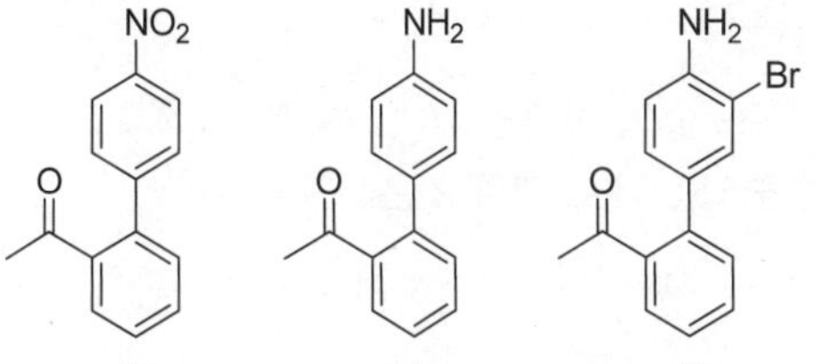

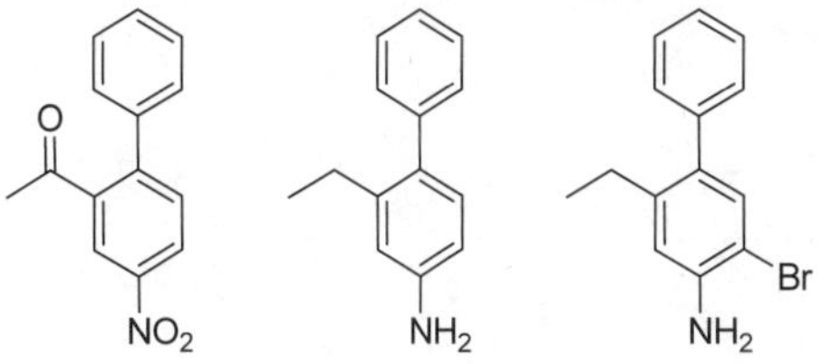

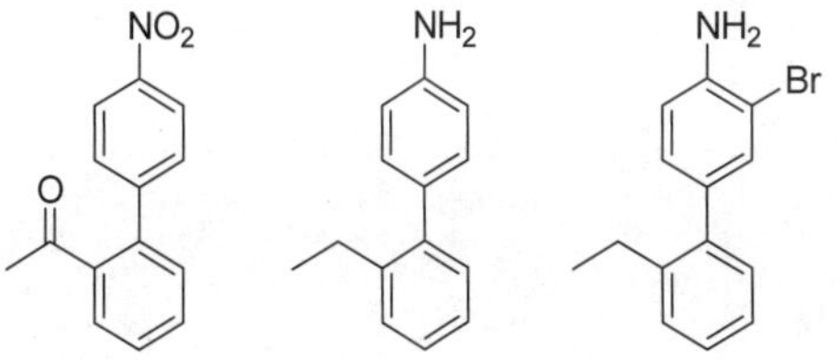

VIII. 방향족 화합물

379
다음 반응으로부터 생성되는 공명구조로 옳은 것을 고르면?

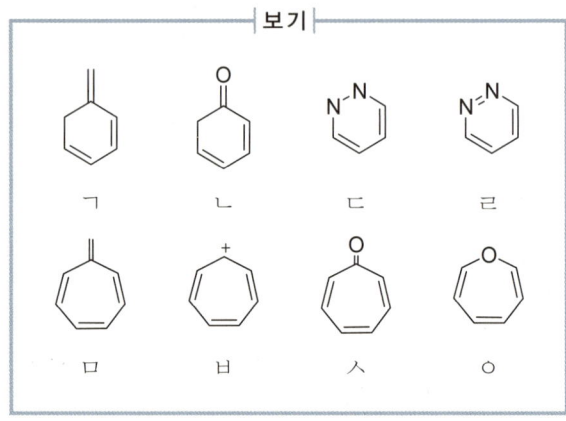

① ② ③ ④ ⑤

380
다음 〈보기〉의 화합물 중 방향족성(aromaticity)이 <u>아닌</u> 것만을 있는 대로 고른 것은?

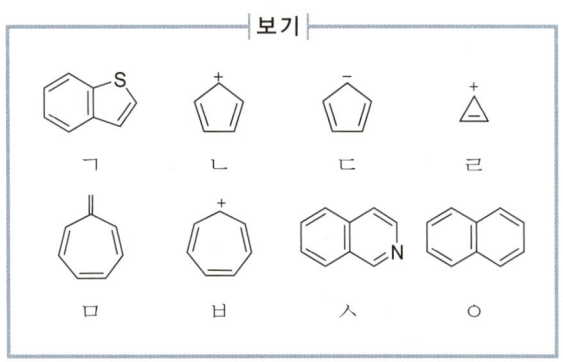

① ㄱ, ㅂ   ② ㄴ, ㅁ   ③ ㄹ, ㅇ
④ ㅁ, ㅂ   ⑤ ㅂ, ㅅ

381
다음 〈보기〉의 화합물 중 방향족성(aromaticity)인 것만을 있는 대로 고른 것은?

① ㄱ, ㄹ, ㅂ   ② ㄴ, ㅁ, ㅅ   ③ ㄷ, ㅅ, ㅇ
④ ㄹ, ㅂ, ㅅ   ⑤ ㄷ, ㅁ, ㅇ

382
다음 화합물 중 방향족성을 가지지 <u>않는</u> 것을 고르면?

① 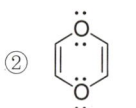   ②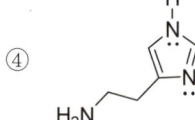

③   ④

⑤

383

다음 반응에서 사용할 수 있는 시약으로 옳은 것을 고르면?

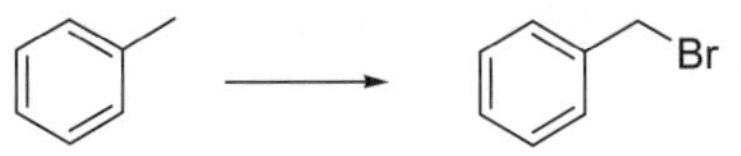

① Br₂, FeBr₃
② NBS, light
③ CH₂Br₂, AlBr₃
④ AlBr₃
⑤ HBr

384

다음 반응에 필요한 시약으로 옳은 것을 고르면?

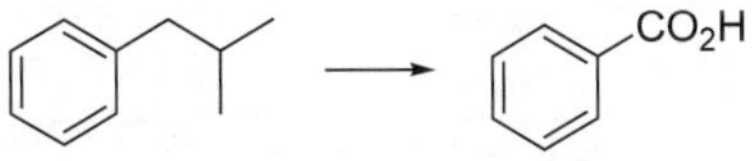

① 1. Mg, 2. CO₂, H₃O⁺
② Br₂, FeBr₃
③ 1. O₃, 2. Zn, H₂O
④ KMnO₄
⑤ PCC

385

다음 반응에 필요한 시약으로 옳은 것을 고르면?

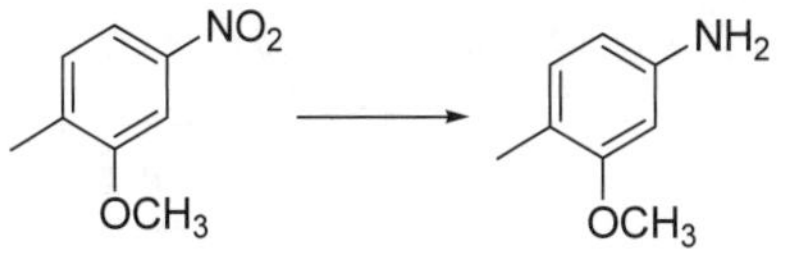

① NaBH₄   ② Fe, HCl   ③ LiAlH₄
④ KMnO₄   ⑤ HNO₃

386

다음 〈보기〉의 반응 중 주생성물의 구조로 옳은 것만을 있는 대로 고른 것은? (단, 주생성물은 적절한 분리·정제과정을 통하여 얻는다.)

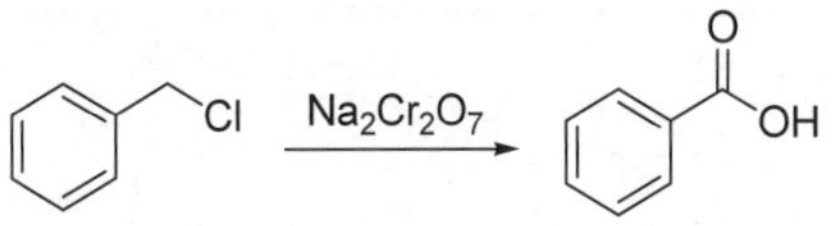

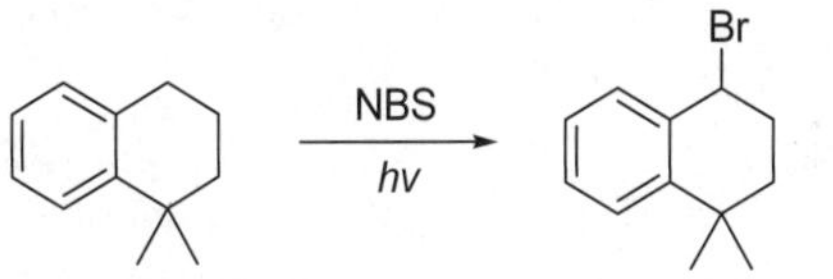

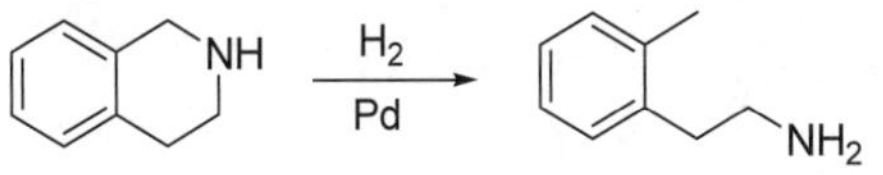

① ㄱ   ② ㄴ   ③ ㄷ
④ ㄱ, ㄴ   ⑤ ㄱ, ㄷ   ⑥ ㄴ, ㄷ
⑦ ㄱ, ㄴ, ㄷ

VIII • 방향족 화합물

387
다음 반응에서 생성물 P의 구조로 옳은 것만을 〈보기〉에서 있는 대로 고른 것은?

| 보기 |
ㄱ. 4-bromonitrobenzene
ㄴ. 3-bromonitrobenzene
ㄷ. 2-bromonitrobenzene

① ㄱ   ② ㄴ   ③ ㄷ
④ ㄱ, ㄴ   ⑤ ㄱ, ㄷ   ⑥ ㄴ, ㄷ
⑦ ㄱ, ㄴ, ㄷ

388
다음 반응에서 주생성물 P의 구조로 옳은 것을 고르면?

① 4-cyano-nitrobenzene
② 3-cyano-nitrobenzene
③ 2-cyano-nitrobenzene
④ 4-cyano-benzenesulfonic acid
⑤ 2-cyano-benzenesulfonic acid

389
다음 반응에서 생성물 P의 구조로 옳은 것만을 〈보기〉에서 있는 대로 고른 것은?

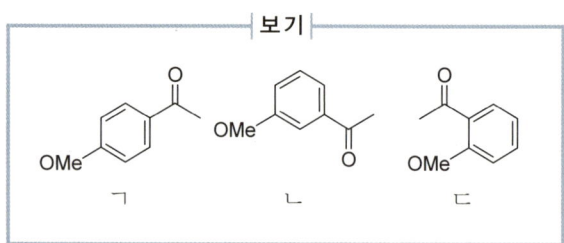

| 보기 |
ㄱ. 4'-methoxyacetophenone
ㄴ. 3'-methoxyacetophenone
ㄷ. 2'-methoxyacetophenone

① ㄱ   ② ㄴ   ③ ㄷ
④ ㄱ, ㄴ   ⑤ ㄱ, ㄷ   ⑥ ㄴ, ㄷ
⑦ ㄱ, ㄴ, ㄷ

390

다음 〈보기〉의 반응 중 주생성물의 구조로 옳은 것만을 있는 대로 고른 것은? (단, 주생성물은 적절한 분리·정제과정을 통하여 얻는다.)

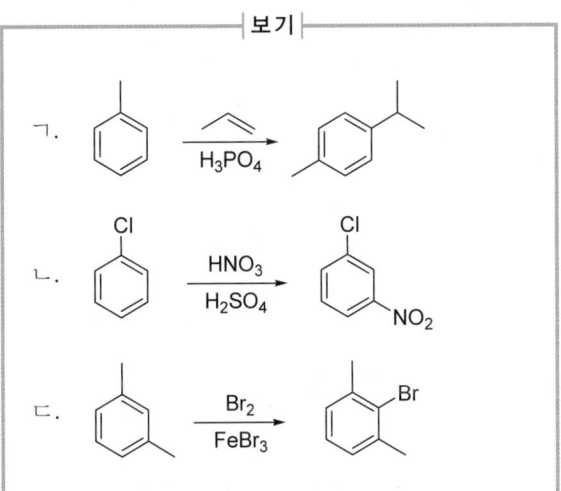

① ㄱ   ② ㄴ   ③ ㄷ
④ ㄱ, ㄴ   ⑤ ㄱ, ㄷ   ⑥ ㄴ, ㄷ
⑦ ㄱ, ㄴ, ㄷ

391

다음 반응에서 주생성물 P의 구조로 옳은 것을 고르면?

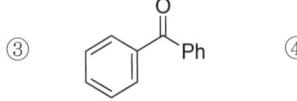

① (benzoic anhydride)   ② (diphenylmethane)
③ (benzophenone)   ④ (acetophenone)
⑤ (biphenyl)

392

다음 환원반응에서 주생성물 P의 구조로 옳은 것을 고르면?

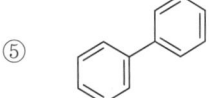

① 4-methylaniline
② 2-chloro-4-methylaniline
③ 3-chloro-4-methylaniline
④ 1-chloro-4-nitrobenzene
⑤ 4-chlorotoluene

VIII · 방향족 화합물

393

벤젠을 출발물로 하여 여러 단계의 반응을 거쳐 최종 생성물 A를 합성하려 한다.

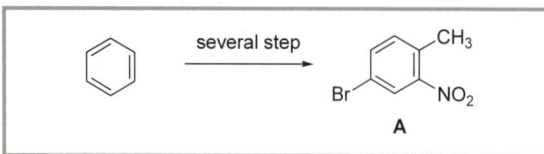

A를 합성하기 위해 〈보기〉의 시약을 가장 적절히 배열한 것을 고르면?

| 보기 |

ㄱ. CH₃Cl, AlCl₃
ㄴ. HNO₃, H₂SO₄
ㄷ. Br₂, FeBr₃
ㄹ. NBS

① ㄱ → ㄴ → ㄹ
② ㄱ → ㄹ → ㄴ
③ ㄴ → ㄱ → ㄹ
④ ㄴ → ㄷ → ㄹ
⑤ ㄷ → ㄱ → ㄴ

394

다음 반응에서 생성물 P의 구조로 옳은 것을 고르면?

395

다음은 벤젠을 출발물로 하는 이치환 방향족 화합물의 합성을 나타낸 것이다.

위 반응에 대한 설명으로 옳은 것만을 〈보기〉에서 있는 대로 고른 것은?

| 보기 |

ㄱ. $AlCl_3$는 루이스 산으로 작용한다.
ㄴ. acetyl chloride는 아실 양이온(acylium ion) 중간체로 전환되며, 탄소 양이온의 자리 옮김이 일어난다.
ㄷ. (가) 시약으로 $Cl_2/AlCl_3$이 적절하다.

① ㄱ ② ㄴ ③ ㄷ
④ ㄱ, ㄴ ⑤ ㄱ, ㄷ ⑥ ㄴ, ㄷ
⑦ ㄱ, ㄴ, ㄷ

396

다음 〈보기〉의 반응 중 주생성물의 구조로 옳은 것만을 있는 대로 고른 것은? (단, 주생성물은 적절한 분리·정제과정을 통하여 얻는다.)

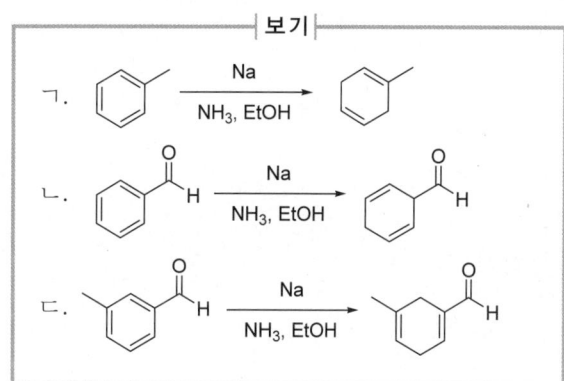

① ㄱ ② ㄴ ③ ㄷ
④ ㄱ, ㄴ ⑤ ㄱ, ㄷ ⑥ ㄴ, ㄷ
⑦ ㄱ, ㄴ, ㄷ

397

다음은 chlorobenzene을 출발물로 하여 aniline을 합성하는 반응을 나타낸 것이다.

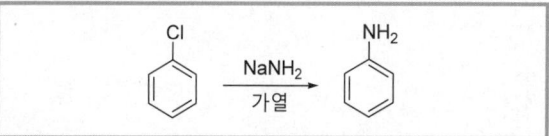

위 반응에 대한 설명으로 옳은 것만을 〈보기〉에서 있는 대로 고른 것은?

| 보기 |

ㄱ. 벤자인(benzyne) 중간체가 생성된다.
ㄴ. sp 혼성 탄소가 존재하는 중간체를 거친다.
ㄷ. 탄소 음이온 중간체를 거쳐 진행된다.

① ㄱ ② ㄴ ③ ㄷ
④ ㄱ, ㄴ ⑤ ㄱ, ㄷ ⑥ ㄴ, ㄷ
⑦ ㄱ, ㄴ, ㄷ

권혁 ORGANIC CHEMISTRY
하드캐리 504제

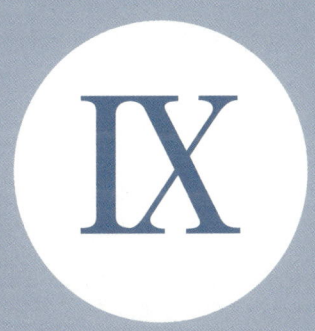

알코올과 에폭사이드

IX • 알코올과 에폭사이드

398
다음 화합물의 IUPAC 체계에 따른 명명으로 옳은 것을 고르면?

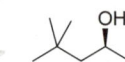

① (S)-4,4-dimethylpentan-2-ol
② (R)-4,4-dimethylpentan-2-ol
③ (R)-2,2-dimethylpentan-4-ol
④ (S)-2,2-dimethylpentan-4-ol
⑤ 4-hydroxy-2,2-dimethylpentane

399
다음 반응에서 생성물 P의 구조로 옳은 것을 고르면?

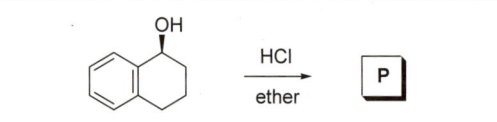

400
다음은 알코올을 할로젠화 알킬로 전환하는 반응을 나타낸 것이다.

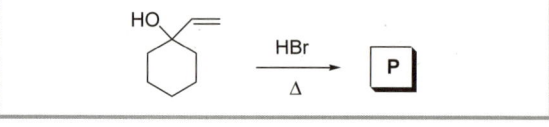

위 반응에 대한 설명으로 옳은 것만을 〈보기〉에서 있는 대로 고른 것은?

| 보기 |

ㄱ. 염소 음이온(Cl⁻)이 친핵체로 작용한다.
ㄴ. S_N2 메커니즘에 따라 반응이 일어난다.
ㄷ. 입체배열의 반전(inversion)이 일어난다.

① ㄱ   ② ㄴ   ③ ㄷ
④ ㄱ, ㄴ   ⑤ ㄱ, ㄷ   ⑥ ㄴ, ㄷ
⑦ ㄱ, ㄴ, ㄷ

401
다음 반응에서 생성물 P의 구조로 옳은 것을 고르면?

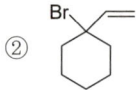

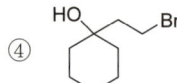

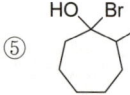

402

다음 〈보기〉의 반응 중 주생성물의 구조로 옳은 것만을 있는 대로 고른 것은? (단, 주생성물은 적절한 분리·정제과정을 통하여 얻는다.)

―보기―

ㄱ. CH₃CH(D)(OH) —[PBr₃, ether, 35°C]→ CH₃CH(D)(Br) (반전)

ㄴ. CH₃CH(D)(OH) —[SOCl₂, pyridine]→ CH₃CH(D)(Cl) (유지)

ㄷ. CH₃CH(D)(OH) —[HBr, 가열]→ CH₃CH(D)(Br)

① ㄱ ② ㄴ ③ ㄷ
④ ㄱ, ㄴ ⑤ ㄱ, ㄷ ⑥ ㄴ, ㄷ
⑦ ㄱ, ㄴ, ㄷ

403

다음 〈보기〉의 반응 중 주생성물의 구조로 옳은 것만을 있는 대로 고른 것은? (단, 주생성물은 적절한 분리·정제과정을 통하여 얻는다.)

―보기―

ㄱ. Et-CH(OH) —[HCl, ZnCl₂]→ Et-CH(Cl) 라세미 혼합물

ㄴ. Et-CH(OH) —[SOCl₂, pyridine]→ Et-CH(Cl) 라세미 혼합물

ㄷ. Et-CH(OH) —[PBr₃, ether, 35°C]→ Et-CH(Br) 라세미 혼합물

① ㄱ ② ㄴ ③ ㄷ
④ ㄱ, ㄴ ⑤ ㄱ, ㄷ ⑥ ㄴ, ㄷ
⑦ ㄱ, ㄴ, ㄷ

404

다음 〈보기〉의 반응 중 주생성물의 구조로 옳은 것만을 있는 대로 고른 것은? (단, 주생성물은 적절한 분리·정제과정을 통하여 얻는다.)

―보기―

ㄱ. n-Pr, Et-CH(OH) —[HCl, ZnCl₂]→ n-Pr, Et-CH(OH) 라세미 혼합물

ㄴ. n-Pr, Et-CH(OH) —[SOCl₂, pyridine]→ n-Pr, Et-CH(OH) 라세미 혼합물

ㄷ. n-Pr, Et-CH(OH) —[PBr₃, ether, 35°C]→ n-Pr, Et-CH(OH) 라세미 혼합물

① ㄱ ② ㄴ ③ ㄷ
④ ㄱ, ㄴ ⑤ ㄱ, ㄷ ⑥ ㄴ, ㄷ
⑦ ㄱ, ㄴ, ㄷ

405

다음 〈보기〉의 반응 중 주생성물의 구조로 옳은 것만을 있는 대로 고른 것은? (단, 주생성물은 적절한 분리·정제과정을 통하여 얻는다.)

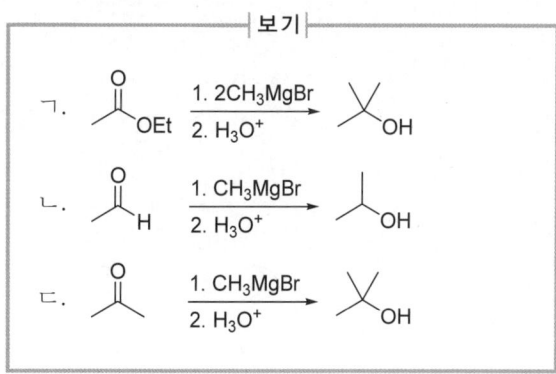

① ㄱ ② ㄴ ③ ㄷ
④ ㄱ, ㄴ ⑤ ㄱ, ㄷ ⑥ ㄴ, ㄷ
⑦ ㄱ, ㄴ, ㄷ

IX • 알코올과 에폭사이드

406

다음은 (S)-butan-2-ol을 출발물로 하여 최종 생성물 A~C를 합성하는 반응을 나타낸 것이다.

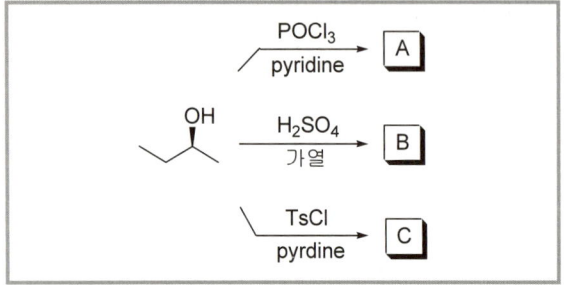

위 반응에 대한 설명으로 옳은 것만을 〈보기〉에서 있는 대로 고를 때 그 개수는?

── 보기 ──
- A는 E2 반응을 통해 생성된다.
- B는 탄소양이온 중간체를 거쳐 생성된다.
- 낮은 온도에서 진행하는 경우 C에서는 입체배열의 반전이 일어난다.
- A와 B는 동일한 화합물이다.

① 0개 ② 1개 ③ 2개
④ 3개 ⑤ 4개

407

다음 알코올의 산화 반응에서 주생성물 P의 구조로 옳은 것을 고르면?

① H-CO-CH₂CH₂CH₂-CHO (dialdehyde)
② H-CO-CH₂CH₂CH₂-COOH
③ CH₃-CO-CH₂CH₂-CHO
④ δ-lactone (6-membered, methyl substituted)
⑤ 1,3-cyclohexanedione

408

다음 알코올의 산화 반응에서 주생성물 P의 구조로 옳은 것을 고르면?

CH₃CH₂OH → (K₂Cr₂O₇, H₂SO₄, Δ) → P

① CH₃COOCH₃
② CH₃CHO
③ CH₃COOH
④ CH₃COCH₃
⑤ (CH₃)₂CHOH

409

다음은 알코올의 환원 반응을 나타낸 것이다.

$$\text{Ph-C(=O)-CH(CH}_3\text{)-CH}_2\text{CH}_3 \xrightarrow[\text{ethanol}]{\text{NaBH}_4} \boxed{P}$$

주생성물 P의 구조로 옳은 것만을 〈보기〉에서 있는 대로 고른 것은? (단, 출발 물질은 하나의 거울상 이성질체이다.)

| 보기 |

ㄱ. (H, OH 위; CH₂CH₃, H 아래; CH₃)
ㄴ. (HO, H 위; CH₂CH₃, H 아래; CH₃)
ㄷ. (H, OH 위; CH₂CH₃, CH₃ 아래; H)
ㄹ. (HO, H 위; CH₂CH₃, CH₃ 아래; H)

① ㄱ, ㄴ ② ㄱ, ㄷ ③ ㄴ, ㄷ
④ ㄴ, ㄹ ⑤ ㄷ, ㄹ

410

다음 반응에서 주생성물 P의 구조로 옳은 것을 고르면?

$$\text{1-methylcyclopentanol} \xrightarrow{\text{H}_2\text{SO}_4} \boxed{P}$$

① 1-methylcyclopentene
② methylenecyclopentane
③ 3-methylcyclopentene
④ 4-methylcyclopentene (cis)
⑤ cyclopentanone

411

다음 반응에서 주생성물 P의 구조로 옳은 것을 고르면?

$$\text{(R)-methyloxirane} \xrightarrow[\text{CH}_3\text{OH}]{\text{CH}_3\text{O}^-} \boxed{P}$$

① HO–CH(CH₃)–CH₂–OCH₃ (H 위)
② HO–CH(CH₃)–CH₂–OCH₃ (H 아래)
③ CH₃O–CH(CH₃)–CH₂–OH (H 위)
④ CH₃O–CH(CH₃)–CH₂–OH (H 아래)
⑤ CH₃O–CH(CH₃)–CH₂–OH (H)

IX • 알코올과 에폭사이드

412

다음 반응에서 생성물 P의 구조로 옳은 것을 고르면?

① ② ③ ④ ⑤

413

다음은 에폭사이드의 고리열림 반응을 나타낸 것이다.

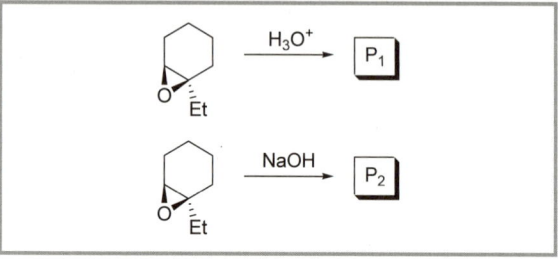

위 반응에 대한 설명으로 옳은 것만을 〈보기〉에서 있는 대로 고른 것은?

보기
ㄱ. 생성물 P_1과 P_2은 동일한 화합물이다.
ㄴ. P_1과 P_2은 끓는점이 같다.
ㄷ. 위 반응은 모두 S_N1 메커니즘으로 진행된다.

① ㄱ ② ㄴ ③ ㄷ
④ ㄱ, ㄴ ⑤ ㄱ, ㄷ ⑥ ㄴ, ㄷ
⑦ ㄱ, ㄴ, ㄷ

414

다음은 피나콜(pinacol) 자리 옮김 반응을 나타낸 것이다.

위 반응에 대한 설명으로 옳은 것만을 〈보기〉에서 있는 대로 고른 것은?

보기
ㄱ. 첫 번째 단계에서 α-OH가 이탈한다.
ㄴ. 고리확장 탄소 양이온의 자리 옮김이 일어난다.
ㄷ. 생성물 P에는 카보닐기가 존재한다.

① ㄱ ② ㄴ ③ ㄷ
④ ㄱ, ㄴ ⑤ ㄱ, ㄷ ⑥ ㄴ, ㄷ
⑦ ㄱ, ㄴ, ㄷ

415

다음은 bromohydrin을 염기로 처리하는 반응을 나타낸 것이다.

$$\text{H}_3\text{C}\overset{\text{HO}}{\underset{\text{H}}{\text{C}}}-\overset{\text{Br}}{\underset{\text{H}}{\text{C}}}\text{CH}_3 \xrightarrow{\text{NaOH}} \boxed{P}$$

위 반응에 대한 설명으로 옳은 것만을 〈보기〉에서 있는 대로 고른 것은?

―보기―
ㄱ. E2 메커니즘으로 진행된다.
ㄴ. 생성물 P는 광학활성이다.
ㄷ. 생성물 P는 에폭사이드이다.

① ㄱ ② ㄴ ③ ㄷ
④ ㄱ, ㄴ ⑤ ㄱ, ㄷ ⑥ ㄴ, ㄷ
⑦ ㄱ, ㄴ, ㄷ

416

다음은 산 촉매 하에서 에폭사이드의 고리열림 반응을 나타낸 것이다.

$$\text{H}_3\text{C}\overset{\text{O}}{\underset{\text{H}}{\triangle}}\text{CH}_3 \xrightarrow{\text{H}_3\text{O}^+} \boxed{P}$$

위 반응에 대한 설명으로 옳은 것만을 〈보기〉에서 있는 대로 고른 것은?

―보기―
ㄱ. 생성물 P는 anti-diol이다.
ㄴ. 생성물 P는 광학활성이다.
ㄷ. 생성물 P는 고우시(gauche) 형태일 때 가장 안정하다.

① ㄱ ② ㄴ ③ ㄷ
④ ㄱ, ㄴ ⑤ ㄱ, ㄷ ⑥ ㄴ, ㄷ
⑦ ㄱ, ㄴ, ㄷ

417

다음 〈보기〉의 반응 중 주생성물의 구조로 옳은 것만을 있는 대로 고른 것은? (단, 주생성물은 적절한 분리·정제과정을 통하여 얻는다.)

―보기―
ㄱ. (trans-2-bromocyclohexanol) + NaOH → cyclohexene oxide
ㄴ. (HO, Br on adjacent carbons) + NaOH → epoxide
ㄷ. (Br, HO on adjacent carbons) + NaOH → epoxide

① ㄱ ② ㄴ ③ ㄷ
④ ㄱ, ㄴ ⑤ ㄱ, ㄷ ⑥ ㄴ, ㄷ
⑦ ㄱ, ㄴ, ㄷ

IX • 알코올과 에폭사이드

418

다음 〈보기〉의 반응 중 주생성물의 구조로 옳은 것만을 있는 대로 고른 것은? (단, 주생성물은 적절한 분리·정제과정을 통하여 얻는다.)

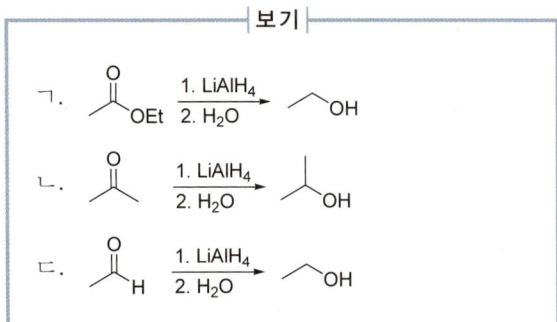

① ㄱ ② ㄴ ③ ㄷ
④ ㄱ, ㄴ ⑤ ㄱ, ㄷ ⑥ ㄴ, ㄷ
⑦ ㄱ, ㄴ, ㄷ

420

다음은 p-bromophenol을 출발물로 사용하여 최종 생성물 P를 합성하는 반응을 나타낸 것이다.

위 반응에 대한 설명으로 옳은 것만을 〈보기〉에서 있는 대로 고른 것은?

보기
ㄱ. A 시약으로 TBDMSCl/imidazole을 사용할 수 있다. ㄴ. 반응물을 NaH로 처리 후 benzyl ether와 반응시켜도 같은 결과를 얻을 수 있다. ㄷ. B는 탈보호 과정이다.

① ㄱ ② ㄴ ③ ㄷ
④ ㄱ, ㄴ ⑤ ㄱ, ㄷ ⑥ ㄴ, ㄷ
⑦ ㄱ, ㄴ, ㄷ

419

다음 〈보기〉의 반응 중 주생성물의 구조로 옳은 것만을 있는 대로 고른 것은? (단, 주생성물은 적절한 분리·정제과정을 통하여 얻는다.)

보기
ㄱ. CH₃C(O)OEt → (1. NaBH₄, 2. H₂O) → ethanol ㄴ. acetone → (1. NaBH₄, 2. H₂O) → 2-propanol ㄷ. acetaldehyde → (1. NaBH₄, 2. H₂O) → ethanol

① ㄱ ② ㄴ ③ ㄷ
④ ㄱ, ㄴ ⑤ ㄱ, ㄷ ⑥ ㄴ, ㄷ
⑦ ㄱ, ㄴ, ㄷ

421

다음 〈보기〉의 반응 중 주생성물의 구조로 옳은 것만을 있는 대로 고른 것은? (단, 주생성물은 적절한 분리·정제과정을 통하여 얻는다.)

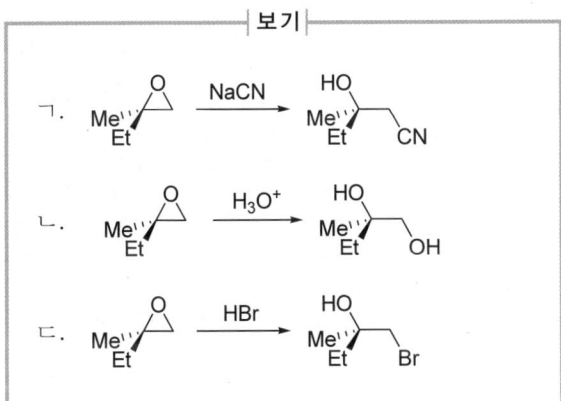

① ㄱ ② ㄴ ③ ㄷ
④ ㄱ, ㄴ ⑤ ㄱ, ㄷ ⑥ ㄴ, ㄷ
⑦ ㄱ, ㄴ, ㄷ

422

다음 〈보기〉의 반응 중 주생성물의 구조로 옳은 것만을 있는 대로 고른 것은? (단, 주생성물은 적절한 분리·정제과정을 통하여 얻는다.)

① ㄱ ② ㄴ ③ ㄷ
④ ㄱ, ㄴ ⑤ ㄱ, ㄷ ⑥ ㄴ, ㄷ
⑦ ㄱ, ㄴ, ㄷ

권혁 ORGANIC CHEMISTRY
하드캐리 504제

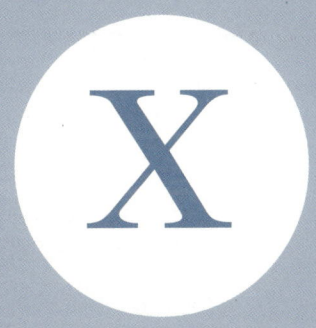

X

통합유기반응

X. 통합유기반응

423

다음 〈보기〉의 반응 중 주생성물의 구조로 옳은 것만을 있는 대로 고른 것은? (단, 주생성물은 적절한 분리·정제과정을 통하여 얻는다.)

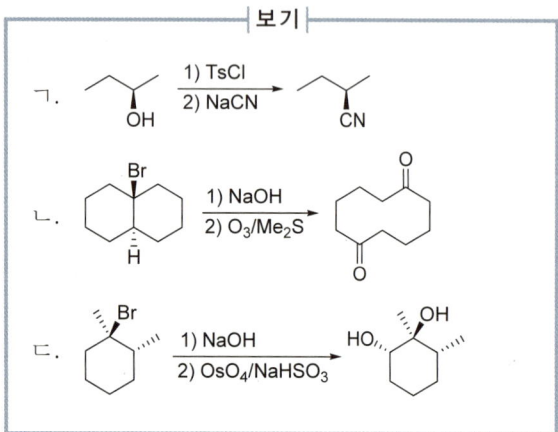

① ㄱ ② ㄴ ③ ㄷ
④ ㄱ, ㄴ ⑤ ㄱ, ㄷ ⑥ ㄴ, ㄷ
⑦ ㄱ, ㄴ, ㄷ

424

다음은 styrene을 출발물로 사용하여 최종 생성물 B를 합성하는 반응이다.

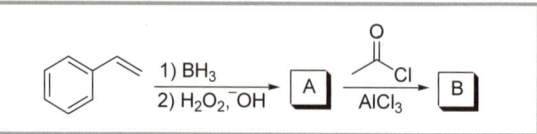

위 반응에 대한 설명으로 옳은 것만을 〈보기〉에서 있는 대로 고른 것은?

―보기―
ㄱ. 중간 생성물 A는 2차 알코올이다.
ㄴ. 중간 생성물 A의 광회전도($[\alpha]_D$)는 0°이다
ㄷ. 최종 생성물 B를 IUPAC 체계에 따라 명명하면 p-(2-hydroxyethyl)acetophenone이다.

① ㄱ ② ㄴ ③ ㄷ
④ ㄱ, ㄴ ⑤ ㄱ, ㄷ ⑥ ㄴ, ㄷ
⑦ ㄱ, ㄴ, ㄷ

425

다음은 1차 알코올을 출발물로 하여 최종 생성물 B를 합성하는 반응을 나타낸 것이다.

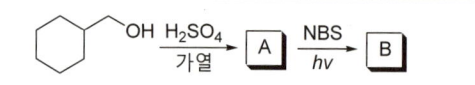

위 반응에 대한 설명으로 옳은 것만을 〈보기〉에서 있는 대로 고른 것은?

―보기―
ㄱ. A는 3치환 alkene이다.
ㄴ. A가 생성될 때 메틸 음이온의 자리 옮김(methide shift)이 일어난다.
ㄷ. 주생성물 B는 2차 할로젠화 알킬이다.

① ㄱ ② ㄴ ③ ㄷ
④ ㄱ, ㄴ ⑤ ㄱ, ㄷ ⑥ ㄴ, ㄷ
⑦ ㄱ, ㄴ, ㄷ

426

다음 〈보기〉의 반응 중 주생성물의 구조로 옳은 것만을 있는 대로 고른 것은? (단, 주생성물은 적절한 분리·정제과정을 통하여 얻는다.)

―| 보기 |―

ㄱ. (cyclohexene with methyl) 1) mCPBA / 2) ⁻OH → trans-diol with OH, OH

ㄴ. (methylcyclohexene) 1) OsO₄ 2) NaHSO₃ 3) HIO₄ → keto-acid

ㄷ. (methylcyclohexene) 1) BH₃ 2) H₂O₂, ⁻OH 3) POCl₃ pyridine → 3-methylcyclohexene (라세미혼합물)

① ㄱ   ② ㄴ   ③ ㄷ
④ ㄱ, ㄴ   ⑤ ㄱ, ㄷ   ⑥ ㄴ, ㄷ
⑦ ㄱ, ㄴ, ㄷ

428

다음 〈보기〉의 반응 중 주생성물의 구조로 옳은 것만을 있는 대로 고른 것은? (단, 주생성물은 적절한 분리·정제과정을 통하여 얻는다.)

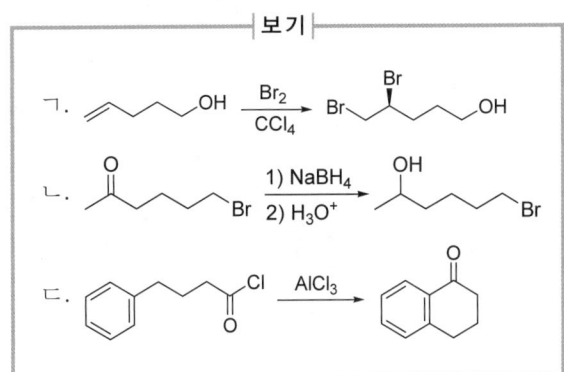

① ㄱ   ② ㄴ   ③ ㄷ
④ ㄱ, ㄴ   ⑤ ㄱ, ㄷ   ⑥ ㄴ, ㄷ
⑦ ㄱ, ㄴ, ㄷ

427

다음 〈보기〉의 반응 중 주생성물의 구조로 옳은 것만을 있는 대로 고른 것은? (단, 주생성물은 적절한 분리·정제과정을 통하여 얻는다.)

―| 보기 |―

ㄱ. (cyclohexyl-CH₂OH) 1) HCl, ZnCl₂ 2) NaCN → cyclohexyl-CH₂CN

ㄴ. (trans-2-methylcyclohexanol) 1) PBr₃ / ether 2) t-BuOK → 3-methylcyclohexene

ㄷ. (1-methylcyclohexanol) 1) POCl₃, pyridine 2) HBr, ROOR hv → 2-methyl-1-bromocyclohexane

① ㄱ   ② ㄴ   ③ ㄷ
④ ㄱ, ㄴ   ⑤ ㄱ, ㄷ   ⑥ ㄴ, ㄷ
⑦ ㄱ, ㄴ, ㄷ

429

다음 〈보기〉의 반응 중 주생성물의 구조로 옳은 것만을 있는 대로 고른 것은? (단, 주생성물은 적절한 분리·정제과정을 통하여 얻는다.)

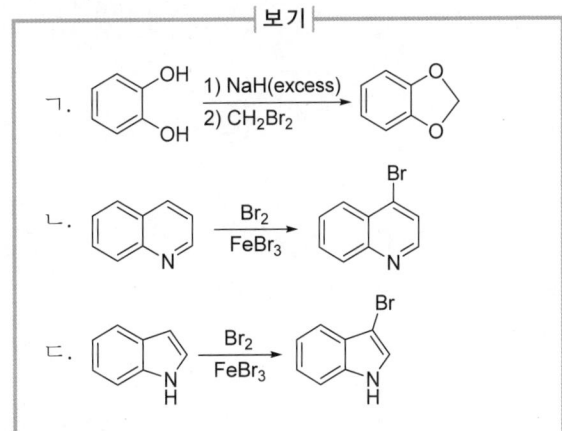

① ㄱ   ② ㄴ   ③ ㄷ
④ ㄱ, ㄴ   ⑤ ㄱ, ㄷ   ⑥ ㄴ, ㄷ
⑦ ㄱ, ㄴ, ㄷ

X. 통합유기반응

430

다음 〈보기〉의 반응 중 주생성물의 구조로 옳은 것만을 있는 대로 고른 것은? (단, 주생성물은 적절한 분리·정제과정을 통하여 얻는다.)

① ㄱ
② ㄴ
③ ㄷ
④ ㄱ, ㄴ
⑤ ㄱ, ㄷ
⑥ ㄴ, ㄷ
⑦ ㄱ, ㄴ, ㄷ

431

다음 〈보기〉에 주어진 두 화합물에서 S_N1 반응 속도가 빠른 것끼리 옳게 짝지어진 것을 고르면?

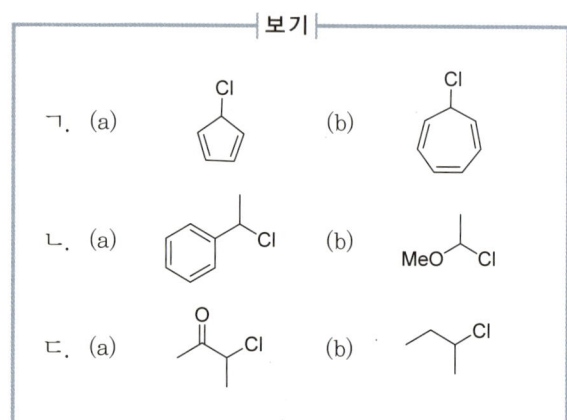

	ㄱ	ㄴ	ㄷ
①	(a)	(a)	(a)
②	(a)	(b)	(b)
③	(b)	(a)	(b)
④	(b)	(b)	(a)
⑤	(b)	(b)	(b)

432

다음 〈보기〉에 주어진 두 화합물에서 S$_N$2 반응 속도가 빠른 것끼리 옳게 짝지어진 것을 고르면?

|보기|

ㄱ. (a) PhCH₂Cl (b) CH₃CH₂Cl

ㄴ. (a) CH₃CH₂CH₂Cl (b) CH₃COCl

ㄷ. (a) (CH₃)₂CHCH₂Cl (b) CH₃CH₂CH₂Cl

	ㄱ	ㄴ	ㄷ
①	(a)	(a)	(a)
②	(a)	(b)	(b)
③	(b)	(a)	(b)
④	(b)	(b)	(a)
⑤	(b)	(b)	(b)

433

다음 〈보기〉에 주어진 두 화합물에서 E2 반응 속도가 빠른 것끼리 옳게 짝지어진 것을 고르면?

|보기|

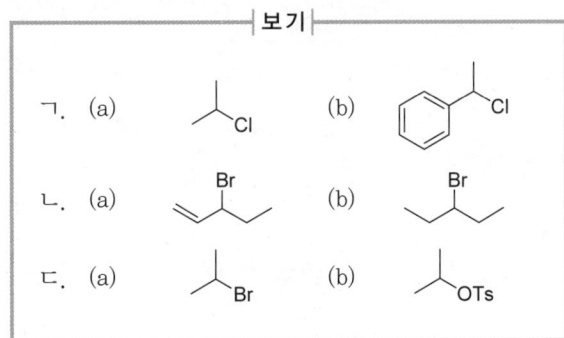

	ㄱ	ㄴ	ㄷ
①	(a)	(a)	(a)
②	(a)	(b)	(b)
③	(b)	(a)	(b)
④	(b)	(b)	(a)
⑤	(b)	(b)	(b)

434

다음 〈보기〉에 주어진 두 화합물에서 E1 반응 속도가 빠른 것끼리 옳게 짝지어진 것을 고르면?

|보기|

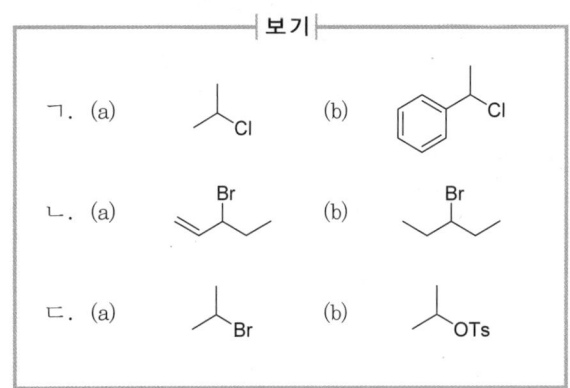

	ㄱ	ㄴ	ㄷ
①	(a)	(a)	(a)
②	(a)	(b)	(b)
③	(b)	(a)	(b)
④	(b)	(b)	(a)
⑤	(b)	(b)	(b)

X · 통합유기반응

435

다음은 알켄의 친전자성 첨가 반응을 나타낸 것이다.

[시클로헥센 + Br₂/CCl₄ → 1,2,3-트리브로모시클로헥산]

위 반응에 대한 설명으로 옳은 것만을 〈보기〉에서 있는 대로 고른 것은?

보기
ㄱ. anti 첨가 생성물이 얻어진다.
ㄴ. 4개의 부분입체 이성질체가 얻어진다.
ㄷ. 주생성물은 광학활성이 존재한다.

① ㄱ ② ㄴ ③ ㄷ
④ ㄱ, ㄴ ⑤ ㄱ, ㄷ ⑥ ㄴ, ㄷ
⑦ ㄱ, ㄴ, ㄷ

436

다음 반응은 할로젠화 알킬의 제거반응을 나타낸 것이다.

[cis-1,2-디메틸-시클로헥실 브로마이드 + H₂O/가열 → P]

위 반응에 대한 설명으로 옳은 것만을 〈보기〉에서 있는 대로 고른 것은?

보기
ㄱ. 1,2-수소음이온 이동(hydride shift)이 일어난다.
ㄴ. 주생성물 P는 3치환 알켄이다.
ㄷ. 주생성물 P는 광학 활성이 존재한다.

① ㄱ ② ㄴ ③ ㄷ
④ ㄱ, ㄴ ⑤ ㄱ, ㄷ ⑥ ㄴ, ㄷ
⑦ ㄱ, ㄴ, ㄷ

437

다음 반응 중 음이온 중간체가 관여하는 반응을 고르면?

① CH₃CH₂CH₂Cl + NaOH → CH₃CH₂CH₂OH

② 벤젠 + CH₃COCl / AlCl₃ → 아세토페논

③ 이소부틸렌 + MsOH → tert-부탄올

④ 1-클로로-2,4-디니트로벤젠 + NaOH → 2,4-디니트로페놀

⑤ 1,3-부타디엔 + 에틸렌 →(가열) 시클로헥센

438

다음 〈보기〉의 반응 중 이치환 알켄이 주생성물로 얻어지는 반응만을 있는 대로 고른 것은?

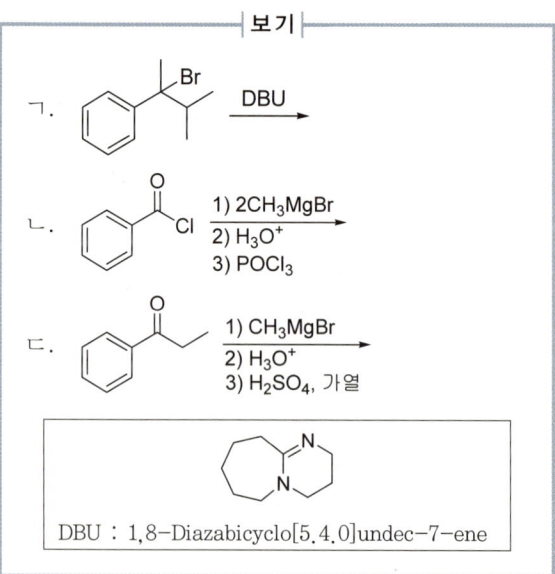

보기
ㄱ. PhCH(Br)CH(CH₃)₂ + DBU
ㄴ. PhCOCl + 1) 2CH₃MgBr 2) H₃O⁺ 3) POCl₃
ㄷ. PhCOCH₂CH₃ + 1) CH₃MgBr 2) H₃O⁺ 3) H₂SO₄, 가열

DBU : 1,8-Diazabicyclo[5.4.0]undec-7-ene

① ㄱ ② ㄴ ③ ㄷ
④ ㄱ, ㄴ ⑤ ㄱ, ㄷ ⑥ ㄴ, ㄷ
⑦ ㄱ, ㄴ, ㄷ

439

다음은 친전자성 첨가반응과 친전자성 방향족 치환반응을 나타낸 것이다.

반응 1: (isobutylene-like alkene) + HCl →

반응 2: (PhCH₂CH₂C(CH₃)=CHCH₃) + H₃PO₄ →

위 반응에 대한 설명으로 옳은 것만을 <보기>에서 있는 대로 고른 것은?

| 보기 |

ㄱ. 반응 1, 반응 2 모두 탄소 양이온 중간체를 거친다.
ㄴ. 반응 1은 1,2-메틸 음이온 자리 옮김(methide shift)이 일어난다.
ㄷ. 반응 2는 분자 내 방향족 알킬화 반응으로 5각 고리가 형성된다.

① ㄱ   ② ㄴ   ③ ㄷ
④ ㄱ, ㄴ   ⑤ ㄱ, ㄷ   ⑥ ㄴ, ㄷ
⑦ ㄱ, ㄴ, ㄷ

440

다음은 알카인을 출발물질로 하여 최종 생성물 C와 D를 합성하는 반응을 나타낸 것이다.

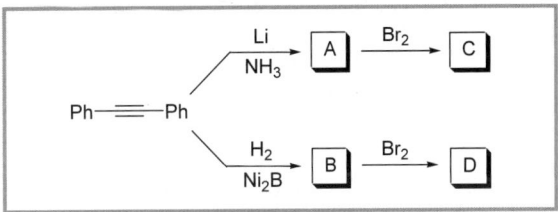

위 반응에 대해 옳은 것만을 <보기>에서 있는 대로 고른 것은?

| 보기 |

ㄱ. A와 B는 기하 이성질체(geometric isomer) 관계이다.
ㄴ. 주생성물 C와 D 모두 광학활성이 존재한다.
ㄷ. 생성물 D는 메조(meso) 화합물이다.

① ㄱ   ② ㄴ   ③ ㄷ
④ ㄱ, ㄴ   ⑤ ㄱ, ㄷ   ⑥ ㄴ, ㄷ
⑦ ㄱ, ㄴ, ㄷ

X. 통합유기반응

441

다음은 3차 할로젠화 알킬을 출발물로 사용하여 생성물 A와 B를 합성하는 반응을 나타낸 것이다.

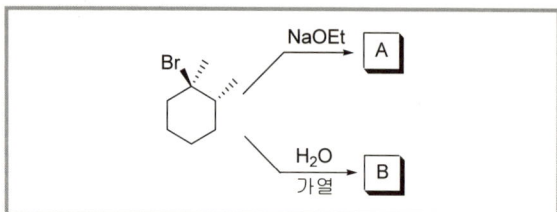

위 반응에 대한 설명으로 옳은 것만을 〈보기〉에서 있는 대로 고른 것은?

| 보기 |

ㄱ. 생성물 A와 B는 구조이성질체 관계이다.
ㄴ. 수소화열($\Delta H°$)은 A보다 B가 작다.
ㄷ. 생성물 A와 B 모두 광학비활성이다.

① ㄱ   ② ㄴ   ③ ㄷ
④ ㄱ, ㄴ   ⑤ ㄱ, ㄷ   ⑥ ㄴ, ㄷ
⑦ ㄱ, ㄴ, ㄷ

442

다음 각 반응에서 주생성물 A와 B의 구조로 옳게 짝지어진 것을 고르면? (단, 주생성물은 적절한 분리·정제과정을 통하여 얻는다.)

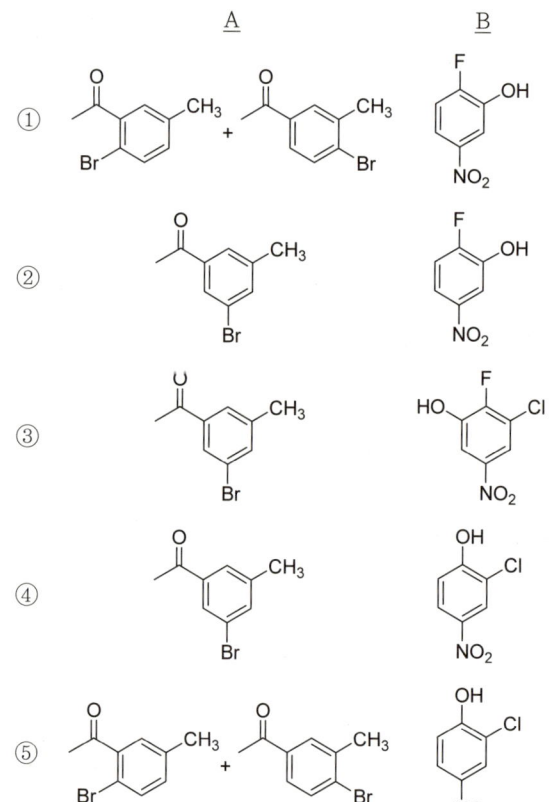

443

다음 〈보기〉에 주어진 두 화합물 간의 반응 속도를 비교한 것으로 옳은 것만을 있는 대로 고른 것은?

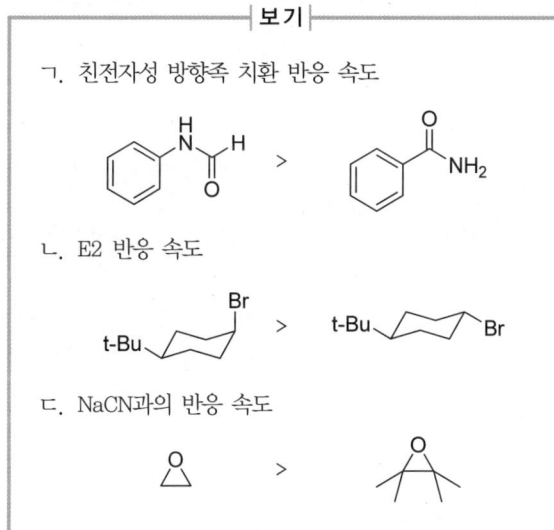

① ㄱ ② ㄴ ③ ㄷ
④ ㄱ, ㄴ ⑤ ㄱ, ㄷ ⑥ ㄴ, ㄷ
⑦ ㄱ, ㄴ, ㄷ

444

다음 반응에서 주생성물이 광학활성인 것을 고르면?
(단, 주생성물은 적절한 분리·정제과정을 통하여 얻는다.)

① cyclohexene $\xrightarrow{\text{1) NBS, H}_2\text{O}}{\text{2) NaH}}$

② $\xrightarrow{\text{1) BH}_3}{\text{2) H}_2\text{O}_2, \bar{\text{O}}\text{H}}$

③ $\xrightarrow{\text{1) MeMgBr}}{\text{2) H}_3\text{O}^+}$

④ $\xrightarrow{\text{NaOEt}}$

⑤ $\xrightarrow{\text{TsOH}}$

권혁 ORGANIC CHEMISTRY
하드캐리 504제

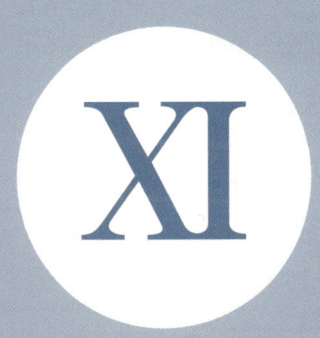

실력 확인 모의고사

XI 실력 확인 모의고사 • 1회

※ 1~8번은 5지 선다형 문항입니다.

1

화합물의 구조와 IUPAC 이름이 옳게 짝지어지지 <u>않은</u> 것을 고르면?

	구조	IUPAC 이름
①	(구조)	2,4-dimethylhexane
②	(구조)	3-bromo-4-methylcyclohexanol
③	(구조)	2-chlorophenol
④	(구조)	bicyclo[3,0,4]nonane
⑤	(구조)	3-chlorocyclohexene

2

주어진 화합물 A~E는 다양한 알켄과 알카인 화합물의 구조를 나타낸 것이다.

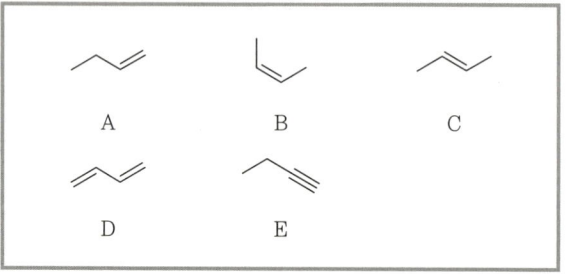

위 화합물에 대한 설명으로 옳지 <u>않은</u> 것을 고르면?

① 수소화열($\Delta H°$)이 가장 작은 것은 C이다.
② A~E에 수소첨가 반응을 하면 모두 같은 생성물이 얻어진다.
③ 수소화열($\Delta H°$)은 D가 E보다 크다.
④ 1당량의 HCl과 반응성이 가장 큰 화합물은 D이다.
⑤ B보다 C가 더 안정한 알켄이다.

3

다음은 항생제로서 세균에 의한 감염 질환을 치료하는데 사용되는 클로람페니콜(chloramphenicol)의 구조를 나타낸 것이다.

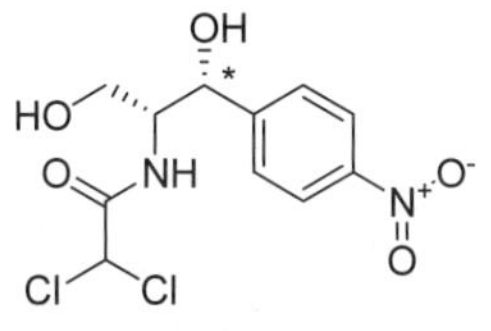

위 화합물에 대한 설명으로 옳지 <u>않은</u> 것을 고르면?

① 1차 알코올과 2차 알코올이 존재한다.
② 2차 아마이드가 존재한다.
③ sp^2 혼성 탄소가 7개 존재한다.
④ 카이랄 탄소의 개수는 2개이다.
⑤ (*) 표시된 탄소의 입체배열은 S이다.

4

다음 화합물 중 카이랄한 것을 고르면?

① 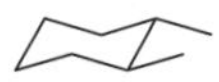
② 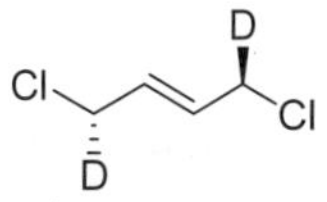
③ 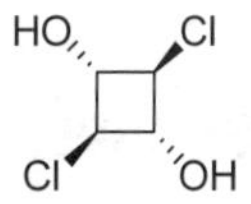
④ 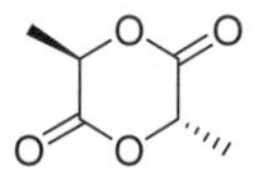
⑤

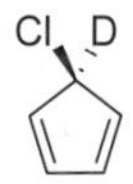

XI 실력 확인 모의고사 • 1회

5

다음은 다이엔과 친다이엔체의 고리화 첨가 반응으로 A와 B가 생성되는 반응을 나타낸 것이다.

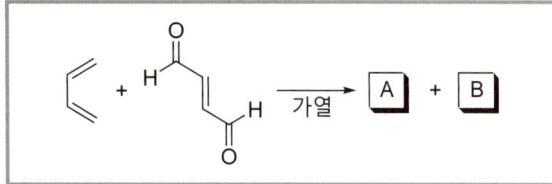

위 반응에 대한 설명으로 옳은 것을 고르면?

① 라디칼 메커니즘으로 진행된다.
② 생성물은 광학활성이다.
③ A와 B의 끓는점은 같다.
④ 중간체를 거치는 반응이다.
⑤ 생성물 A와 B에 각각 존재하는 카이랄 탄소의 입체배열은 모두 같다.

6

다음 〈보기〉에 주어진 두 화합물 중 녹는점이 높은 것끼리 옳게 짝지어진 것을 고르면?

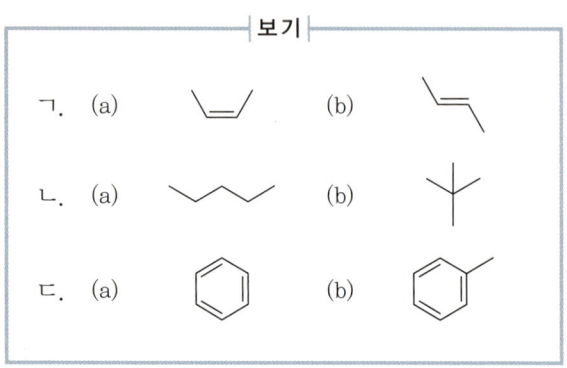

	ㄱ	ㄴ	ㄷ
①	(a)	(a)	(a)
②	(a)	(b)	(b)
③	(b)	(a)	(a)
④	(b)	(b)	(a)
⑤	(b)	(b)	(b)

7

다음 화합물 중 카이랄인 것을 고르면?

① H—C(CH₃)(OH)—C(CH₃)(OH)—H

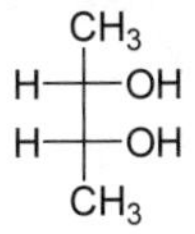

② (cyclohexane chair)

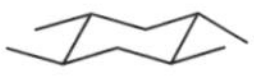

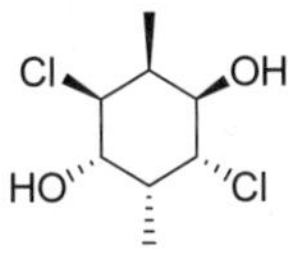

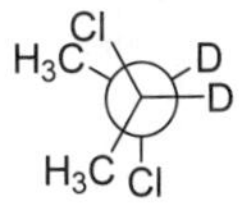

③ (cyclohexane with Cl, OH, CH₃ substituents)

④ H₃C—CCl(D)—CCl(D)—CH₃ (Newman projection)

⑤ (tetrahydronaphthalene-1,4-diol, cis)

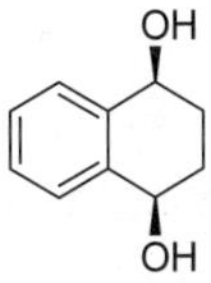

8

다음은 알켄의 할로젠화 수소 첨가 반응 반응을 나타낸 것이다.

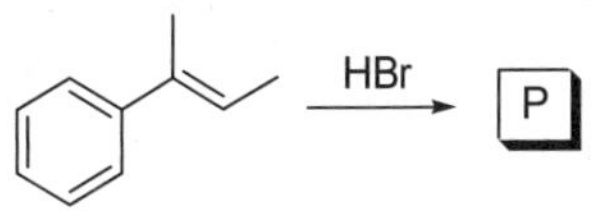

$$\text{PhC(CH}_3\text{)=CHCH}_3 \xrightarrow{\text{HBr}} \boxed{P}$$

위 반응에 대한 설명으로 옳지 <u>않은</u> 것을 고르면?

① 탄소양이온 중간체를 거쳐 진행된다.
② 주생성물은 광학 비활성이다.
③ Markovnikov 규칙을 따르는 생성물이 얻어진다.
④ 3차 할로젠화 알킬이 생성된다.
⑤ 친핵성 첨가 반응에 의해 주생성물 P가 생성된다.

XI 실력 확인 모의고사 · 1회

※ 9~20번은 7지 선다형 문항입니다.

9

다음 〈보기〉의 반응 중 주생성물의 구조로 옳은 것만을 있는 대로 고른 것은? (단, 주생성물은 적절한 분리·정제과정을 통하여 얻는다.)

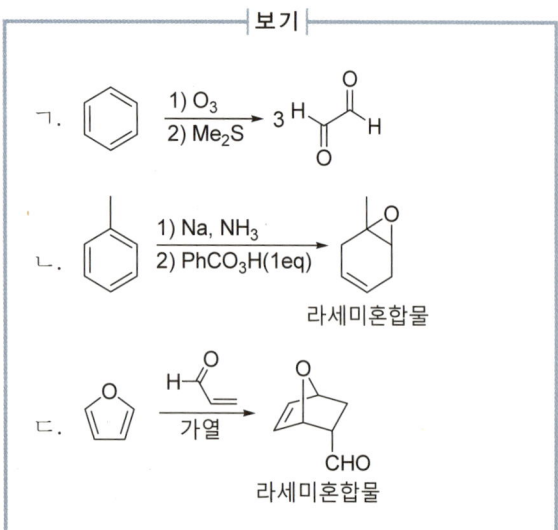

① ㄱ ② ㄴ ③ ㄷ
④ ㄱ, ㄴ ⑤ ㄱ, ㄷ ⑥ ㄴ, ㄷ
⑦ ㄱ, ㄴ, ㄷ

10

다음 〈보기〉의 반응 중 주생성물의 구조로 옳은 것만을 있는 대로 고른 것은? (단, 주생성물은 적절한 분리·정제과정을 통하여 얻는다.)

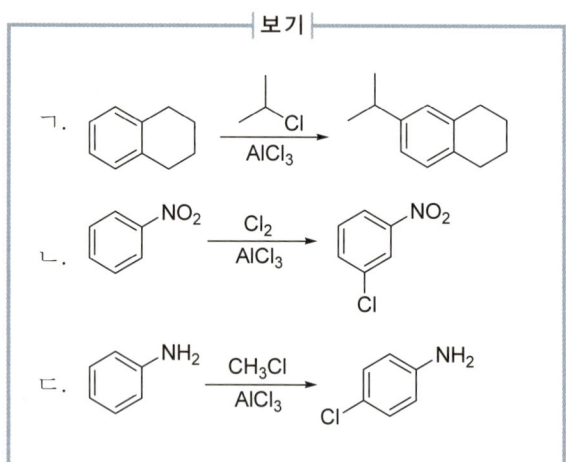

① ㄱ ② ㄴ ③ ㄷ
④ ㄱ, ㄴ ⑤ ㄱ, ㄷ ⑥ ㄴ, ㄷ
⑦ ㄱ, ㄴ, ㄷ

11

다음 〈보기〉에 주어진 화합물과 이형태체가 옳게 짝지어진 것만을 있는 대로 고른 것은?

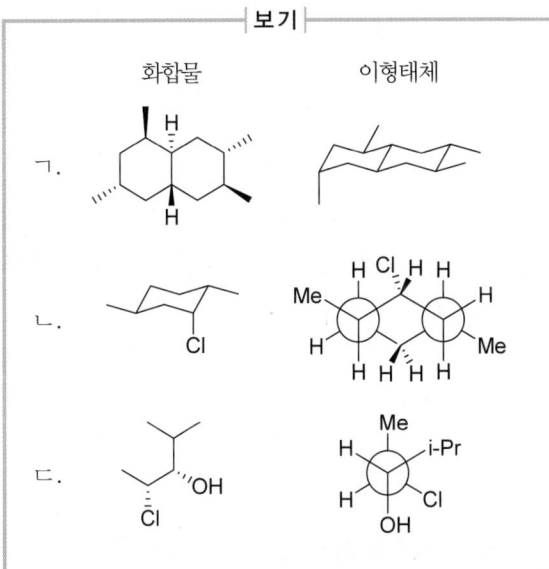

① ㄱ　　② ㄴ　　③ ㄷ
④ ㄱ, ㄴ　　⑤ ㄱ, ㄷ　　⑥ ㄴ, ㄷ
⑦ ㄱ, ㄴ, ㄷ

12

다음은 tert-butyl alcohol을 출발물로 하여 최종 생성물 B를 합성하기 위한 반응을 나타낸 것이다.

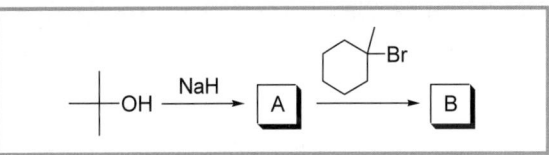

위 반응에 대한 설명으로 옳은 것만을 〈보기〉에서 있는 대로 고른 것은?

|보기|

ㄱ. A는 염기로 작용한다.
ㄴ. B는 광학활성이다.
ㄷ. 주생성물 B는 Zaitsev 규칙을 만족한다.

① ㄱ　　② ㄴ　　③ ㄷ
④ ㄱ, ㄴ　　⑤ ㄱ, ㄷ　　⑥ ㄴ, ㄷ
⑦ ㄱ, ㄴ, ㄷ

XI 실력 확인 모의고사 • 1회

13

다음 〈보기〉의 반응 중 주생성물의 구조로 옳은 것만을 있는 대로 고른 것은? (단, 주생성물은 적절한 분리·정제과정을 통하여 얻는다.)

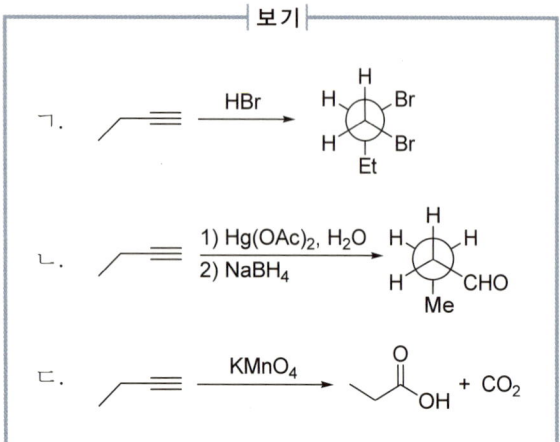

① ㄱ
② ㄴ
③ ㄷ
④ ㄱ, ㄴ
⑤ ㄱ, ㄷ
⑥ ㄴ, ㄷ
⑦ ㄱ, ㄴ, ㄷ

14

다음은 차수가 다른 할로젠화 알킬이 A와 B로 전환되는 반응을 나타낸 것이다.

반응 1: CH₃CH₂Cl + NaSH / DMF → A

반응 2: (CH₃)₃CCl + H₂O → B

위 반응에 대한 설명으로 옳은 것만을 〈보기〉에서 있는 대로 고른 것은?

|보기|

ㄱ. 반응 1에서 NaSH를 NaOH로 바꾸면 반응 속도는 빨라진다.
ㄴ. 반응 2에서 H_2O를 EtOH로 바꾸면 반응 속도는 빨라진다.
ㄷ. 반응 1에서 용매를 H_2O로 바꾸면 반응 속도는 빨라진다.

① ㄱ
② ㄴ
③ ㄷ
④ ㄱ, ㄴ
⑤ ㄱ, ㄷ
⑥ ㄴ, ㄷ
⑦ ㄱ, ㄴ, ㄷ

15

다음은 친전자성 방향족 치환반응으로 A와 B가 생성되는 반응을 나타낸 것이다.

반응 1: PhCH₂CH₂C(O)Cl + AlCl₃ → A

반응 2: PhCH₃ + CH₃C(O)Cl + AlCl₃ → B

위 반응에 대한 설명으로 옳은 것만을 〈보기〉에서 있는 대로 고른 것은?

| 보기 |

ㄱ. 두 반응의 중간체에서 산소의 형식전하는 모두 +1이다.
ㄴ. 반응 2는 ortho와 para 자리에서 치환반응이 일어난다.
ㄷ. 주생성물의 생성속도는 반응 1이 반응 2보다 빠르다.

① ㄱ ② ㄴ ③ ㄷ
④ ㄱ, ㄴ ⑤ ㄱ, ㄷ ⑥ ㄴ, ㄷ
⑦ ㄱ, ㄴ, ㄷ

16

다음 〈보기〉의 반응 중 주생성물의 구조로 옳은 것만을 있는 대로 고른 것은? (단, 주생성물은 적절한 분리·정제과정을 통하여 얻는다.)

| 보기 |

ㄱ. PhOMe + HBr → PhOH + CH₃Br

ㄴ. (CH₃)₂C(OH)-C(OH)(CH₃)₂ + H₃O⁺ → (CH₃)₃C-C(O)-CH₃ 형태의 케톤

ㄷ. (CH₃)₃C-C(O)Cl + (CH₃)₂CuLi → (CH₃)₃C-C(OH)(CH₃)₂ 형태

① ㄱ ② ㄴ ③ ㄷ
④ ㄱ, ㄴ ⑤ ㄱ, ㄷ ⑥ ㄴ, ㄷ
⑦ ㄱ, ㄴ, ㄷ

XI 실력 확인 모의고사 • 1회

17

다음 〈보기〉의 반응 중 주생성물의 구조로 옳은 것만을 있는 대로 고른 것은? (단, 주생성물은 적절한 분리·정제과정을 통하여 얻는다.)

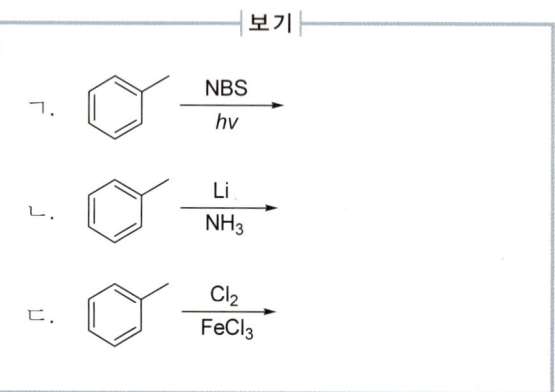

① ㄱ ② ㄴ ③ ㄷ
④ ㄱ, ㄴ ⑤ ㄱ, ㄷ ⑥ ㄴ, ㄷ
⑦ ㄱ, ㄴ, ㄷ

18

다음 〈보기〉의 반응 중 라디칼 중간체를 거치는 것만을 있는 대로 고른 것은?

|보기|

ㄱ. PhCH₃ $\xrightarrow{\text{NBS}, h\nu}$

ㄴ. PhCH₃ $\xrightarrow{\text{Li}, \text{NH}_3}$

ㄷ. PhCH₃ $\xrightarrow{\text{Cl}_2, \text{FeCl}_3}$

① ㄱ ② ㄴ ③ ㄷ
④ ㄱ, ㄴ ⑤ ㄱ, ㄷ ⑥ ㄴ, ㄷ
⑦ ㄱ, ㄴ, ㄷ

19

다음 〈보기〉의 반응 중 주생성물의 구조로 옳은 것만을 있는 대로 고른 것은? (단, 주생성물은 적절한 분리·정제과정을 통하여 얻는다.)

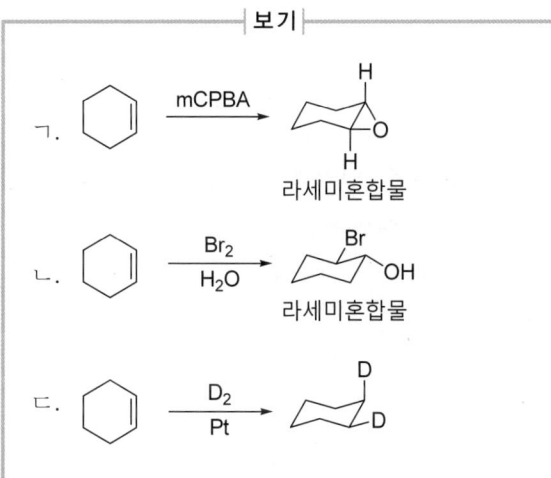

① ㄱ
② ㄴ
③ ㄷ
④ ㄱ, ㄴ
⑤ ㄱ, ㄷ
⑥ ㄴ, ㄷ
⑦ ㄱ, ㄴ, ㄷ

20

다음 〈보기〉의 화합물 중 쌍극자 모멘트를 비교한 것으로 옳은 것만을 있는 대로 고른 것은?

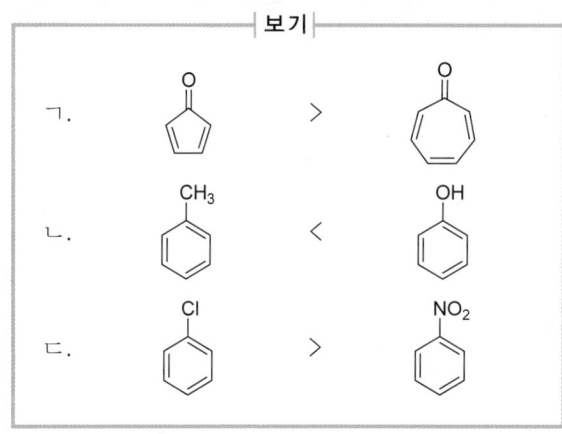

① ㄱ
② ㄴ
③ ㄷ
④ ㄱ, ㄴ
⑤ ㄱ, ㄷ
⑥ ㄴ, ㄷ
⑦ ㄱ, ㄴ, ㄷ

XI 실력 확인 모의고사 • 2회

※ 1~8번은 5지 선다형 문항입니다.

1
화합물의 구조와 IUPAC 이름이 옳게 짝지어지지 않은 것을 고르면?

① 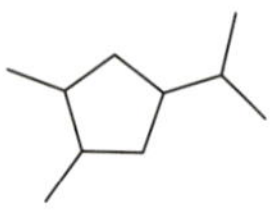 4-isopropyl-1,2-dimethylcyclopentane

② 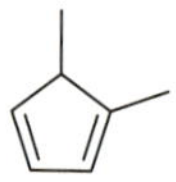 1,5-dimethylcyclopenta-1,3-diene

③ 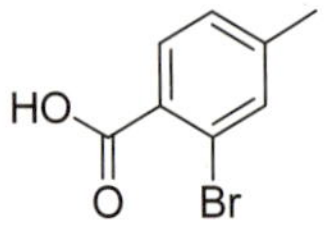 2-bromo-4-methylbenzoic acid

④ 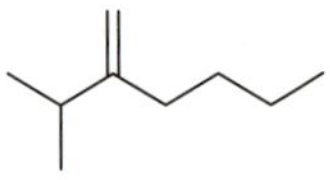 2-methyl-3-methyleneheptane

⑤ 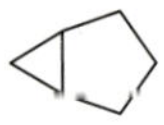 bicyclo[3.1.0]hexane

2
다음은 항생제로 사용되는 benzylpenicillin의 구조를 나타낸 것이다.

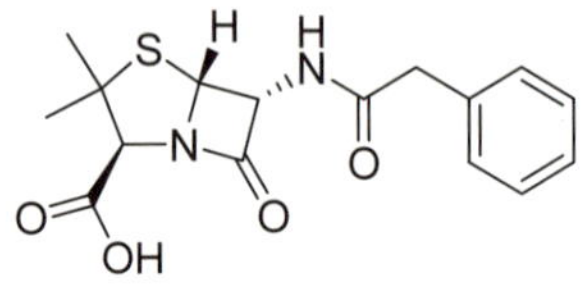

위 화합물에 대한 설명으로 옳지 않은 것을 고르면?

① 카복실기가 존재한다.
② 3차 아마이드가 존재한다.
③ 카이랄 탄소는 모두 3개이다.
④ 입체배열이 S인 카이랄 탄소의 개수는 2개이다.
⑤ 3차 탄소가 존재한다.

3

다음 각 반응에서 주생성물 A와 B의 구조로 옳게 짝지어진 것을 고르면? (단, 주생성물은 적절한 분리·정제과정으로 통하여 얻는다.)

4

다음 화합물 중 거울상 이성질체 관계인 것을 고르면?

①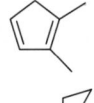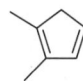

②

③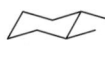

④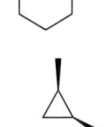

⑤

5

다음은 but-1-ene을 출발물로 하여 최종생성물 D합성하는 반응식을 나타낸 것이다.

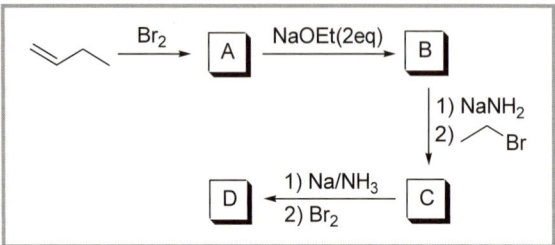

위 반응에 대한 설명으로 옳은 것만을 〈보기〉에서 있는 대로 고를 때, 그 개수는?

─ 보기 ─
- A는 광학 비활성이다.
- B는 말단 알카인이다.
- C는 내부 알카인이다.
- 최종 생성물 D는 메조(meso) 화합물이다.

① 0개 ② 1개 ③ 2개
④ 3개 ⑤ 4개

6

다음은 출발물 A를 최종 생성물 C로 전환하는 반응을 나타낸 것이다.

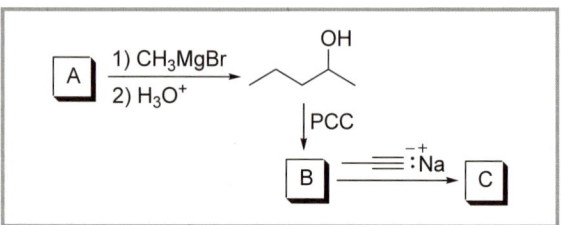

위 반응에 대한 설명으로 옳은 것만을 〈보기〉에서 있는 대로 고를 때 그 개수는?

─ 보기 ─
- 출발물 A를 IUPAC 체계에 따라 명명하면 butanoic acid이다.
- 출발물 A와 중간 생성물 B의 구조는 같다.
- 최종 생성물 C는 3차 알코올이다.
- 최종 생성물 C는 광학활성이 있다.

① 0개 ② 1개 ③ 2개
④ 3개 ⑤ 4개

7

다음 〈보기〉의 반응 중 주생성물의 구조가 옳은 것만을 고를 때 그 개수는? (단, 주생성물은 적절한 분리·정제 과정을 통하여 얻는다.)

─── 보기 ───

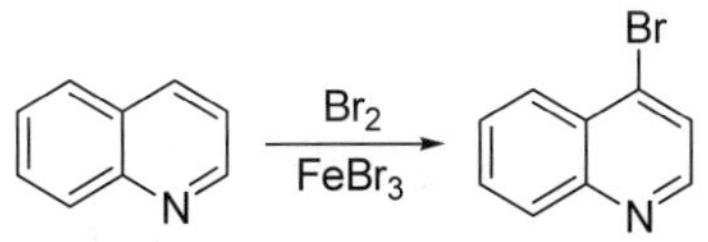

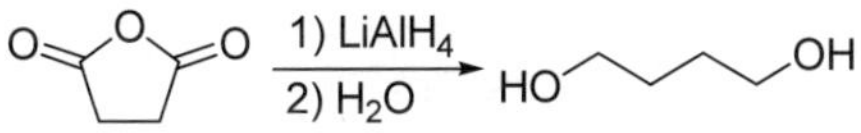

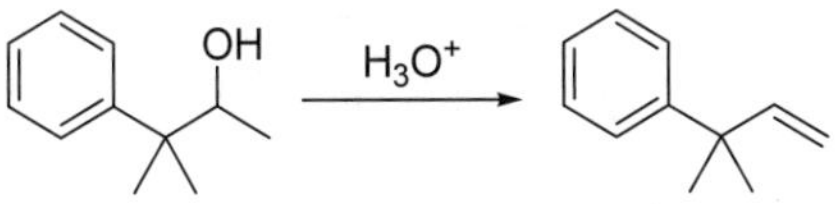

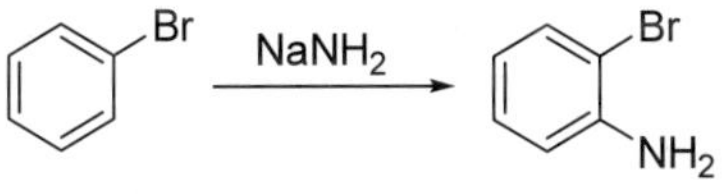

- 퀴놀린 + Br_2/$FeBr_3$ → 4-브로모퀴놀린
- 숙신산 무수물 1) $LiAlH_4$ 2) H_2O → $HOCH_2CH_2CH_2CH_2OH$
- 2-페닐-3-메틸-2-부탄올 H_3O^+ → 2-페닐-3-메틸-1,3-부타디엔류 구조
- 브로모벤젠 + $NaNH_2$ → 2-브로모아닐린

① 0개 ② 1개 ③ 2개
④ 3개 ⑤ 4개

8

다음은 알켄의 할로젠화 수소 첨가 반응을 나타낸 것이다.

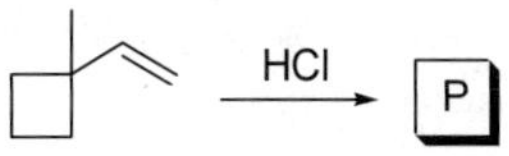

메틸렌사이클로뷰테인 $\xrightarrow{HCl}$ P

위 반응에 대한 설명으로 옳은 것만을 〈보기〉에서 있는 대로 고를 때 그 개수는?

─── 보기 ───

- 탄소양이온 중간체를 거친다.
- 주생성물은 광학활성이 있다.
- 주생성물은 3차 할로젠화 알킬이다.
- 주생성물은 4각 고리로 존재한다.

① 0개 ② 1개 ③ 2개
④ 3개 ⑤ 4개

XI 실력 확인 모의고사 • 2회

※ 9~20번은 7지 선다형 문항입니다.

9

다음은 propagyl alcohol을 출발물로 하여 A와 B를 합성하는 반응을 나타낸 것이다.

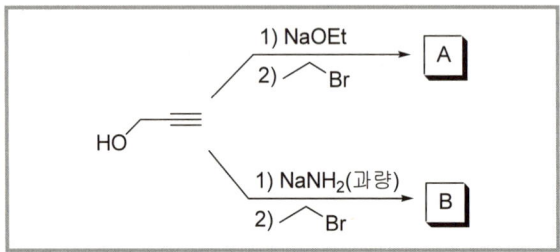

위 반응에 대한 설명으로 옳은 것만을 〈보기〉에서 있는 대로 고른 것은?

―보기―
ㄱ. 생성물 A에는 에터(ether)가 존재한다.
ㄴ. 생성물 B에는 내부 알카인이 존재한다.
ㄷ. A와 B는 구조이성질체 관계이다.

① ㄱ   ② ㄴ   ③ ㄷ
④ ㄱ, ㄴ   ⑤ ㄱ, ㄷ   ⑥ ㄴ, ㄷ
⑦ ㄱ, ㄴ, ㄷ

10

다음은 벤젠을 출발물로 하여 최종 생성물 B를 합성하는 반응을 나타낸 것이다.

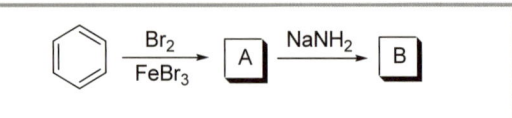

위 반응에 대한 설명으로 옳은 것만을 〈보기〉에서 있는 대로 고른 것은?

―보기―
ㄱ. A로 다중 치환 생성물이 얻어진다.
ㄴ. B는 친핵성 치환반응을 통해 생성된다.
ㄷ. 최종 생성물 B는 aniline이다.

① ㄱ   ② ㄴ   ③ ㄷ
④ ㄱ, ㄴ   ⑤ ㄱ, ㄷ   ⑥ ㄴ, ㄷ
⑦ ㄱ, ㄴ, ㄷ

11

다음 〈보기〉의 반응 중 주생성물의 구조로 옳은 것만을 있는 대로 고른 것은? (단, 주생성물은 적절한 분리·정제과정을 통하여 얻는다.)

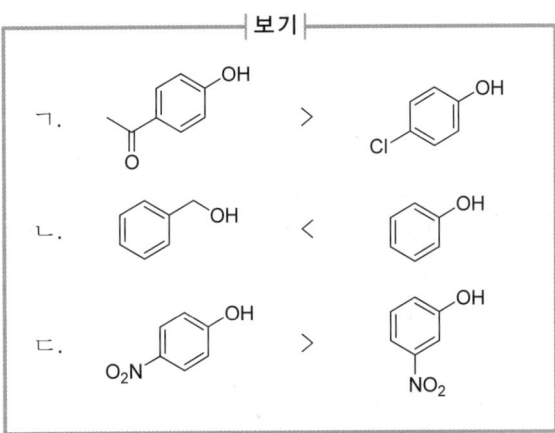

① ㄱ ② ㄴ ③ ㄷ
④ ㄱ, ㄴ ⑤ ㄱ, ㄷ ⑥ ㄴ, ㄷ
⑦ ㄱ, ㄴ, ㄷ

12

다음 〈보기〉에 주어진 두 화합물 간의 산성도를 비교한 것으로 옳은 것만을 있는 대로 고른 것은?

① ㄱ ② ㄴ ③ ㄷ
④ ㄱ, ㄴ ⑤ ㄱ, ㄷ ⑥ ㄴ, ㄷ
⑦ ㄱ, ㄴ, ㄷ

13

다음은 할로젠화 알킬의 제거반응으로 A와 B를 합성하는 반응을 나타낸 것이다.

$$\text{Ph-CH(CH}_3\text{)-CHDBr} \xrightarrow{\text{NaOH}} A + B$$

위 반응에 대한 설명으로 옳은 것만을 〈보기〉에서 있는 대로 고른 것은?

보기
ㄱ. A와 B는 부분입체 이성질체 관계이다.
ㄴ. 위 반응은 E1 메커니즘으로 진행된다.
ㄷ. 주생성물은 A이다.

① ㄱ ② ㄴ ③ ㄷ
④ ㄱ, ㄴ ⑤ ㄱ, ㄷ ⑥ ㄴ, ㄷ
⑦ ㄱ, ㄴ, ㄷ

14

다음 〈보기〉 반응 중 아래의 화합물이 주생성물로 얻어지는 반응만을 있는 대로 고른 것은?

(2-methyl-3-phenyl-2-butene 구조)

보기

ㄱ. 벤젠 $\xrightarrow{\text{1) CH}_2=\text{CH-CHCl-CH}_3\text{, AlCl}_3\text{, 저온}}_{\text{2) H}_3\text{O}^+\text{, 가열}}$

ㄴ. 벤젠 $\xrightarrow[\text{3) POCl}_3\text{, pyridine}]{\text{1) CH}_3\text{COCl, AlCl}_3 \quad \text{2) iPrMgBr}}$

ㄷ. (PhCH(CH$_3$)CH=CH$_2$)
1) Hg(OAc)$_2$, H$_2$O
2) NaBH$_4$
3) PCC
4) MeMgBr
5) H$_3$O$^+$

① ㄱ ② ㄴ ③ ㄷ
④ ㄱ, ㄴ ⑤ ㄱ, ㄷ ⑥ ㄴ, ㄷ
⑦ ㄱ, ㄴ, ㄷ

15

다음 〈보기〉의 반응 중 주생성물의 광회전도 ($[\alpha]_D$)가 0°인 것만을 있는 대로 고른 것은? (단, 주생성물은 적절한 분리·정제과정을 통하여 얻는다.)

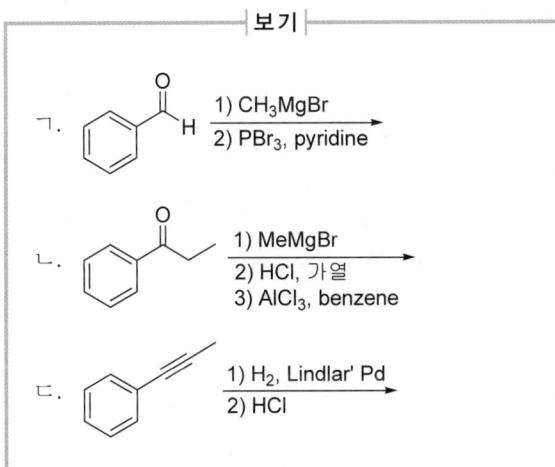

① ㄱ ② ㄴ ③ ㄷ
④ ㄱ, ㄴ ⑤ ㄱ, ㄷ ⑥ ㄴ, ㄷ
⑦ ㄱ, ㄴ, ㄷ

16

다음 〈보기〉의 화합물 중 Diels-Alder 반응에 사용될 수 있는 다이엔을 있는 대로 고른 것은?

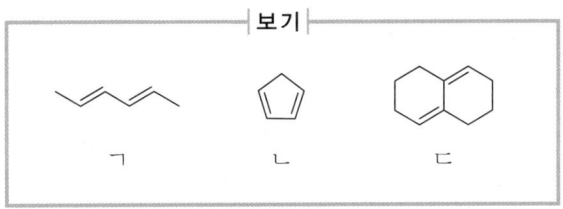

① ㄱ ② ㄴ ③ ㄷ
④ ㄱ, ㄴ ⑤ ㄱ, ㄷ ⑥ ㄴ, ㄷ
⑦ ㄱ, ㄴ, ㄷ

XI 실력 확인 모의고사 • 2회

17

다음은 알켄의 브로민화 반응을 나타낸 것이다.

$$\text{BrCH}_2\text{-CHBr-CH}_2\text{-CH}_2\text{-CH=CH}_2 \xrightarrow{\text{Br}_2 / \text{CCl}_4} \boxed{P}$$

위 반응에 대한 설명으로 옳은 것만을 〈보기〉에서 있는 대로 고른 것은?

─ 보기 ─
ㄱ. 고리 중간체를 거치는 친전자성 첨가 반응이다.
ㄴ. 생성물 P 중 하나는 메조(meso) 화합물이다.
ㄷ. 생성물은 부분입체 이성질체의 혼합물로 이루어져 있다.

① ㄱ   ② ㄴ   ③ ㄷ
④ ㄱ, ㄴ   ⑤ ㄱ, ㄷ   ⑥ ㄴ, ㄷ
⑦ ㄱ, ㄴ, ㄷ

18

다음 〈보기〉의 반응 중 주생성물의 구조로 옳은 것만을 있는 대로 고른 것은? (단, 주생성물은 적절한 분리·정제과정을 통하여 얻는다.)

─ 보기 ─

ㄱ. (CH₃)₂C=CHCH₃ $\xrightarrow{\text{Br}_2 / \text{H}_2\text{O}}$ 라세미 혼합물 (OH, Br 치환 생성물)

ㄴ. PhCH₂Br $\xrightarrow[\text{2) BH}_3]{\text{1) H-≡-Na}}$ $\xrightarrow{\text{3) H}_2\text{O}_2, \text{OH}^-}$ PhCH₂COCH₃

ㄷ. (S)-2-butanol $\xrightarrow[\text{2) NaCN}]{\text{1) SOCl}_2, \text{pyridine}}$ (S)-2-cyanobutane

① ㄱ   ② ㄴ   ③ ㄷ
④ ㄱ, ㄴ   ⑤ ㄱ, ㄷ   ⑥ ㄴ, ㄷ
⑦ ㄱ, ㄴ, ㄷ

19

다음 〈보기〉의 반응 중 주생성물의 구조로 옳은 것만을 있는 대로 고른 것은? (단, 주생성물은 적절한 분리·정제과정을 통하여 얻는다.)

|보기|

ㄱ. [trans-2-methyl-1-bromocyclohexane] —NaOH→ [1-methylcyclohexene]

ㄴ. [cis-2-methyl-1-bromocyclohexane] —NaOH→ [3-methylcyclohexene]

ㄷ. [3-bromocyclohexanone] —NaOH→ [cyclohex-2-enone]

① ㄱ ② ㄴ ③ ㄷ
④ ㄱ, ㄴ ⑤ ㄱ, ㄷ ⑥ ㄴ, ㄷ
⑦ ㄱ, ㄴ, ㄷ

20

다음 〈보기〉의 반응 중 주생성물의 구조로 옳은 것만을 있는 대로 고른 것은? (단, 주생성물은 적절한 분리·정제과정을 통하여 얻는다.)

|보기|

ㄱ. [gem-dimethylcyclopropyl OTs] —t-BuOK→ [methylenecyclopropane]

ㄴ. [1-bromo-1-methylcyclohexane] —t-BuOK→ [methylenecyclohexane]

ㄷ. [PhCH₂CH(Cl)CH₂CH₃] —NaOEt→ [PhCH=CHCH₂CH₃]

① ㄱ ② ㄴ ③ ㄷ
④ ㄱ, ㄴ ⑤ ㄱ, ㄷ ⑥ ㄴ, ㄷ
⑦ ㄱ, ㄴ, ㄷ

XI 실력 확인 모의고사 • 3회

※ 1~8번은 5지 선다형 문항입니다.

1

화합물의 구조와 IUPAC이름이 옳게 짝지어지지 않은 것을 고르면?

① 5-methylcyclohexa-1,3-diene

② 1-bromo-2-chloro-5-ethylcyclohexane

③ 5-chloro-2-methylbenzaldehyde

④ 2-methylhept-2-en-5-yne

⑤ 3-methylpyridine

2

다음은 말라리아 치료제로 사용되는 퀴닌(quinine)의 구조를 나타낸 것이다.

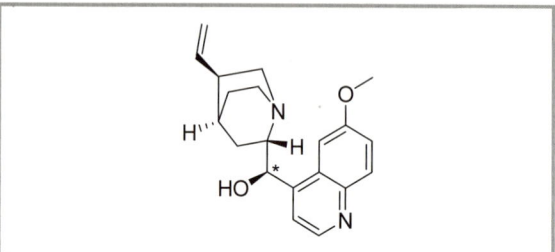

위 화합물에 대한 설명으로 옳지 않은 것을 고르면?

① 카이랄 탄소는 4개 존재한다.
② 2차 알코올이 존재한다.
③ sp 혼성 질소가 존재한다.
④ 에터가 존재한다.
⑤ (*) 표시된 탄소의 입체배열은 R이다.

3

다음 각 반응에서 주생성물 A와 B의 구조로 옳게 짝지어진 것을 고르면? (단, 주생성물은 적절한 분리·정제과정으로 통하여 얻는다.)

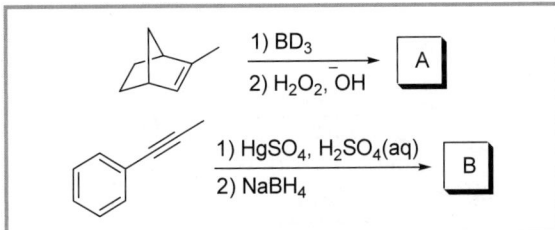

　　A　　　　　　B

①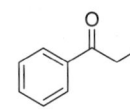

② (구조)

③ (구조)

④ (구조)

⑤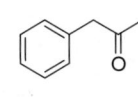

4

다음 중 cis/trans 이성질체가 존재하지 않는 화합물을 고르면?

① (에폭사이드)

② (1,3-다이메틸사이클로헥세인)

③ (바이사이클로구조)

④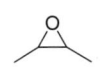

⑤ (테트라하이드로나프탈렌)

5

다음은 but-1-yne과 butan-1-ol을 출발물로 하여 butanal을 생성하는 반응을 나타낸 것이다.

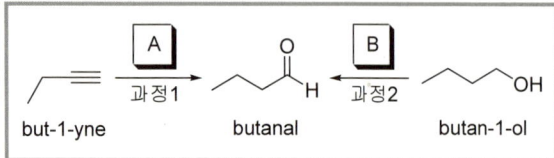

위 반응에 대한 설명으로 옳은 것만을 〈보기〉에서 있는 대로 고를 때 그 개수는?
(단, A 시약은 첨가 반응이 일어났다.)

| 보기 |

- A 시약으로 $HgSO_4, H_2SO_4(aq)$가 적절하다.
- 과정 1은 anti-Markovnikov 규칙을 따른다.
- 과정 1에서는 keto-enol 토토머 이성질 현상이 일어난다.
- B 시약으로 $Na_2Cr_2O_7$이 적절하다.

① 0개 ② 1개 ③ 2개
④ 3개 ⑤ 4개

6

다음 반응 중 생성물의 구조가 P와 다른 것을 고르면?

7

다음 화합물의 표시된 수소 중 pK$_a$가 가장 작은 것을 고르면?

① phenol-OH
② pentane-2,4-dione CH
③ N≡C–CH
④ benzoic acid OH
⑤ cyclohexanol OH

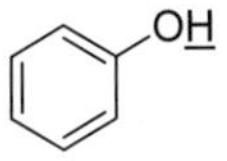

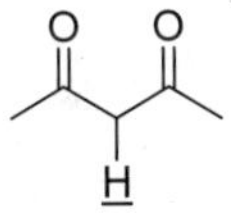

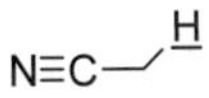

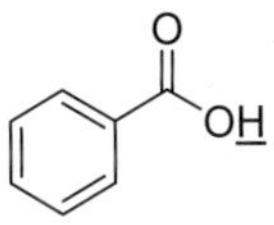

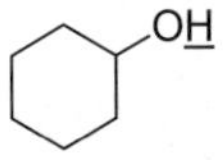

8

다음 화합물의 가장 안정한 형태로 적절한 것을 고르면?

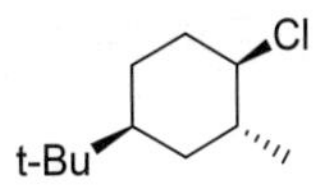

① Cl, t-Bu (chair)
② Cl, t-Bu (chair)
③ t-Bu, Cl (chair)
④ t-Bu, Cl (chair)
⑤ t-Bu, Cl (chair)

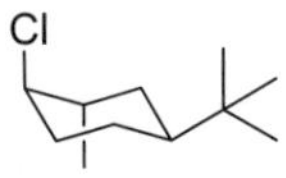

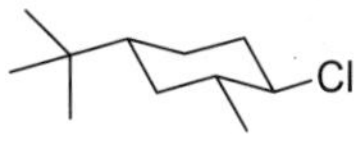

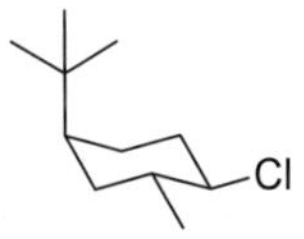

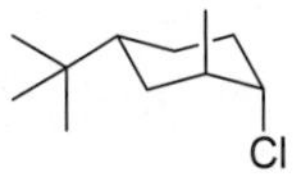

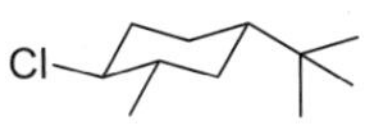

XI 실력 확인 모의고사 • 3회

※ 9~20번은 7지 선다형 문항입니다.

9

다음 〈보기〉에 주어진 두 화합물이 서로 공명 관계인 것만을 있는 대로 고른 것은?

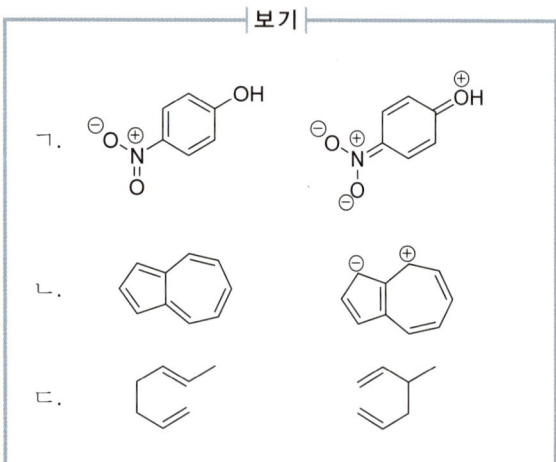

① ㄱ　　② ㄴ　　③ ㄷ
④ ㄱ, ㄴ　⑤ ㄱ, ㄷ　⑥ ㄴ, ㄷ
⑦ ㄱ, ㄴ, ㄷ

10

다음 〈보기〉의 반응 중 주생성물의 구조로 옳은 것만을 있는 대로 고른 것은? (단, 주생성물은 적절한 분리·정제과정을 통하여 얻는다.)

① ㄱ　　② ㄴ　　③ ㄷ
④ ㄱ, ㄴ　⑤ ㄱ, ㄷ　⑥ ㄴ, ㄷ
⑦ ㄱ, ㄴ, ㄷ

11

다음 〈보기〉의 반응 중 주생성물의 구조로 옳은 것만을 있는 대로 고른 것은? (단, 주생성물은 적절한 분리·정제과정을 통하여 얻는다.)

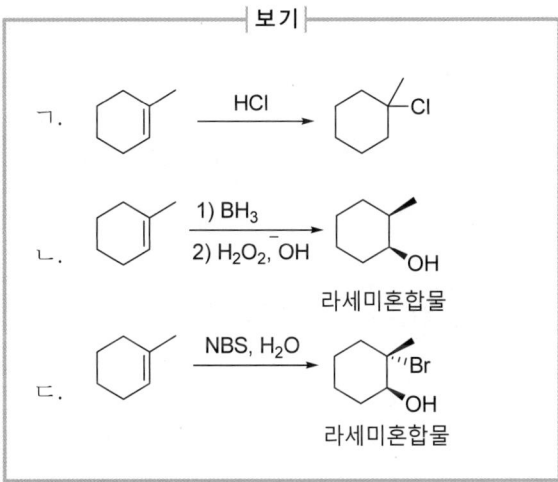

① ㄱ ② ㄴ ③ ㄷ
④ ㄱ, ㄴ ⑤ ㄱ, ㄷ ⑥ ㄴ, ㄷ
⑦ ㄱ, ㄴ, ㄷ

12

다음 〈보기〉의 반응 중 주생성물의 구조로 옳은 것만을 있는 대로 고른 것은? (단, 주생성물은 적절한 분리·정제과정을 통하여 얻는다.)

① ㄱ ② ㄴ ③ ㄷ
④ ㄱ, ㄴ ⑤ ㄱ, ㄷ ⑥ ㄴ, ㄷ
⑦ ㄱ, ㄴ, ㄷ

XI 실력 확인 모의고사 • 3회

13
다음 〈보기〉의 반응 중 주생성물의 구조로 옳은 것만을 있는 대로 고른 것은? (단, 주생성물은 적절한 분리·정제과정을 통하여 얻는다.)

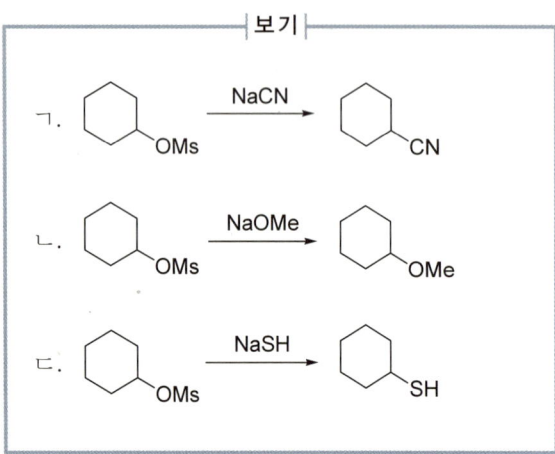

① ㄱ ② ㄴ ③ ㄷ
④ ㄱ, ㄴ ⑤ ㄱ, ㄷ ⑥ ㄴ, ㄷ
⑦ ㄱ, ㄴ, ㄷ

14
다음 〈보기〉에 주어진 두 화합물 간의 쌍극자 모멘트를 비교한 것으로 옳은 것만을 있는 대로 고른 것은?

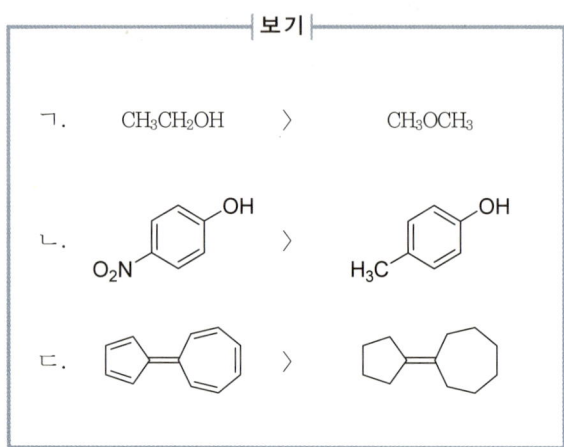

① ㄱ ② ㄴ ③ ㄷ
④ ㄱ, ㄴ ⑤ ㄱ, ㄷ ⑥ ㄴ, ㄷ
⑦ ㄱ, ㄴ, ㄷ

15

다음 〈보기〉의 반응 중 주생성물의 구조로 옳은 것만을 있는 대로 고른 것은? (단, 주생성물은 적절한 분리·정제과정을 통하여 얻는다.)

─| 보기 |─

ㄱ. (CH₃)₃CH $\xrightarrow{\text{Br}_2, h\nu}$ (CH₃)₃CBr

ㄴ. PhCH₃ $\xrightarrow{\text{NBS}, h\nu}$ o-bromotoluene

ㄷ. PhCH=CH₂ $\xrightarrow{\text{HBr, ROOR}}$ PhCHBrCH₃

① ㄱ   ② ㄴ   ③ ㄷ
④ ㄱ, ㄴ   ⑤ ㄱ, ㄷ   ⑥ ㄴ, ㄷ
⑦ ㄱ, ㄴ, ㄷ

16

다음 〈보기〉의 반응 중 주생성물로 메조(meso) 화합물이 얻어지는 것만을 있는 대로 고른 것은? (단, 주생성물은 적절한 분리·정제과정을 통하여 얻는다.)

─| 보기 |─

ㄱ. (2R,3R? with OH, Br) $\xrightarrow{\text{NaH}}$

ㄴ. trans-2-butene $\xrightarrow{\text{mCPBA}}$

ㄷ. trans-2-butene $\xrightarrow{\text{Br}_2}$

① ㄱ   ② ㄴ   ③ ㄷ
④ ㄱ, ㄴ   ⑤ ㄱ, ㄷ   ⑥ ㄴ, ㄷ
⑦ ㄱ, ㄴ, ㄷ

17

다음 〈보기〉의 반응 중 주생성물의 구조로 옳은 것만을 있는 대로 고른 것은? (단, 주생성물은 적절한 분리·정제과정을 통하여 얻는다.)

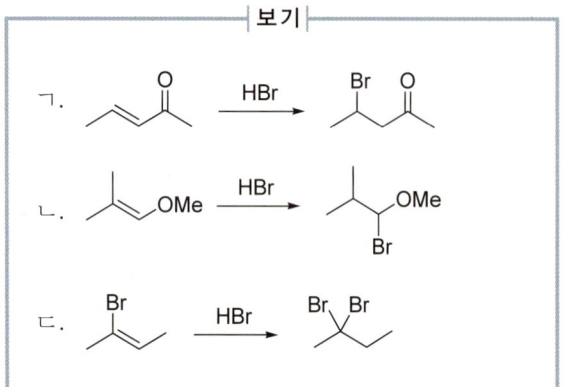

① ㄱ　　② ㄴ　　③ ㄷ
④ ㄱ, ㄴ　⑤ ㄱ, ㄷ　⑥ ㄴ, ㄷ
⑦ ㄱ, ㄴ, ㄷ

18

다음 〈보기〉의 반응 중 주생성물의 구조로 옳은 것만을 있는 대로 고른 것은? (단, 주생성물은 적절한 분리·정제과정을 통하여 얻는다.)

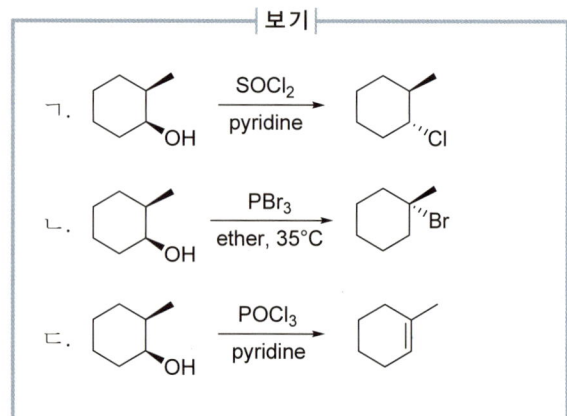

① ㄱ　　② ㄴ　　③ ㄷ
④ ㄱ, ㄴ　⑤ ㄱ, ㄷ　⑥ ㄴ, ㄷ
⑦ ㄱ, ㄴ, ㄷ

19

다음 〈보기〉의 반응 중 주생성물의 구조로 옳은 것만을 있는 대로 고른 것은? (단, 주생성물은 적절한 분리·정제과정을 통하여 얻는다.)

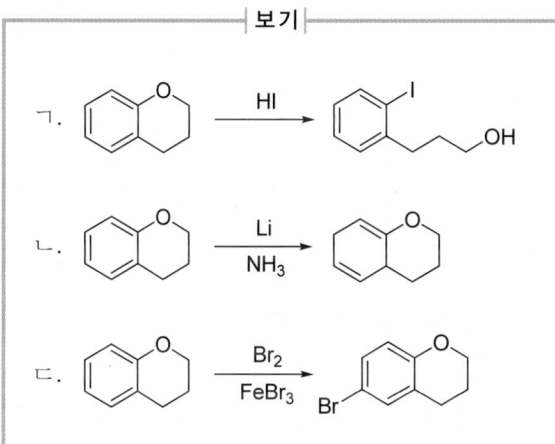

① ㄱ ② ㄴ ③ ㄷ
④ ㄱ, ㄴ ⑤ ㄱ, ㄷ ⑥ ㄴ, ㄷ
⑦ ㄱ, ㄴ, ㄷ

20

다음 〈보기〉의 반응 중 주생성물의 구조로 옳은 것만을 있는 대로 고른 것은? (단, 주생성물은 적절한 분리·정제과정을 통하여 얻는다.)

① ㄱ ② ㄴ ③ ㄷ
④ ㄱ, ㄴ ⑤ ㄱ, ㄷ ⑥ ㄴ, ㄷ
⑦ ㄱ, ㄴ, ㄷ

ORGANIC CHEMISTRY
하드캐리 504제
권혁

PHARMACY EDUCATION ELIGIBILITY TEST

ORGANIC CHEMISTRY

하드캐리

정답 및 해설

mega MD

Ⅰ • 구조와 결합

1 ⑤

⑤ e는 sp^2 혼성 이지만, f는 sp 혼성이기 때문에 결합각은 180°이다.

allene에서 1번 탄소와 2번 탄소의 이중결합이 sp^2와 sp 혼성궤도의 중첩으로 이루어진 이중결합이다.

---

2 ①

ㄱ. 탄소 음이온의 입체수는 4이기 때문에 sp^3 혼성이다.
ㄴ. butadiene은 4개의 탄소가 모두 sp^2 혼성이다.
ㄷ. benzene은 6개의 탄소가 모두 sp^2 혼성이다.

---

3 ⑤

ㄱ. 고리 1개, 이중결합 4개이므로 수소모자람지수는 5이다.
ㄷ. 아마이드 작용기에 치환된 알킬기가 2개이므로 2차 아마이드이다.

---

4 ⑥

ㄱ. 수소모자람지수(불포화도)의 총합은 9이다.
ㄴ. C=NH는 작용기로 분류하면 imine이다.

---

5 ⑦

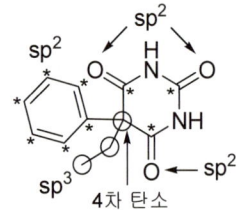

ㄱ. (*)표시된 탄소는 sp^2 혼성, (O)표시된 탄소는 sp^3 혼성이므로 모두 12개이다.
ㄴ. 주위에 4개의 탄소가 치환된 sp^3 혼성 탄소가 4차 탄소이다.
ㄷ. 카보닐기의 산소는 모두 sp^2 혼성이다.

---

6 ④

① 3번 OH가 2차 알코올이다.
② 카보닐 탄소와 알켄의 탄소들이 모두 sp^2 혼성이다.
③ 고리가 1개, 이중결합이 2개이므로 수소모자람 지수는 3이다.
④ 양성자가 제거된 후 생성된 음이온이 공명에 의해 카보닐기의 산소까지 비편재될 수 있는 2번 OH가 산성도가 가장 높다.
⑤ 수소결합을 할 수 있는 하이드록시기가 많은 화합물은 끓는점이 높다.

7 ⑤

①, ③ 두 탄소원자 사이의 σ 결합은 sp^2-sp 혼성 원자 사이에서 형성된다.
② 탄소와 질소원자 사이의 σ 결합은 sp 혼성 탄소와 sp 혼성 질소 사이에서 형성된다.
④ 질소의 비공유전자쌍은 sp 혼성 오비탈 속에 있다.

8 ⑦

ㄱ. 전기음성도가 큰 산소와 결합된 수소가 수소결합을 더 잘한다.
ㄴ. 양성자가 제거된 뒤 생성된 음이온이 더 안정할수록 산성도가 크다. 전기음성도가 더 큰 산소음이온이 질소 음이온보다 더 안정하다.
ㄷ. A는 1차 알코올, B는 1차 아민이다.

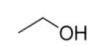 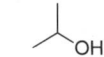 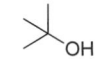 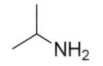

1차 alcohol   2차 alcohol   3차 alcohol   1차 amine   1차 amine   1차 amine

9 ①

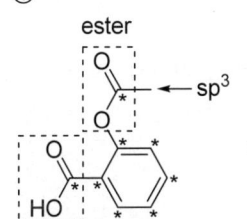

ㄱ. 고리 1개, 이중결합이 5개이므로 수소 모자람 지수는 6이다.
ㄴ. 에스터와 카복실기가 존재한다.
ㄷ. (*) 표시된 탄소가 sp^2 혼성 탄소이므로 모두 8개 존재한다.

10 ⑦

전자를 줄 수 있는 공명구조가 아니면 전기음성도 차이에 의해 쌍극자 모멘트의 방향이 결정된다.

11 ③

ㄱ. Cl이 두 개 있으면 쌍극자모멘트의 방향이 다르기 때문에 어느 정도 상쇄가 일어난다. (a)<(b)
ㄴ. trans-alkene의 쌍극자 모멘트의 크기는 0이기 때문에 cis-alkene보다 작다. (a)>(b)
ㄷ. 산소와 탄소 간의 전기음성도 차가 질소와 탄소 간의 전기음성도 차보다 크다. 쌍극자모멘트는 전기음성도 차에 비례해서 커지므로 (a)<(b)이다.

12 ④

ㄱ, ㄴ. 전기음성도 차가 클수록 결합길이는 짧아진다.
ㄷ. sp 혼성 탄소의 s-성질이 크기 때문에 전기음성도가 크다. 따라서, sp 혼성 탄소와 수소 간의 결합길이가 더 짧다.

13 ①

ㄱ. 알코올은 수소결합을 할 수 있으므로 에터에 비해 끓는점이 높다.
ㄴ. 사슬형 구조가 표면적이 넓으므로 분자 간 상호작용으로 인해 끓는점이 높다.
ㄷ. 분자량이 크고 분산력이 큰 CH_3Br이 끓는점이 더 높다.

I • 구조와 결합

14 ④
ㄱ. 사슬형 구조가 표면적이 넓으므로 분자 간 상호작용으로 인해 끓는점이 더 높다.
ㄴ. 차수가 같을 때 표면적이 넓은 사슬형 알코올이 가지형 알코올 보다 끓는점이 더 높다.
ㄷ. 고리형이 사슬형보다 표면적이 넓으므로 끓는점이 더 높다.

15 ⑤
ㄱ. Br의 분자량이 Cl보다 크기 때문에 B의 분자량이 더 크다.
ㄴ. 쌍극자 모멘트는 일반적으로 전기음성도 차에 비례하기 때문에 A가 더 크다.
ㄷ. 쌍극자 모멘트보다 분산력이 더 큰 요인이 되므로 B의 끓는점이 더 높다.

16 ①
ㄱ. 염기에 의해 양성자가 제거된 뒤 생성된 음이온의 안정성이 클수록 산성도가 높다. B의 경우 양성자가 제거된 뒤 생성된 음이온이 공명에 의해 안정해지므로 그렇지 못한 A보다 산성도가 더 높다.
ㄴ. A는 공명효과가 없으므로 유발효과에 의해 전기음성도가 큰 산소원자가 탄소로부터 전자를 끌어가지만, B는 산소의 비공유전자쌍이 벤젠 고리로 공명을 하기 때문에 쌍극자 모멘트 방향이 벤젠 고리 쪽으로 향하게 된다.
ㄷ. phenol은 벤젠 고리가 평면이므로 A에 비해 분자간 겹침이 더 잘 일어난다. 따라서, A보다 끓는점이 더 높다.

17 ⑤

18 ③
A에서 탄소는 5개의 전자를 가지고 있으므로 형식전하는 4−5=−1이다
B에서 탄소는 4개의 전자를 가지고 있으므로 형식전하는 4−4=0이다.
C에서 탄소는 3개의 전자를 가지고 있으므로 형식전하는 4−3=+1이다.
D에서 탄소는 4개의 전자를 가지고 있으므로 형식전하는 4−4=0이다.

19 ②

$H_3C-\overset{H}{\underset{}{N}}=CH_2$	$H-\overset{..}{\underset{}{N}}-H$	$H-\overset{H}{\underset{}{N}}-OH$	$CH_3-C\equiv N:$	$H_3C-\overset{:\ddot{O}:}{\underset{\ddot{O}:}{N}}$
5−4=+1	5−6=−1	5−5=0	5−5=0	5−4=+1

20 ②
B에서 탄소는 옥텟규칙을 만족하지 못하므로 탄소에 비공유전자쌍이 있어야 한다.

21 ③
① 질소 원자는 5−5=0
② 탄소 원자는 4−5=−1
③ 탄소 원자는 4−3=+1
④ 탄소 원자는 4−4=0
⑤ 질소 원자는 5−5=0

22 ①
① 왼쪽 탄소 원자는 4-3=+1, 오른쪽 탄소 원자는 4-4=0
② 왼쪽 탄소 원자는 4-4=0, 오른쪽 탄소 원자는 4-4=0
③ 왼쪽 탄소 원자는 4-4=0, 오른쪽 탄소 원자는 4-5=-1
④ 탄소 원자는 4-4=0
⑤ 왼쪽 탄소 원자는 4-4=0, 오른쪽 탄소 원자는 4-4=0

23 ②
① 모든 탄소 원자의 형식전하는 4-4=0
② 왼쪽 탄소 원자는 4-4=0, 오른쪽 탄소 원자는 4-5=-1
③ 탄소 원자는 4-4=0
④ 탄소 원자는 4-4=0
⑤ 모든 탄소 원자의 형식전하는 4-4=0

24 ②
① 6-6=0
② 6-5=+1
③ 6-6=0 이러한 홀전자를 갖는 화학종을 라디칼(radical)이라고 한다.
④ 이중결합을 포함하는 산소 : 6-6=0, 단일결합만 포함하는 산소 : 6-7=-1
⑤ 6-6=0

25 ④
① 왼쪽 탄소 원자는 4-4=0, 오른쪽 탄소 원자는 4-5=-1
② 탄소 원자는 4-4=0
③ 왼쪽 탄소 원자는 4-4=0, 오른쪽 탄소 원자도 4-4=0
④ 탄소 원자는 4-3=+1
⑤ 왼쪽 탄소 원자는 4-5=-1, 오른쪽 탄소 원자는 4-4=0

26 ⑦

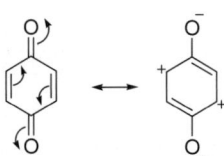

27 ①
공명은 전체 형식전하가 같다는 전제 하에 원자나 시그마 결합은 그대로 있고, 오직 비공유전자쌍, 파이전자, 홀전자 만이 이동하는 것을 의미한다. ①번 구조를 제외한 나머지는 원자나 치환기가 이동하였으므로 공명 구조라 볼 수 없다.

I ● 구조와 결합

28 ④
ㄱ와 ㄹ는 수소원자의 개수가 다르고, ㄴ는 원자의 종류가 다르므로 서로 다른 화합물이다. ㄷ와 ㅁ는 구조 이성질체 관계이다.

29 ②
공명 혼성을 표현할 때는 탄소 음이온 자리는 모두 $\delta-$로 놓고 이중결합이 생성되었던 자리는 모두 점선으로 표시한다.

30 ⑤

31 ②

① $^{\ominus}O\text{-Et} + H_2N\text{-Et} \rightleftharpoons HO\text{-Et} + HN^{\ominus}\text{-Et}$ ∴ $K_{eq} < 1$
   pKa 36, pKa 16

② 페놀 ($pKa\ 10$) + $^{\ominus}O\text{-Et}$ ⇌ 페놀레이트 + $HO\text{-Et}$ ($pKa\ 16$) ∴ $K_{eq} > 1$

③ $\equiv^{\ominus} + \text{=}\text{-H} \rightleftharpoons \equiv\text{-H} + \text{=}^{\ominus}$ ∴ $K_{eq} < 1$
   pKa 40 이상, pKa 25

④ 아세톤 음이온 + H_2 ⇌ 아세톤 + $H^{\ominus}$ ∴ $K_{eq} < 1$
   pKa 36, pKa 25

⑤ $Br^{\ominus} + H_2O \rightleftharpoons HBr + ^{\ominus}OH$ ∴ $K_{eq} < 1$
   pKa 15.74, pKa -9

32 ⑤
벤조산의 pKa는 4.2, 페놀의 pKa는 9.89이므로 반응은 정반응이 우세하다.

33 ⑤

ㄱ. 염기에 의해 생성된 아세트산 음이온은 두 개의 기여도가 큰 공명구조를 가지나, 페놀 음이온은 5개의 공명 구조 중 탄소가 음이온을 가지는 3개의 공명 구조가 기여도가 작다. 따라서, 아세트산의 산성도가 페놀의 산성도보다 높다.

ㄴ. α-수소가 제거된 뒤 생성된 음이온이 공명에 의해 더 안정한 화학종이 산성도가 크다. 알데하이드의 카보닐 탄소는 전자밀도가 낮으므로 α-수소가 제거된 뒤 생성된 음이온이 공명에 의해 비편재 되어 안정성이 증가한다. 반면, 에스터의 카보닐 탄소는 OEt의 전자 주는 효과로 인해 전자밀도가 상대적으로 높으므로 α-탄소의 전자가 공명을 덜하게 된다. 따라서, dialdehyde의 산성도가 더 크다.

ㄷ. 페놀보다 4-hydroxypyridine에서 질소의 전자 끌개 효과로 인해 공명에 의한 비편재 효과가 더 크다. 따라서, 4-hydroxypyridine의 산성도가 더 크다.

34 ②

ㄱ. s-성질이 강한 탄소가 전기음성도가 크기 때문에 양성자가 제거된 뒤 생성된 음이온이 더 안정하다. 따라서, propene의 산성도가 더 높다.

ㄴ. 메틸기의 전자 주개 유발효과로 인해 페놀 음이온의 산소로 전자가 편재되어 음이온이 불안정해진다. 따라서, p-methylphenoxide의 산성도는 페놀 음이온(phenoxide)보다 더 작다.

ㄷ. 황(S)이 산소(O)보다 더 큰 원자이므로 염기에 의해 양성자가 제거된 뒤 생성된 음이온이 더 안정하다. 따라서, methanethiol이 methanol 보다 산성도가 크다.

35 ⑤

ㄱ. 양성자가 제거된 뒤 생성된 음이온의 안정성은 질소가 음이온일 때보다 산소가 음이온일 때 더 크다. 따라서, NH_3(pK_a 36)보다 H_2O(pK_a 15.74)의 산성도가 더 높다.

ㄴ. s-성질이 더 커서 전기음성도가 더 큰 말단 알카인의 탄소 음이온이 더 안정하다. 따라서, 말단 알카인의 수소(pK_a 25)가 벤젠(pK_a 46)보다 산성도가 더 크다.

ㄷ. benzyl oxide에서 벤젠 고리의 sp^2 혼성 탄소보다 propagyl oxide의 sp 혼성 탄소가 전기음성도가 더 크므로 전자 끌개 유발효과로 인해 더 안정해진다. 따라서, benzyl alcohol(pK_a 15.4)보다 propagyl alcohol(pK_a 13.5)의 산성도가 더 크다.

II • 알케인과 사이클로알케인

36 ③

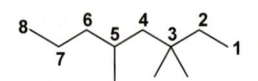 ⇨ 3번 자리에 methyl기가 2개, 5번 자리에 methyl기가 1개, 모체는 octane이므로 알파벳 순서로 명명하면 3,3,5-trimethyloctane이다.

37 ②

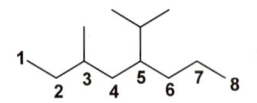 ⇨ 3번 자리에 methyl, 5번 자리에 isopropyl, 모체는 octane이므로 알파벳 순서로 명명하면 5-isopropyl-3-methyloctane 이다.

38 ⑤

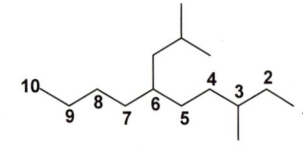 ⇨ 3번 자리에 methyl, 6번 자리에 isobutyl, 모체는 decane이므로 알파벳 순서로 명명하면 6-isobutyl-3-methyldecane 이다.

39 ①

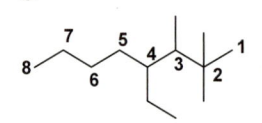 ⇨ 2번 자리에 methyl기가 2개, 3번 자리에 methyl기 1개, 4번 자리에 ethyl, 모체는 octane이므로 알파벳 순서로 명명하면 4-ethyl-2,2,3-trimethyloctane이다.

40 ②

1-methylpropane은 n-butane이다.

41 ③

① 1-methyl-2-ethylhexane의 구조를 그리면 ⇨ 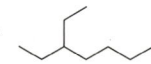 ⇨ ∴ 3-ethylheptane

② alkane은 cis, trans로 명명할 수 없다.

④ 3,4-diethyloctane

⑤ alkyne은 cis, trans로 명명할 수 없다.

42 ④

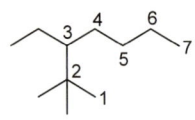 ⇨ 2번 자리에 methyl기가 2개, 3번 자리에 ethyl기 1개, 모체는 heptane이므로 알파벳 순서로 명명하면 3-ethyl-2,2-dimethylheptane 이다.

주사슬의 탄소 개수가 많다면 더 많은 치환기를 가지는 쪽으로 명명한다.

43 ②

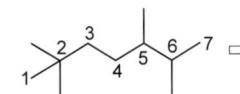 ⇨ 2번 자리에 methyl기가 2개, 5번 자리와 6번 자리에 methyl기가 각각 1개씩 있고, 모체는 heptane이므로 알파벳 순서로 명명하면 2,2,5,6-tetramethylheptane이다.

44 ⑦

ㄱ. 고리의 탄소수가 더 많으므로 6각 고리가 모체가 되고, 모체에 치환된 탄소의 차수가 2차이므로 sec-butylcyclohexane이다.
※ 탄소수가 사슬≤고리일때는 고리가 주사슬인 것으로 명명한다.

45 ⑥

ㄱ. 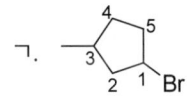 ⇨ 고리가 모체이고, 치환기가 작은 번호를 가지도록 번호를 부여한다. 알파벳 순서대로 먼저 읽히는 Br이 1번, 나중에 읽히는 methyl기가 3번이 되므로, 1-bromo-3-methylcyclopentane이다.

ㄴ. 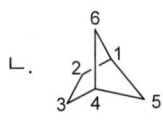 ⇨ 다리목 탄소가 1번이 되고, 탄소수가 많은 쪽으로 번호를 부여한다. bicyclic ring을 명명할 때 괄호 안의 번호는 내림차순이다.

ㄷ. ⇨ 탄소 수가 적은 고리가 작은 번호를 가지도록 번호를 부여하고, 고리 접합 탄소가 4번이 된다. spiro ring을 명명할 때 괄호 안의 번호는 올림차순이다.

46 ②

① isopropyl의 iso는 모양 접두사이므로 명명 시 순위에 포함 시키지만, sec-butyl의 sec는 차수 접두사이므로 명명 시 순위에 포함시키지 않는다.
② 고리가 모체이므로 isopropylcyclopentane이라 명명한다.
③ 작용기 중 순위가 가장 높은 OH가 치환된 탄소가 1번이 되고, 알파벳 순서상 먼저 읽히는 Cl이 3번이 된다.
④ 치환기가 작은 번호 가지려면 1,2,3,5가 적당하다.
⑤ 이중결합과 메틸기가 같은 번호를 가지는 탄소가 1번이다.

47 ⑤

다음과 같이 모두 5개의 구조 이성질체가 존재한다.

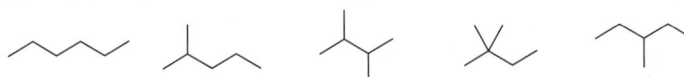

탄소 수가 많아지면 이성질체 수도 많아진다. 탄소 수가 7개인 경우 가능한 구조 이성질체의 개수는 총 9개이다.

화학식	CH_4	C_2H_6	C_3H_8	C_4H_{10}	C_5H_{12}	C_6H_{14}	C_7H_{16}	C_8H_{18}	C_9H_{20}	$C_{10}H_{22}$
이성질체 수	1	1	1	2	3	5	9	18	35	75

II • 알케인과 사이클로알케인

48 ③

a와 c는 cis와 trans 이성질체가 존재한다. b는 벤젠고리의 탄소는 sp^2 혼성을 하므로 탄소에 연결된 치환기는 모두 평면 상에 존재한다. 따라서 cis와 trans 이성질체가 존재할 수 없다. d는 치환기가 같은 탄소에 있으므로 cis와 trans 이성질체가 존재할 수 없다.

49 ④

2,3-dimethylpentane

50 ④

2,2,4,4-tetramethylpentane

51 ②

전면 탄소와 후면 탄소의 치환기가 서로 60°를 이루는 것이 고우시(gauche)이고, 180°를 이루는 것이 anti conformation이다.

52 ⑤

2,2-dimethylpropane

53 ④

B와 C는 anti 배열을 이룬다.

54 ③

A와 D는 고우시(gauche)를 이룬다.

55 ②

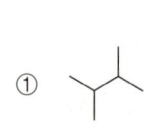
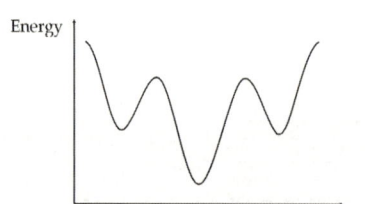

C1-C2 시그마 결합회전

②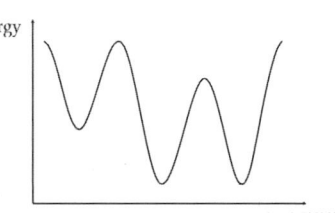

③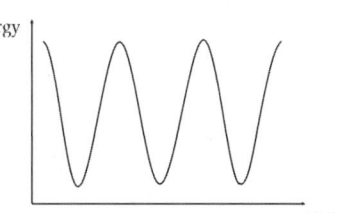

④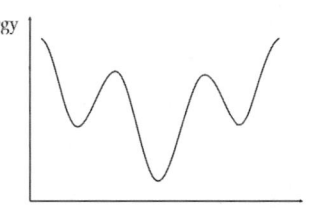

⑤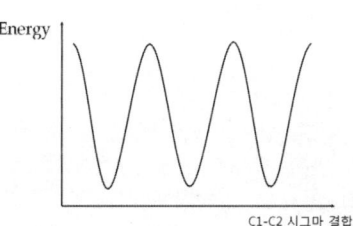

---

56 ③
분자식은 같으나 메틸기의 연결방식이 다르므로 구조이성질체이다.
①, ②는 탄소수가 다르므로 서로 다른 화합물이다.
④ cis와 trans는 기하이성질체이자 부분입체이성질체가 관계이다.
⑤ 탄소수는 같으나 수소의 개수가 다르므로 서로 다른 화합물이다.

---

57 ③
①, ②는 제시된 화합물과 탄소와 수소의 개수가 다르므로 이성질체가 될 수 없고, ④는 탄소의 개수는 같지만 고리화합물이므로 수소의 개수가 다르다. ⑤는 동일한 화합물이다.

---

58 ④
cis와 trans는 기하이성질체, 부분입체이성질체, 입체이성질체 관계이다.

II • 알케인과 사이클로알케인

59 ⑤

ㄱ.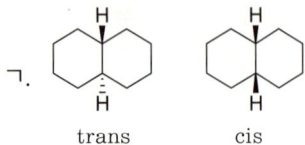
   trans   cis

ㄴ. 벤젠고리의 탄소는 모두 sp^2 혼성이므로 모든 치환기는 동일 평면상에 존재한다. 따라서, cis, trans 가 존재할 수 없다.

ㄷ. trans   cis

---

60 ④

ㄱ. 부분입체 이성질체 관계이다.
ㄴ. cis와 trans이므로 기하 이성질체 관계이다.
ㄷ. 거울상이성질체 관계이다.

---

61 ③

---

62 ①

Br과 Cl은 고우시 관계에 있다. 참고로, 서로 이웃한 탄소에 있는 치환기가 axial과 equartorial, equartorial과 equartorial 위치에 있으면 고우시이다.

---

63 ⑤

compound X를 쐐기-대쉬법으로 표현하고 myo-Inositol의 쐐기-대쉬모형과 비교하면 하이드록시기의 배열이 일부는 일치하지만 일치하지 않는 것도 있으므로 부분입체 이성질체 관계에 있다 할 수 있다.

myo-Inositol   Compound X

---

64 ①

1번과 4번 탄소의 치환기가 trans이므로 메틸기가 모두 수평방향에 있는 구조가 가장 안정하고 가장 낮은 에너지를 갖게 된다.

65 ④
1번과 3번 탄소의 치환기가 trans이므로 isopropyl기는 수평방향, 메틸기는 축 방향에 있어야 한다. 이 때 상대적으로 크기가 작은 메틸기가 축 방향으로 배치되는 구조가 더 안정하다. ③번 구조는 cis이다.

66 ②
1번과 4번 탄소의 치환기가 cis이므로 두 치환기 중 하나는 축 방향, 다른 하나는 수평방향에 있어야 한다. 이 때 상대적으로 크기가 큰 t-butyl기가 수평방향으로, 메틸기는 축 방향에 있는 구조가 가장 안정하고 가장 낮은 에너지를 갖게 된다. ④번과 ⑤번은 trans이다.

67 ②
1번과 2번 탄소의 치환기가 trans이므로 두 치환기 모두 축 방향 또는 수평 방향에 있어야 한다. 이 때 두 치환기가 모두 축 방향에 있으면 1,3-이축방향 상호작용에 의해 불안정해지므로 모든 치환기가 수평 방향에 있는 구조가 가장 안정한 구조가 될 것이다.

68 ③
1,4-치환 cis는 (e,a) 혹은 (a,e), 1,4-치환 trans는 (e,e) 혹은 (a,a)이므로 이중 가장 안정한 형태는 trans의 (e,e)일 때이며, 1,3-치환 cis는 (e,e) 혹은 (a,a)이고 1,3-치환 trans는 (e,a) 혹은 (a,e)이므로 이중 가장 안정한 형태는 cis의 (e,e)일 때이다.

69 ③
ㄱ. A와 B는 메틸기가 치환된 위치가 다르므로 구조이성질체이다. 따라서, 다른 화합물이다.

ㄴ. 두 화합물 모두 trans이다.

ㄷ. A: 7.6kJ/mol, B: 0kJ/mol ⇒ B는 1,3-이축방향 상호작용이 없으므로 B가 A보다 에너지 적으로 안정하다

70 ①
1,2-치환 cis는 (a,e) 또는 (e,a)이다. B와 C는 1,2-치환 trans이다.

71 ③
고리반전하면 a는 e로, e는 a로 전환된다.

II • 알케인과 사이클로알케인

72 ①

문제에서 주어진 두 구조의 메틸기를 a~f로 바꾸어서 나타냈을 때 a와 c(1,4번 위치)는 cis이며, b와 c(1,2번 위치)도 cis이다. 그러나 d와 f(1,4번 위치)는 cis이며, e와 f(1,2번 위치)는 trans이다. 따라서, 공간상의 배치가 서로 다른 두 구조이므로 입체이성질체이다.

73 ②

모두 equatorial에 배치된 구조가 가장 안정한 구조이다.

74 ⑤

⇨ 모든 치환기가 같은 방향으로 배치되므로 cis이다.

75 ④

A: 11.4 kJ/mol
B: 38 kJ/mol

A는 고우시가 총 3개, B는 1개 존재하고, A가 B보다 에너지 적으로 불안정하다. A는 1,3-이축방향 상호작용 (1,3-diaxial interaction) 에너지가 존재하지만, B는 두 메틸기가 모두 수평 방향에 있으므로 1,3-이축방향 상호작용 에너지가 존재하지 않는다.

76 ③

A: ⇨ 입체장애가 가장 큰 CH_2OH를 수평방향으로 배열하면 된다.

B: ⇨ 1,3-이축방향 상호작용(1,3-diaxial interaction) 에너지, 고우시가 존재하지 않는다.

77 ⑥

ㄱ. ⇨ 보기에 있는 화합물과 이형태체는 거울상 이성질체 관계이다.

78 ③

ㄱ. 구조이성질체는 분자식이 같고, 분자의 배열이 달라야한다. 두 화합물의 관계는 기하이성질체, 부분입체 이성질체 또는 입체이성질체라 할 수 있다.
ㄴ. cis-decalin과 trans-decalin 모두 ring-flip이나 회전에 의해 상호 전환이 불가능하다.
ㄷ. trans-decalin에 비해 cis-decalin은 1,3-이축방향 상호작용에 의해 에너지 적으로 11.4kJ/mol 만큼 불안정하다.

79 ⑤

ㄴ. 분자식은 같지만 에너지가 다르므로 두 화합물 형태이성질체 관계이다.

80 ④

형태 이성질체(=이형태체)의 가장 보편적인 정의는 단일 결합의 회전에 의해 서로 형태가 다른 화합물을 말한다. 따라서, 동일한 화합물이므로 물성이 동일하며, 1,2-dichloroethane은 cis, trans가 존재하지 않고, butane의 anti와 gauche는 동일 화합물이나 그 안정성이 다르기에 에너지 준위는 다르며, cyclohexane의 boat와 chair은 서로 형태이성질체 관계이며, chair가 보다 안정한 형태이다.

III • 입체화학

81 ②
이성질체는 크게 구조 이성질체와 입체 이성질체로 나뉜다. 입체 이성질체는 거울상 이성질체와 부분입체 이성질체로 다시 나눌 수 있다. 입체 이성질체 중에서 거울상 이성질체가 아닌 것을 부분입체 이성질체라 한다. 부분 입체 이성질체는 기하 이성질체와 아노머, 에피머로 나눌 수 있다.

82 ⑤
거울상 이성질체는 입체 이성질체에 속한다.

83 ①
D, L형과 (+), (−) 광학활성과는 관계가 없다. 즉, 우선성(Dextrorotatory)은 (d) 혹은 (+)로 표현되며, 좌선성(Levorotatory)은 (l) 혹은 (−)로 표현될 뿐 대문자 D, L을 이용하여 우선성과 좌선성을 구별하지는 않는다. 거울상 이성질체는 분광학적 성질(빛에 대한 활성)은 다르며 물성은 동일하다. 부분입체 이성질체는 분광학적 성질과 물성이 모두 다르며 메조화합물은 거울상과 겹쳐지므로 물성이 동일하다.

84 ②
금속 촉매 수소 첨가 반응에 의해 카이랄 탄소가 사라졌으며, 분자 내에 대칭면이 존재하므로 광학비활성인 물질이 되었다.

85 ②

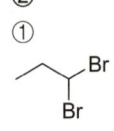

86 ④
동일한 ethyl기가 같은 탄소에 존재하므로 입체 중심 탄소(카이랄 중심 탄소)는 없다.

 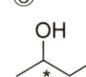 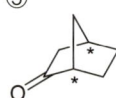

87 ②
a : OH가 1번, b 탄소가 2번, 질소가 치환된 탄소가 3번이므로 S이다.
b : OH가 1번, c 탄소가 2번, a 탄소가 3번, 쐐기 형태의 수소가 4번이므로 R이다.
c : OH가 1번, b 탄소가 2번, d 탄소가 3번이므로 R이다.
d : 질소가 1번, c 탄소가 2번, CH_2OH가 3번, 쐐기 형태의 수소가 4번이므로 R이다.

88 ④

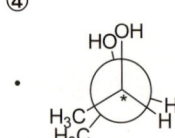 ⇒ 입체중심탄소가 두 개 존재하고, 분자 내 대칭면이 존재하므로 meso 화합물이고 비카이랄하다.

- ⇨ 입체중심탄소가 존재하고, 분자 내 대칭면이 없으므로 카이랄하다.

- ⇨ 입체중심탄소가 두 개 존재하고, 분자 내 대칭면이 없으므로 카이랄하다.

- ⇨ 입체중심탄소가 존재하고, 분자 내 대칭면이 없으므로 카이랄하다.

89 ①, ⑤
거울상이성질체가 없다는 것은 거울상과 겹쳐진다는 의미이며, 광학비활성인 물질을 의미한다.

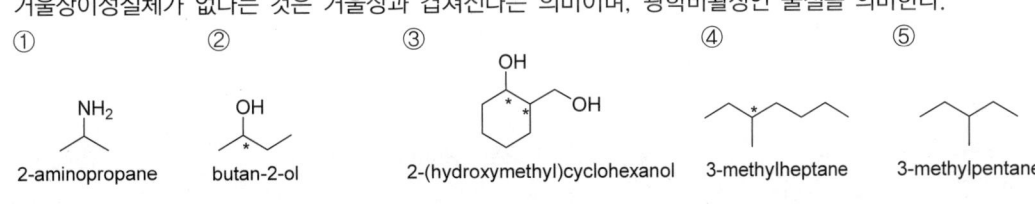

① 2-aminopropane ② butan-2-ol ③ 2-(hydroxymethyl)cyclohexanol ④ 3-methylheptane ⑤ 3-methylpentane

90 ③
서로 다른 4개의 치환기를 가지는 sp^3 혼성 탄소는 카이랄 중심 탄소가 되고 광학 이성질 현상을 보여준다.

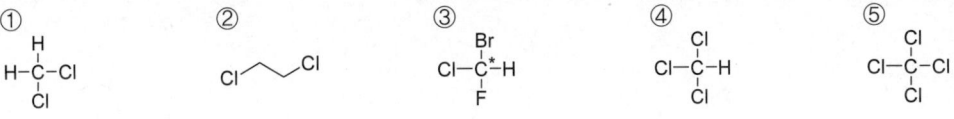

91 ①
분자 내 카이랄 중심이 하나인 물질은 언제나 광학 활성이다.

① 2-bromo-2-chlorobutane ② 2-methylpropane ③ 2,2-dimethylbutan-1-ol ④ 2,2,4-trimethylpentane ⑤ bromocyclobutane

92 ③
동일한 치환기를 2개 이상 가지는 탄소는 입체 중심을 가질 수 없다.

① butan-2-ol ② 2-hydroxybutanal ③ 2-methylheptane ④ 2-(hydroxymethyl)cyclohexanol ⑤ pentan-2-ol

III · 입체화학

93 ④

2-methylpentane   chlorocyclohexane   3-methylbutan-2-ol   2-hydroxypropanoic acid

94 ④

아래 구조에 표현된 것처럼 모두 5개의 카이랄 탄소가 존재한다.

95 ②

⇒ 모두 7개이다.

96 ④

① 1,1-dichlorobutane ② 1,4-dichlorobutane ③ 1-chlorobutane ④ 2-chlorobutane ⑤ benzaldehyde

97 ①

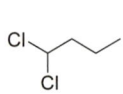
2,4-dimethylheptane

⇒ 카이랄 탄소가 한 개이므로 최대 가능한 입체 이성질체의 수는 $2^1 = 2$개이다.

98 ③

- 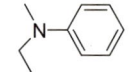 ⇒ 고리에 있는 질소가 아니면 상온에서 반전이 잘 일어나므로 치환기가 고정되지 않는다. 따라서, 거울상이 존재할 수 없으므로 카이랄 중심이 없고, 비카이랄하다.

- Ph-N⁺(CH₂Ph)(Me)(Et) ⇒ 서로 다른 4개의 치환기가 있고, 염(salt)을 이루는 질소는 반전이 일어나지 않으므로 치환기가 고정되고 거울상이 존재할 수 있다. 따라서, 입체 중심이 존재하고 카이랄하다.

- 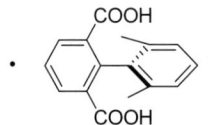 ⇨ 입체 중심 탄소가 없고, 대칭면이 존재하므로 비카이랄하다.

- H₃C\C=C=C/CH₃ (H, H) ⇨ 입체 중심 탄소가 없고, 대칭면도 존재하지 않으며, 자유회전이 불가능하므로 카이랄 화합물이다.

- MeO-S(=O)-Ph ⇨ 황(S)은 비공유전자쌍이 있으므로 배위수는 4이고, sp^3 혼성이다. 반전이 일어나지 않으므로 입체 중심이 존재하는 카이랄 화합물이다.

99 ④

두 화합물의 관계는 거울상 이성질체이다.

100 ③

카이랄 탄소를 갖는 화합물은 2-bromobutane 뿐이며, 이를 제외한 나머지는 모두 분자 내에 카이랄 탄소가 존재하지 않고 분자 내에 대칭면이 존재하는 광학비활성인 물질이다.

101 ④

① ⇨ cis, trans 기하이성질체

② ⇨ 부분입체 이성질체

③ ⇨ 부분입체 이성질체

④ ⇨ 거울상 이성질체

⑤ ⇨ 동일한 화합물

102 ③

거울상 이성질체의 정의에 의해 모든 물성은 동일하며 평면편광의 회전 방향만이 다르다.

III. 입체화학

103 ⑤
① A와 B는 부분입체 이성질체이므로 모든 물성이 달라 분별 증류에 의해 분리될 수 있다.
② A와 B는 거울상 이성질체가 아니므로 평면편광의 광회전도가 다르다.
③ A와 B는 부분입체 이성질체 관계에 있다.
④ A와 B 모두 입체중심 탄소는 두 개씩 있지만, A는 분자 내 대칭면이 존재하지 않으므로 카이랄하고 광학 활성이 있다. 반면, B는 분자 내 대칭면이 존재하므로 비카이랄하고 광학활성이 없는 메조 화합물이다.
⑤ B는 광학비활성이지만, A는 광학활성이므로 A와 B의 혼합물은 광학활성을 보인다.

104 ①
분자 내 카이랄 중심이 두 개 존재하고 대칭면을 갖는 메조화합물이므로 광학 비활성이고 편광면을 회전시키지 못한다. 나머지는 모두 입체중심탄소가 존재하고 분자 내 대칭면이 없으므로 광학활성이고 편광면을 회전시킨다.

① 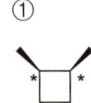 ② 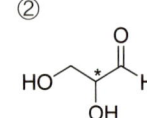 ③ 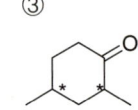 ④ 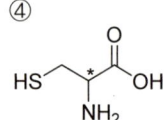 ⑤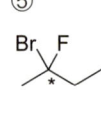

105 ⑤
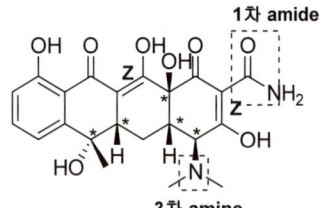

ㄱ. 3차 amine과 1차 amide가 존재한다.
⇨ ㄴ. 탄소-탄소 간 이중결합은 모두 Z 배열이다.
ㄷ. 입체중심 탄소는 모두 5개이다.

106 ②
정의에 따라 카이랄 탄소(비대칭 탄소)를 갖는 물질은 ②번 뿐이다.

107 ④
아래의 구조에 나타난 것과 같이 카이랄 탄소의 개수는 순서대로 3, 1, 2이다.

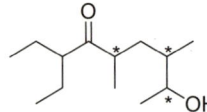 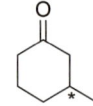 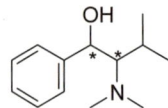

108 ①, ③
①, ③은 서로 다른 4개의 치환기를 가지는 sp^3 혼성 탄소가 카이랄 중심을 갖는다.
② 벤젠고리 탄소의 혼성은 sp^2이므로 입체중심탄소를 가질 수 없다.
④, ⑤ 동일한 에틸기와 메틸기가 2개씩 존재하므로 입체중심탄소를 가질 수 없다.

109 ④
서로 다른 4개의 치환기를 가지는 sp³ 혼성 탄소가 카이랄 중심을 갖는다.

110 ④
화합물 A는 R 입체배열을 가지므로 거울상 이성질체는 S 입체배열을 가져야한다.

111 ①
오른쪽 화합물을 180° 회전시키면 왼쪽 화합물과 서로 거울상을 이루므로 거울상 이성질체 관계이다.

112 ②
주어진 화합물 중 왼쪽은 (S, S), 오른쪽은 (R, S)이므로 부분입체 이성질체 관계이다.

113 ①
왼쪽 화합물은 (2S, 3S)이고, 오른쪽 화합물은 (2R, 3R)이므로 거울상 이성질체이다.

114 ③
입체 중심탄소에 연결된 치환기의 종류가 다르므로 두 화합물은 구조 이성질체 관계이다.

115 ③
입체중심 탄소의 개수가 4개이므로 최대 가능한 입체 이성질체의 개수는 $2^4=16$개 이다.

116 ②
총 3개의 입체중심 탄소를 가지므로 최대 가능한 입체 이성질체의 개수는 총 $2^3=8$개이다.

117 ⑦

III. 입체화학

ㄷ. 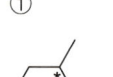 ≡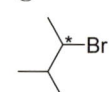

118 ③
입체중심 탄소가 2개이므로 광학활성을 띠는 거울상 이성질체 2개와 광학비활성(achiral)을 띠는 메조 화합물 1개가 입체 이성질체로 가능하다.

119 ④
입체 중심탄소가 2개이므로 가능한 입체 이성질체의 개수는 총 4개이다.

① ② ③ ④ ⑤
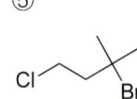

120 ①
아래 그림과 같이 가장 많은 2개의 입체 중심 탄소를 가지는 화합물은 1번이고, 총 4개의 입체 이성질체를 가진다.

① ② ③ ④ ⑤

121 ②

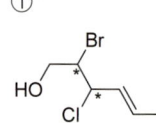 ⇒ 주어진 화합물은 아래 그림처럼 입체중심 탄소가 2개, 그리고 이중결합이 존재한다. 그러나 반응물에 있는 카이랄 탄소는 (R)-배열로 고정되어 있고, 하이드록시기와 연결된 카이랄 탄소는 R과 S 배열이 모두 가능하다. 또한, 이중결합은 E와 Z로 존재할 수 있으므로 아래 주어진 화합물의 입체 이성질체의 개수는 총 4개이다.

122 ⑤
ㄱ과 ㄴ은 거울상 이성질체 관계이므로 같은 양이 존재하면 라세미혼합물이어서 광학 비활성이고, ㄷ과 ㄹ도 거울상 이성질체 관계에 있으므로 같은 양이 존재하면 라세미 혼합물어서 광학 비활성이다. 또한 ㄴ와 ㄷ은 부분입체 이성질체 관계이며, ㄱ과 ㄷ도 부분입체 이성질체 관계이고, ㄱ과 ㄹ도 부분입체 이성질체 관계이다.

123 ③
R 배열을 갖는 물질의 거울상 이성질체는 S 배열을 갖는다. 또한 실험을 통해 평면편광의 회전도를 관찰하기 전까지는 좌선성과 우선성을 R, S 절대 입체 배열만으로는 결정할 수 없다.

124 ④
화합물 ㄹ은 카이랄 탄소가 두 개이고, 분자 내 대칭면이 없으므로 광학활성이다.
화합물 ㄱ은 R 입체배열, 화합물 ㄴ은 S 입체배열을 가진다. 화합물 ㄱ과 화합물 ㄴ은 서로 거울상 이성질체 관계에 있으므로 ㄱ과 ㄴ이 같은 양으로 존재하는 혼합물은 라세미 혼합물이고 광학 비활성이다.
화합물 ㄷ은 메조 화합물이므로 광학비활성이고 화합물 ㅁ은 카이랄 탄소가 없으므로 광학 비활성이다.

125 ⑤
① 우선순위 : H < Benzyl < CH_2OH < OH 이므로 입체배열은 (R)이다.
② 우선순위 : CH_3 < Benzyl < CH_2OH < OH 이므로 입체배열은 (R)이다.
③ 우선순위 : CH_2CH_3 < Benzyl < CH_2OH < OH 이므로 입체배열은 (R)이다.
④ 우선순위 : Benzyl < CH_2OH < CH_2Cl < OH 이므로 입체배열은 (R)이다.
⑤ 우선순위 : Benzyl < CH=CH_2 < CH_2OH < OH 이므로 입체배열은 (S)이다.

126 ④
CIP 규칙에 따라서 우선순위를 판단하여 결정한다.

127 ②
CIP 규칙에 따라서 우선순위를 판단하여 결정한다.

128 ③
금속 촉매 수소 첨가 반응을 통해 ㄱ은 2-methylbutane인 광학 비활성인 물질이 되고, ㄴ은 2,4-dimethylpentane인 광학 비활성인 물질이 얻어지며, ㄷ은 2,3-dimethylpentane인 카이랄 중심을 갖는 알케인이 얻어지게 된다. 물론 ㄷ에 의해 얻어진 생성물은 라세미 혼합물이므로 광학비활성이 되지만 각각의 알케인은 광학활성이므로 카이랄 알케인이라 할 수 있다.

129 ③, ⑤
① 생성물은 2-chloro-2-methylbutane으로 광학 비활성
② 생성물은 2-methylbutane으로 광학 비활성
③ 생성물은 2,3-dichloro-2-methylbutane으로 카이랄 탄소를 갖는 물질
④ 생성물은 2-methylbutan-2-ol로 광학 비활성
⑤ 생성물은 2-bromo-2-methylbutan-2-ol로 광학 비활성

130 ③
C(광학활성)는 금속 촉매 수소 첨가 반응을 통해 cis-1,2-dimethylcyclobutane(메조화합물)과 trans-1,2-dimethylcyclobutane(광학활성)이 얻어진다.

131 ①
A(광학비활성)는 금속 촉매 수소 첨가 반응을 통해 cis-1,4-dimethylcyclobutane(광학비활성)과 trans-1,4-dimethylcyclobutane(광학활성)이 얻어진다.

Ⅲ • 입체화학

132 ②
B(광학활성)는 금속 촉매 수소 첨가 반응을 통해 cis-1,4-dimethylcyclobutane(광학비활성)과 trans-1,4-dimethylcyclobutane(광학비활성)이 얻어진다.

133 ③

① ⇨ 카이랄 탄소가 존재하지 않으므로 비카이랄이다.

② 대칭면 존재 ⇨ 카이랄 탄소가 존재하고, 분자 내 대칭면이 존재하므로 비카이랄한 메조 화합물이다.

③ ⇨ 카이랄 탄소를 갖고 있으며, 분자 내 대칭면이 존재하지 않으므로 카이랄하다.

④ 대칭면 존재 ⇨ 카이랄 탄소를 갖고 있으며, 메조 화합물이므로 비카이랄이다.

⑤ 대칭면 존재 ⇨ 카이랄 탄소는 존재하지만, 분자 내 대칭면이 존재하므로 비카이랄한 메조 화합물이다.

134 ⑥

ㄱ. ≡ ⇨ 동일한 화합물이다.

ㄴ. ≡ ⇨ 거울상 이성질체 관계이다.

ㄷ. 두 화합물은 거울상 이성질체 관계이다.

135 ②
모두 2,3-dichlorobutane이며 주어진 뉴먼 투영식을 회전시켜서 대칭면이 존재하는 구조를 찾는다.

136 ②
주어진 A를 평면구조로 바꾸어보면 B와 거울상 이성질체 관계임을 알 수 있다.

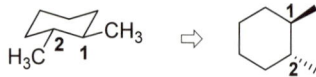

137 ④
④번 보기 화합물은 카이랄 탄소가 2개 존재하고, 분자 내 대칭면이 존재하므로 광학비활성인 메조 화합물이다.

138 ③
③보기의 화합물은 메조 화합물이다.

139 ②
라세미 혼합물은 거울상 이성질체의 동량 혼합물로서 광학 비활성인 물질이다.

140 ④
%ee = 20%이므로 (+) : (−) = 40% : 60%임을 알 수 있다.

141 ①
meso-tartaric acid는 광학 비활성이고 편광면을 회전시키는 능력이 없으므로 (2R, 3R)-tartaric acid과 meso-tartaric acid이 혼합물로 섞여있는 경우 고유 광회전도는 +12°가 된다.

142 ④
메조 화합물은 거울상 이성질체를 가지지 않으므로 거울상 이성질체가 같은 양으로 섞여있는 라세미 혼합물을 만들 수 없다.

143 ④
거울상 초과량이 70%이면 나머지 30%는 두 거울상 이성질체가 공평하게 15%씩 차지하며 라세미 혼합물을 이루게 되므로 하나의 거울상 이성질체는 70%+15%=85%가 되고, 나머지 거울상 이성질체는 15%가 된다.

144 ①
거울상 초과량이 40%이면 나머지 60%는 두 거울상 이성질체가 공평하게 30%씩 차지하며 라세미 혼합물을 이루게 되므로 하나의 거울상 이성질체는 40%+30%=70%가 되고, 나머지 거울상 이성질체는 30%가 된다.

145 ③
아래 그림처럼 두 개의 입체중심 탄소가 존재하므로 총 4개의 입체이성질체가 가능하지만, 분자 내 대칭면에 존재하는 메조 화합물이 존재하므로 총 3개(거울상 이성질체 2개와 메조 화합물 1개)의 입체 이성질체가 존재한다.

146 ②
아래 그림처럼 두 개의 입체중심 탄소가 존재하므로 총 4개의 입체이성질체가 가능하지만, 분자 내 대칭면에 존재하는 메조 화합물이 존재하므로 총 3개(거울상 이성질체 2개와 메조 화합물 1개)의 입체 이성질체가 존재한다.

III • 입체화학

147 ②

$$\text{CH}_3\text{CH}_2 - \overset{\text{Cl}}{\underset{\text{H}}{\overset{*}{|}}} - \text{H} \quad \text{CH}_3\text{CH}_2 - \overset{\text{Cl}}{\underset{\text{H}}{|}} - \text{H}$$
A B

A의 입체배열은 위에서부터 (S, R)이고, B의 입체배열은 위에서부터 (S, S)이므로 서로 부분입체 이성질체 관계에 있다.

148 ③
B와 D는 분자식은 동일하나 결합의 연결 순서가 다른 구조 이성질체이다.

149 ①
D와 E는 서로 거울상 이성질체 관계에 있다.

150 ②
C와 E는 cis/trans 기하이성질체 관계이며, 기하이성질체는 부분입체 이성질체이자 입체 이성질체이다.

151 ③
A와 F는 분자식은 동일하나 결합의 연결 순서가 다른 구조 이성질체이다.

152 ⑤
F와 G는 cis/trans가 아닌 E/Z 배열을 갖는 기하 이성질체이자 부분입체 이성질체이다

153 ⑤
A는 메조 화합물, B는 광학활성, C는 광학비활성, D는 광학활성

154 ③
B와 C의 혼합물은 B로 인해 광학활성을 띠고, B와 D의 혼합물은 라세미 혼합물이므로 광학 비활성이다.

155 ④
첫 번째 보기 : A는 입체 중심 탄소가 2개 존재하고, 분자 내 대칭면이 존재하지 않으므로 자신의 거울상과 서로 포개어지지 않는다. 따라서, 광학활성이다.
두 번째, 세 번째 보기 : B는 카이랄 탄소가 2개 존재하고, 분자 내 대칭면이 존재하므로 자신의 거울상과 서로 포개어지는 메조 화합물이다.
네 번째 보기 : A와 B는 분자식이 같고 치환기의 공간상 배열이 다르므로 기하이성질체 또는 부분 입체 이성질체라고 한다.

156 ④
ㄱ. 왼쪽은 trans-decalin, 오른쪽은 cis-decalin이므로 두 화합물은 기하 이성질체 또는 부분입체 이성질체 관계이다.

ㄴ. 왼쪽은 두 개의 메틸기가 모두 대쉬로 들어가 있으므로 cis이고, 오른쪽은 하나의 메틸기는 쐐기, 다른 하나는 대쉬이므로 trans이다. 따라서, 기하 이성질체 또는 부분입체 이성질체 관계이다.
ㄷ. 분자식은 같으나 치환기의 위치가 다르므로 구조이성질체 관계이다.

157 ②

158 ②
(a)의 우선순위는 Cl > OH > CH_3 > H이므로 (S), (b)의 우선순위는 Cl > COOH > C_6H_5 > H이므로 (S)가 된다.

159 ③
입체중심 탄소에서 치환기들의 우선순위는 OH > CH_2Br > COOH > CH_3이므로 (S) 배열을 갖고 3번 탄소에 bromo, 2번 탄소에 hydroxy와 methyl기가 있는 propanoic acid이므로 이를 종합하여 명명하면 된다.

⇨ (S)-3-bromo-2-hydroxy-2-methylpropanoic acid

160 ④
CIP에 따라서 1번 탄소의 우선순위는 OH > $CH(CH_3)NHCH_3$ > C_6H_5 > H이므로 (R) 배열을 가지며, 2번 탄소의 우선 순위는 $NHCH_3$ > $CH(OH)C_6H_5$ > CH_3 > H이므로 (S) 배열을 가진다.

161 ⑦
ㄱ. 우선순위를 결정하면 $CH=CH_2$ > CH_2CH_3 > CH_3 > H이고, 수소를 뒤로 들어가 있다 가정하면 $CH=CH_2$는 왼쪽, CH_3는 오른쪽 CH_2CH_3는 아래쪽에 있게 되므로 (S)-입체배열을 갖는다.
ㄴ, ㄷ. 우선순위에 따르면 모두 (S)-입체배열을 갖는다.

162 ②
ㄱ. 치환기들의 우선순위는 CH_2Br > $CH(CH_3)_2$ > $CH_2CH_2CH_2I$ > CH_3이므로 (S) 배열을 갖는다.
ㄴ. 치환기들의 우선순위는 COOH > CH_2OH > CH_2CH_2I > CH_3이므로 (R) 배열을 갖는다.
ㄷ. 치환기들의 우선순위는 CH_2CH_2I > CH_2CH_3 > CH_3 > H이므로 (S) 배열을 갖는다.

III. 입체화학

163 ⑥

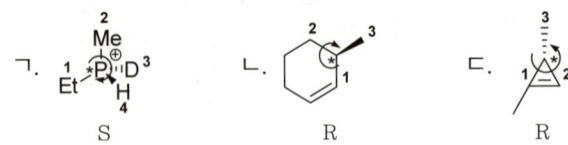

ㄱ. S ㄴ. R ㄷ. R

164 ③

⇨ R은 4개, S는 3개 존재한다.

165 ③

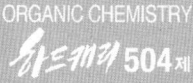

IV • 알켄

166 ③

(E)-3,5-dimethyloct-3-ene

⇨ 이중 결합을 포함한 가장 긴 탄소 사슬을 모체로 정하여 IUPAC 체계에 따라 명명한다.

---

167 ⑤

(E)-1-chloro-2-ethyl-1-iodo-4-methylpent-1-ene

⇨ 이중 결합을 포함한 가장 긴 탄소 사슬을 모체로 정하여 IUPAC 체계에 따라 명명한다.

---

168 ①

(E)-4-ethyl-2,5-dimethyloct-3-ene

⇨ 이중 결합을 포함한 가장 긴 탄소 사슬을 모체로 정하여 IUPAC 체계에 따라 명명한다.

---

169 ⑤

(2Z,4E)-3-(chloromothyl)octa-2,4-diene

⇨ 이중 결합을 포함한 가장 긴 탄소 사슬을 모체로 정하고, 이중결합이 작은 번호를 가지도록 번호를 부여한 뒤 IUPAC 체계에 따라 명명한다.

---

170 ④

알켄에 할로젠화 수소 첨가 반응은 Markovnikov 규칙에 따라 진행되는 반응이므로 수소가 많은 탄소에 H가, 수소가 적은 탄소에 Cl이 첨가되는 생성물이 얻어진다. 평면 삼각형 구조의 탄소 양이온 중간체를 거치고, 친핵체는 탄소 양이온의 위, 아래 공격이 동시에 가능하므로 라세미 혼합물이 얻어진다.

---

171 ①

할로젠화 수소 첨가 반응은 Markovnikov 규칙에 따라 진행된다.

---

172 ①

산 촉매 하에서의 수화반응은 Markovnikov 규칙에 따라 진행된다.

---

173 ①, ②

할로젠화 반응은 고리 중간체를 거치므로 anti-첨가로 진행된다. 생성물로 거울상 이성질체의 혼합물(라세미 혼합물)이 얻어진다.

174 ④, ⑤

할로하이드린은 고리 중간체를 고치며, anti-첨가로 진행된다. 또한 Markovnikov 규칙에 따라 수소가 많은 쪽으로 Br이, 수소가 적은 쪽으로 OH가 첨가되어 생성물로 거울상 이성질체의 혼합물(라세미 혼합물)이 얻어진다.

175 ④

수소화 붕소 첨가 후 산화반응은 고리 전이 상태를 거치며, syn-첨가로 진행된다. 또한, anti-Markovnikov 규칙에 따라 수소가 많은 쪽으로 OH가, 수소가 적은 쪽으로 H가 첨가된다.

176 ①

ㄱ. PhCH=CHCH₃ + Br₂/CCl₄ → 고리 Br 중간체 → Br⁻ → PhCHBr-CHBrCH₃ (라세미 혼합물)

ㄴ. PhCH=CHCH₃ + NBS/H₂O → 고리 Br 중간체 → H₂O → PhCH(OH)-CHBrCH₃ (라세미 혼합물)

ㄷ. PhCH=CHCH₃ + I-Cl (δ+ δ-) → 고리 I 중간체 → Cl⁻ → PhCHCl-CHICH₃ (라세미 혼합물)

고리형 중간체가 아래로 생긴 것만 그렸지만 위로도 생길 수 있기 때문에 라세미 혼합물이 생성된다.

177 ②

치환기가 많은 알켄은 유발효과와 하이퍼컨쥬게이션의 기회가 많아지므로 안정하다. 치환된 정도가 같은 경우에는 입체 장애가 작은 trans가 cis 보다 더 안정하다. 안정한 알켄은 수소화 반응열이 작다.
따라서 ㄱ > ㄷ > ㄴ이다.

178 ④

치환기가 많은 알켄는 유발효과와 하이퍼컨쥬게이션의 기회가 많아지므로 안정하다.
따라서, ㄴ > ㄷ > ㄱ이다.

IV • 알켄

179 ⑦

위의 보기 모두 옳은 설명이다.

180 ⑥
ㄱ. 염소 음이온(Cl^-)는 친핵체로 작용한다.

181 ①
ㄱ. 산 촉매 첨가 후 (a)는 2차 탄소 양이온이 생성되고, (b)는 1차 탄소 양이온이 생성되므로, 더 안정한 중간체가 생성되는 (a)가 반응 속도가 더 빠르다.
ㄴ. allyl 자리의 탄소 양이온이 더 안정하므로 (a)가 더 빠르다.
ㄷ. 산 촉매가 첨가된 후 벤질자리 탄소양이온도 안정하지만 (a)처럼 헤테로 원자와 탄소 양이온 간의 공명에 의해 octet을 만족하는 구조가 더 안정하다. 따라서 (a)가 더 안정하다.

182 ⑥

ㄱ, ㄴ. trans 알켄이 더 안정하므로 평형상수는 1보다 크다.
ㄷ. 산 촉매가 첨가되면 파이결합이 깨지면서 탄소 양이온 중간체가 생성된다.

183 ①

ㄴ. 카이랄 탄소가 없는 동일한 화합물이 생성된다.
ㄷ. Markovnikov's rule을 따른다.

184 ②

ㄱ. 탄소 양이온 중간체가 아닌 4각 고리 전이 상태를 거치는 반응이다.
ㄴ. 입체적 요인에 의해 복잡한 곳으로는 수소가, 덜 복잡한 곳으로는 붕소가 첨가된다.
ㄷ. syn-첨가 반응이고, anti- Markovnikov's rule을 따른다.

185 ③

ㄱ. ⇨ 수소는 과량으로 첨가되므로 알케인까지 환원된다.

ㄴ. ⇨ 수소는 같은 방향(syn)으로 첨가된다. 따라서, 두 메틸기의 입체 배열은 같아야한다.

ㄷ. ⇨ 축 방향으로 배치된 메틸기의 입체 장애로 인해 중수소는 위에서 syn-첨가된다.

186 ④

ㄱ. ⇨ 수소는 같은 방향(syn)으로 첨가된다. 따라서, 두 메틸기의 입체 배열은 같아야한다.

ㄴ. ⇨ 다리목 탄소에 있는 메틸기의 입체 장애로 인해 수소는 고리 아래쪽으로 첨가된다.

ㄷ. ⇨ 다리목 탄소에 있는 한 개의 수소보다는 축 방향으로 배치된 두 개의 수소가 입체 장애가 크므로 중수소는 고리 위쪽으로 첨가된다.

187 ⑦

ㄱ. ⇨ 헤테로 원자에 이웃한 탄소 양이온 중간체는 공명에 의해 안정화된다.

ㄴ.

ㄷ. ⇨ 카보닐기의 이웃한 탄소 양이온은 불안정하므로 생성될 수 없다.

IV • 알켄

188 ①
알켄에 대한 수소화 붕소 첨가/산화반응이므로 anti-Markovnikov 규칙에 따라 진행되는 반응이다. 따라서, 수소가 많은 탄소에 OH가, 수소가 적은 탄소에 H가 syn-첨가되는 생성물이 얻어진다.

189 ③
산 촉매 하에서의 수화반응이므로 Markovnikov 규칙에 따라 진행되는 반응이므로 수소가 많은 탄소에 H가, 수소가 적은 탄소에 OH가 첨가되는 생성물이 얻어진다. 이 때 syn, anti 첨가 생성물이 모두 만들어지므로 입체화학은 논하지 않는다.

190 ④

ㄱ. <chemical structure: alkene + HBr → carbocation → alkyl bromide>

ㄴ. <chemical structure: alkene + HBr → carbocation → alkyl bromide>

ㄷ. <chemical structure: alkene + HBr → carbocation → alkyl bromide>

191 ⑦

ㄱ. <chemical structure: isobutylene + HBr → cation → t-butyl bromide>

ㄴ. <chemical structure: alkene + HBr → cation → :CH₃ 이동 → cation → Br⁻ → alkyl bromide>

ㄷ. <chemical structure: diene + HBr(1eq) → cation → Br⁻ → allylic bromide>

192 ③, ④
산 촉매 하에서의 수화반응이므로 Markovnikov 규칙에 따라 진행되는 반응이므로 수소가 많은 탄소에 H가, 수소가 적은 탄소에 OH가 첨가되는 생성물이 얻어진다. 이 때 syn, anti 첨가 생성물이 모두 만들어지므로 두 종류의 생성물이 얻어진다.

193 ①, ②
Markovnikov 규칙에 따라 진행되는 할로젠화 수소 첨가 반응이며, 생성물의 구조로 옳은 것을 모두 고르라고 했으므로 두 가지 생성물이 답이 된다. 단, 공격하는(혹은 첨가되는) 위치의 바로 옆에 이웃한 치환기에 대한 입체 장애의 영향까지 고려해야하므로 반응의 주생성물은 2번이 된다.

194 ④

할로하이드린은 고리 중간체를 거치며, anti-첨가로 진행된다. 또한 Markovnikov 규칙에 따라 진행되는 반응이므로 수소가 많은 탄소에 Br이, 수소가 적은 탄소에 OH가 첨가되는 생성물이 얻어진다.

195 ④

산 촉매 하에서의 수화반응, 할로젠화 수소 첨가 반응, 옥시수은 첨가 반응, 할로하이드린의 생성과 같은 첨가 반응은 모두 Markovnikov 규칙을 따라 진행된다. 수소 붕소 첨가 후 산화 반응(hydroboration-oxidation은 anti-Markovnikov 규칙을 따라 일어난다.

196 ④

9-BBN은 BH_3와 같은 용도로 사용되어지는 시약으로 anti-Markovnikov 규칙과 syn-첨가 반응에 따라 얻어지는 생성물의 수율을 더 높일 수 있다는 장점이 있다. 이 반응은 수소화 붕소 첨가/산화반응이므로 수소가 많은 탄소에 OH가, 수소가 적은 탄소에 H가 첨가되는 생성물이 얻어진다.

197 ①

생성물은 할로젠화 반응에 의해 얻어진 물질이므로 알켄에 대한 할로젠화 반응을 위해 먼저 출발물질을 이용해서 알켄을 만들어야 한다. 따라서, 염기를 이용한 할로젠화 수소 제거 반응을 한 뒤 만들어지는 알켄을 Br_2로 처리하면 된다.

198 ⑤

ㄴ. 카이랄 화합물이 아니므로 라세미혼합물이 생성될 수 없다.

199 ②, ③

가오존 분해 반응이며 고리 중간체인 분자 오존화물과 오존화물을 차례로 거쳐 진행된다. 생성물을 예측할 때에는 이중결합을 끊고 그 자리에 산소를 붙이면 된다.

200 ①

문제에서 주어진 반응은 알켄과 OsO_4와의 반응을 통해 syn-diol을 합성하는 반응이다.

201 ⑦

IV • 알켄

202 ②
할로하이드린은 고리 중간체를 거치며, anti-첨가로 진행된다. 또한 Markovnikov 규칙에 따라 진행되는 반응이므로 수소가 많은 탄소에 Br이, 수소가 적은 탄소에 OH가 첨가되는 생성물이 얻어진다.

203 ⑤
ㄴ은 고리형 전이 상태를 거치고 단일 단계 반응으로 진행되므로 중간체를 거치지 않는다.

204 ③

반응 1: 스티렌 + Br₂/H₂O → PhCH(OH)CH₂Br (두 거울상 이성질체)

반응 2: 스티렌 + HBr, ROOR, hv → PhCH₂CH₂Br ⇒ 라디칼 첨가 반응으로 anti-Markovnikov 규칙에 따라 진행된다.

반응 3: 스티렌 + HBr → PhCHBrCH₃ (두 거울상 이성질체) ⇒ 라세미 혼합물이므로 광회전도는 0이다.

205 ④
ㄴ. R=OCH₃일때 산소의 비공유전자쌍이 탄소 양이온으로 공명을 하면서 octet을 만족하는 중간체가 생성되므로 다른 어떠한 양이온 중간체보다 더 안정하다. 중간체가 안정하면 활성화 에너지가 낮아지면서 반응 속도가 빨라진다.

206 ⑥

1-메틸사이클로헥센 → 1) BH₃ 2) H₂O₂, OH⁻ → trans-2-메틸사이클로헥산올 라세미혼합물

수소화 붕소 첨가 후 산화 반응은 anti-Markovnikov 규칙에 따라 syn-첨가 되므로 OH와 메틸기의 배향이 반대인 라세미 혼합물이 생성된다.

207 ⑦

알릴벤젠 + HCl → PhCH₂CH⁺CH₃ → H⁻:이동 → PhCH⁺CH₂CH₃ → Cl⁻ → PhCHClCH₂CH₃ (두 거울상 이성질체)

ㄱ. 수소 음이온의 자리 옮김으로 탄소 양이온의 재배열이 일어난다.
ㄴ. 라세미 혼합물이 얻어지므로 광회전도는 0이다.
ㄷ. 생성물의 IUPAC name은 (S)-(1-chloropropyl)benzene과 (R)-(1-chloropropyl)benzene이다.

208 ②
② 라디칼 중간체를 거친다.

209 ②
ㄱ. 1, 3, 5는 각각의 메커니즘이 진행되는 과정의 전이 상태(transition state, TS)에 해당되고 2, 5는 각각 탄소 양이온 중간체와 알킬 옥소늄 이온 중간체에 해당된다.
ㄴ. 활성화 에너지가 가장 높은 첫 번째 단계가 속도 결정 단계이다.
ㄷ. 탄소 양이온 중간체의 안정성이 증가하면 에너지가 낮아지게 되고, 활성화 에너지가 낮아지면서 반응 속도는 빨라진다.

210 ③
cis-but-2-ene과 mCPBA의 syn-첨가 반응으로 생성되는 화합물은 에폭사이드이다. 생성물은 입체중심 탄소가 2개이고 분자 내 대칭면이 존재하므로 메조 화합물이다.

211 ⑥
ㄱ. mCPBA는 친전자성 시약이다.
ㄴ.
ㄷ.

212 ④
치환기가 많은 알켄은 전자밀도가 높으므로 좋은 친핵체로 작용한다. mCPBA는 친전자성 시약이므로 치환기가 많은 알켄과 우선적으로 반응하게 된다.

213 ③
알켄에 $KMnO_4$를 염기성 조건 하에서 처리하면 syn-첨가에 의한 syn-diol이 얻어진다.

214 ①
가오존 분해반응의 생성물을 찾는 문제로 이중결합을 끊은 자리에 산소를 붙여주면 쉽게 생성물을 찾을 수 있다.

IV • 알켄

215 ⑤

ㄱ. 5각 고리 중간체인 분자오존화물(molozonide)와 오존화물(ozonide)을 거쳐 진행된다.
ㄴ. 카복실산이 아닌 알데하이드와 케톤이 존재한다.
ㄷ. Me$_2$S(dimethyl sulfide)는 DMSO로 전환된다.

216 ③

trans-alkene에 과산소산을 처리하여 에폭사이드를 만든 후 염기 조건 하에서 에폭사이드의 고리열림(가수분해) 반응을 해주면 anti-diol이 얻어진다.

217 ④

가오존 분해 반응에 의한 결과는 아래와 같다.

218 ①

생성물의 두 카보닐기에서 산소를 제거하고 이중결합끼리 이어주면 가오존 분해 반응이 일어나기 전 반응물을 예측할 수 있다.

219 ⑦

ㄱ. 알켄과 KMnO$_4$를 차가운 묽은 염기 수용액 하에서 반응하면 syn-diol이 생성되므로 맞는 보기이다.
ㄴ. 알켄의 산화성 분해반응으로 케톤과 카복실산이 얻어진다.
ㄷ. 탄소 양이온의 자리 옮김으로 인해 고리 접합 탄소에 양이온 중간체가 생성된 뒤 물이 친핵체로 들어간다.

220 ④

반응 전·후 산화수의 변화를 통해 산화수가 증가하면 산화, 산화수가 감소하면 환원되었다 판단할 수 있다. 그러나 4번 보기의 methane은 포화 탄화수소이므로 물과 반응할 수 없으므로 산화반응도, 환원반응도 아니다. 참고로, 벤젠은 100~200atm 하에서 Pd, Ni을 이용하여 cyclohexane으로 환원시킬 수 있으며, 2~3atm 하에서 Pt, 상온·상압에서 Rh를 이용해도 cyclohexane으로 환원시킬 수 있다.

221 ④

ㄱ. cis-decalin으로 다리목 탄소 자리의 수소가 쐐기 형태이므로 두 개의 6각 고리는 'ㅅ'자로 꺾여 있다고 생각한다. 이 때 고리의 아래쪽은 입체장애가 크므로 수소는 고리의 위쪽에서 첨가된다.
ㄴ. 이중결합의 위쪽은 수소가 하나 있지만, 아래쪽은 수소가 두 개 있으므로 아래쪽이 입체 장애가 크다. 따라서, 위쪽으로 수소가 첨가된다. 참고로, 이중결합과 반대 방향에 있는 메틸기는 입체 장애를 유발하지 않는다.

ㄷ. (반응식: norbornene + NBS → bromonium 중간체 → dibromide, 라세미 혼합물)

222 ②

ㄱ. allylbenzene + H$_2$SO$_4$ → 1-phenyl-1-propanol (라세미 혼합물)
⇨ 탄소 양이온의 재배열이 일어나므로 벤질 자리에 OH가 첨가되어 라세미 혼합물이 얻어진다.

ㄷ. allylbenzene + 1) BH$_3$ 2) H$_2$O$_2$, $^-$OH → 3-phenyl-1-propanol
⇨ 탄소 양이온 중간체를 거치는 반응이 아니므로 anti-Markovnikov 규칙에 따라 첨가 반응이 일어난다.

223 ①

ㄱ. cyclopentene + 1) OsO$_4$ 2) NaHSO$_3$ → cis-1,2-cyclopentanediol
⇨ syn-diol이 얻어지는 반응이므로 메조 화합물이 생성된다.

ㄷ. 1-methylcyclohexene + 1) BH$_3$ 2) H$_2$O$_2$, $^-$OH → trans-2-methylcyclohexanol (라세미혼합물)
⇨ anti-Markovnikov 규칙과 syn-첨가 반응으로 메틸기와 OH의 배향이 반대가 되는 라세미 혼합물이 얻어진다.

V • 알카인

224 ③

2,7-dimethylnon-4-yne

⇒ IUPAC 체계에 따라 명명하면 삼중결합을 포함한 가장 긴 탄소 사슬이 모체가 되며 알파벳 순서에 따라 명명하면 다음과 같다.

225 ①

산성도(acidity)는 양성자(H^+)가 이탈한 후 형성되는 음이온의 안정성이 클수록, 즉 비편재가 잘 될수록 증가하며, 염기성도(basicity)는 음이온 혹은 전자쌍이 편재될수록 증가한다. 따라서, 문제에서 제시된 탄소 음이온은 혼성의 차이에 따라 s-character가 다르며 일반적으로 s-character가 증가할수록 음이온의 안정성이 증가한다. 따라서, s-character가 작을수록 음이온이 보다 편재되어 염기성도가 증가하게 된다.

226 ④

강염기인 $NaNH_2$에 의해 말단 알카인의 수소가 제거되어 탄소 음이온이 생성된다. 탄소 음이온이 친핵체로 작용하여 bromoethane과 S_N2 메커니즘에 의해 알킬화 반응이 일어나며, 최종적으로 탄소 수가 2개 늘어난 화합물이 생성물로서 얻어진다.

227 ②

말단 알카인의 할로젠화 수소 첨가 반응이며, Markovnikov 규칙에 따라 같은자리 이할로젠화물(geminal dihalide)이 생성된다.

228 ③

주어진 반응은 알카인의 수은촉매 수화반응으로 Markovnikov 규칙에 따라 enol이 먼저 만들어진 후 토토머 이성질화(tautomerization)에 의해 빠른 속도로 keto로 전환된다.

229 ①, ②

반응물로 사용된 할로젠화 알킬의 차수는 3차이므로 제거 반응을 선호한다. 아세틸라이드 음이온은 염기로 작용하여 제거 생성물인 알켄(2-methylpropane)과 반응 부산물로 아세틸렌을 생성한다.

230 ②

두 당량의 $NaNH_2$가 사용되었으므로 제거 반응으로 HCl 두 분자가 제거되면서 alkyne이 생성된다.

231 ②

알카인의 알킬화 반응이며, $NaNH_2$에 의해 말단 알카인의 수소가 제거된 후 만들어진 탄소 음이온이 친핵체로 작용하여 1차 할로젠화 알킬과 S_N2 메커니즘에 의해 진행되는 반응이다.

232 ①

두 당량의 염기가 사용되었으므로 HCl이 두 당량 소모되어 삼중결합 alkyne이 생성된다.

233 ④, ⑤
alkyne이 cis-alkene으로 전환되었으므로 Lindlar's Pd 촉매 혹은 Ni_2B(nickel boride)를 사용한다.

234 ③
알카인의 알킬화 반응(alkylation)이며, 염기로서 $NaNH_2$를 사용하고 1차 할로젠화 알킬인 ethyl bromide를 사용하여 탄소 사슬을 늘린 후 trans-alkene으로의 환원이 일어나는 반응이다.

235 ③
Lindlar's Pd는 Pd(팔라듐)의 활성을 감소시킨 촉매로 alkyne을 cis-alkene으로 전환 시 사용하는 촉매이다.

236 ④

ㄱ.
$$\ce{HC#CH} \xrightarrow{HBr(1eq)} P_1 \xrightarrow{HBr(1eq)} P_2$$

ㄷ. 카이랄 탄소가 존재하지 않으므로 광학활성이 없다.

237 ②
$NaNH_2$에 의해 말단 알카인의 산성도가 높은 수소가 제거되어 중간체로서 삼중결합 탄소 음이온이 만들어진다.

238 ④
alkyne의 수은촉매 수화반응으로 Markovnikov 규칙에 따라 enol이 중간 생성물 A로 얻어진 후 토토머 이성질화에 의해 keto로 전환된다.

239 ④
alkyne의 수화반응인 hydroboration-oxidation이며, anti-Markovnikov 규칙에 따라 enol이 중간 생성물로 얻어진 후 토토머 이성질화에 의해 keto로 전환된다. anti-Markovnikov 규칙을 따르는 이유는 입체장애 때문이라는 것을 꼭 기억해야한다.

240 ④

V • 알카인

241 ㉮

ㄱ. Lindlar 촉매는 alkyne을 cis-alkene으로 전환 시키고, 더 이상의 환원은 진행되지 않는다.
ㄴ. Li/NH₃는 alkyne을 trans alkene으로 전환 시키고, 더 이상의 환원은 진행되지 않는다.
ㄷ. 수소화 반응은 alkyne을 alkane으로 환원시킨다.

242 ①, ⑤

① CH_3CH_2-Br + $:C\equiv CCH(CH_3)_2$ → $CH_3CH_2-C\equiv CCH(CH_3)_2$ $\xrightarrow{H_2(2moles), Pt}$ $CH_3CH_2-CH_2-CH_2CH(CH_3)_2$ (2-methylhexane)

⑤ $(CH_3)_2CHCH_2-C\equiv C-CH_3$ $\xrightarrow{Na/NH_3}$ (CH₃)₂CHCH₂/H C=C H/CH₃ (trans-alkene) $\xrightarrow{H_2(2moles), Pt}$ $CH_3CH_2-CH_2-CH_2CH(CH_3)_2$ (2-methylhexane)

243 ③

ㄱ. (Br-CH=CH-CH₃) $\xrightarrow{NaNH_2}$ no reaction ⇒ Br과 anti-periplanar와 syn-periplanar를 만족하는 수소가 존재하지 않으므로 제거반응이 일어나지 않는다.

ㄴ. (vinyl bromide with H pKa 60 and H pKa 44) $\xrightarrow{NaNH_2}$ ≡ ⇒ 산성도가 더 높은 수소를 알켄의 수소를 제거하여 알카인을 생성하는 경로가 주반응이 된다.

ㄷ. ≡ $\xrightarrow{HgSO_4/H_2SO_4(aq)}$ enol (OH) $\xrightleftharpoons{토토머}$ keto (O)

244 ①

$CH_3CH_2C\equiv CH$ $\xrightarrow[2.\ CH_3CH_2Br]{1.\ NaNH_2,\ NH_3}$ $CH_3CH_2C\equiv C-CH_2CH_3$ $\xrightarrow[H_2SO_4]{H_2O,\ HgSO_4}$ $CH_3CH_2\overset{O}{C}CH_2CH_2CH_3$

245 ③

$NaC\equiv CH$ + $H_2C=CHCH_2CH_2CH_2Br$ → $H_2C=CHCH_2CH_2-C\equiv C-H$ $\xrightarrow[2.\ CH_3Br]{1.\ NaNH_2,\ NH_3}$ $H_2C=CHCH_2CH_2-C\equiv C-CH_3$ $\xrightarrow{Na/NH_3}$ (diene product)

228

246 ⑤

HC≡CH $\xrightarrow[NH_3]{NaNH_2}$ HC≡C:⁻ $\xrightarrow{CH_3CH_2CH_2Br}$ CH₃CH₂CH₂−C≡C−H
                              A   **B**

$\downarrow$ H₂, Lindlar Pd

CH₃CH₂CH₂CHCH₂Br $\xleftarrow[H_2O]{Br_2}$ CH₃CH₂CH₂−C=C−H
          OH   H H
           P   **C**

247 ①

말단 alkyne의 가오존 분해반응은 산화성 분해반응으로 삼중결합 탄소에 알킬기가 연결된 곳은 카복실산으로, 수소만이 연결된 부분은 CO_2로 분해된다.

248 ④

출발물질은 hept-1,5-diyne의 가오존 분해반응으로 CO_2, butanedioic acid, acetic acid로 분해된다.

249 ③, ④

alkene과 alkyne의 산화성 분해반응 모두 이중결합과 삼중결합이 끊기는 자리를 카복실기로 바꾸면 된다. 단, 이중결합 탄소에 수소만이 연결되어 있거나 삼중결합 탄소에 수소만이 연결된 부분은 CO_2로 분해된다.

250 ②

삼중결합 탄소가 끊긴 자리를 카복실기로 바꾸면 된다. ①, ③, ⑤는 말단 alkyne이 존재하므로 산화성 분해 반응 시 CO_2가 발생하게 된다. ④는 butanoic acid가 두 분자가 만들어진다.

251 ③

삼중결합 탄소가 끊긴 자리를 카복실기로 바꿨을 때 동일한 두 개의 2-methylbutanoic acid가 생성되는 반응을 찾는다.

252 ⑤

Lindlar's Pd에 의해 cis-alkene으로 환원되고, 염소화 반응으로 2,3-dichloropentane을 합성할 수 있는 반응물은 pent-2-yne이다.

253 ②

금속-암모니아 환원법에 의해 alkyne은 trans-alkene으로 전환된다.

V • 알카인

254 ④
알카인의 알킬화반응(alkylation)이며, 염기로서 $NaNH_2$를 사용하여 알카인의 말단 수소를 제거한 후 생성된 탄소 음이온을 A(ethyl halide)와 반응시켜 1-butyne을 만들었다. 1-butyne에 $NaNH_2$를 사용하여 말단 수소를 제거하고 얻어진 탄소 음이온(B)을 CH_3Br과의 S_N2 반응으로 2-pentyne을 만든 후 C(Na/NH_3)를 이용하여 trans-2-pentene으로 만들었다. 만들어진 trans-2-pentene에 CH_3CO_3H(과산소산)으로 에폭시화 반응을 하여 D를 만들었다. 이때 최종생성물 D는 라세미 혼합물로 얻어진다.

255 ①
출발물이 NaH, $^-NH_2$와 같은 강염기에 의해 말단 알카인의 수소가 제거되고 음이온이 생성된 뒤 1차 할로젠화 알킬과 반응하면 S_N2 메커니즘에 의해 치환 생성물(P1)이 얻어지고, 3차 할로젠화 알킬과 반응하면 E2 메커니즘에 의해 제거 생성물(P2)이 얻어진다.

256 ②

ㄱ. CH₃CH₂−C≡C−CH₃ $\xrightarrow{\text{1) O}_3 \text{ 2) H}_2\text{O}}$ CH_3COOH + $HOOC-CH_2CH_3$

ㄴ. $H-C≡C-CH_2CH_3$ $\xrightarrow{\text{1) BH}_3 \text{ 2) H}_2\text{O}_2, {}^-\text{OH}}$ $CH_3CH_2CH_2CHO$

ㄷ. $H-C≡C-CH_2CH_3$ $\xrightarrow[\text{H}_2\text{O}]{\text{Br}_2}$ $BrCH=C(OH)CH_2CH_3$

VI • 할로젠화 알킬

257 ②

(S)-2-chloro-5-methylhexane

⇨ IUPAC 명명법에 따라 가장 긴 사슬이 주 사슬이며 치환기의 위치에 대한 번호가 동일하고 우선순위도 동일한 알킬기와 할로젠이므로 알파벳이 앞서는 Cl의 번호가 작아지게 붙인 후, 알파벳의 순서에 따라 명명하면 된다.

258 ⑤

2,5-dibromo-4-methyloctane

⇨ IUPAC 명명법에 따라 가장 긴 사슬이 주 사슬이며 2번, 5번 자리에 Br이 두 개이므로 dibromo, 4번 자리에 methyl이므로 알파벳 순서에 따라 명명하면 된다. 이 때, di는 숫자 접두사이므로 순위에 포함시키지 않는다.

259 ①

2-bromo-4-isopropyl-2,6-dimethyloctane

⇨ IUPAC 명명법에 따라 가장 긴 사슬이 주 사슬이며 2번 자리에 Br이 있으므로 2-bromo, 4번 자리에 isopropyl, 2번, 6번 탄소에 CH_3가 두 개 있으므로 2,6-dimethyl이고 주사슬은 octane이므로 알파벳 순서에 따라 명명하면 된다. 이 때, di는 숫자 접두사이므로 순위에 포함시키지 않고 iso는 모양을 나타내므로 순위에 포함시킨다.

260 ④

주어진 반응은 S_N2 메커니즘으로 진행되므로 할로젠화 알킬(기질)과 친핵체의 농도 모두가 반응 속도에 영향을 준다. 따라서, 기질과 친핵체의 농도를 모두 두 배 증가시키면 반응 속도는 4배 증가한다.

261 ①

S_N2 반응에서는 극성 비양성자성 용매(polar protic solvent)를 사용할수록 친핵성도가 증가하기 때문에 극성 양성자성 용매인 methanol을 극성 비양성자성 용매인 DMSO로 바꾸면 반응 속도는 증가한다.

262 ①

S_N2 반응에서 이탈기가 좋을수록 반응 속도가 증가한다.
좋은 이탈기의 순서는 $F^- < Cl^- < Br^- < I^- < {}^-OMs < {}^-OTs < {}^-OTf$ 이다.

263 ①, ③, ⑤

DMF(①), HMPA(③), acetonitrile(⑤), DMSO, THF, acetone은 극성 비양성자성 용매(polar aprotic solvent)이고, $H_2O, CH_3CH_2OH, CH_3COOH$는 극성 양성자성 용매(polar protic solvent)이다.

264 ①

수소결합이 가능한 음이온(N, O F)들은 극성 양성자성 용매(polar protic solvent)에 의해 solvent cage가 형성되므로 친핵성도는 감소하게 된다. 친핵성도가 크려면 수소결합을 할 수 없어야 한다.

265 ①, ⑤
DMF, HMPA는 극성 비양성자성 용매(polar aprotic solvent)이고, H_2O, CH_3CH_2OH, CH_3COOH는 극성 양성자성 용매(polar protic solvent)이다.

266 ④
같은 주기에서 전기음성도가 작은 원자일수록 친핵성도와 염기성도는 비례하여 증가한다. 따라서, 극성 비양성자성 용매(polar aprotic solvent)에서 친핵성이 가장 큰 원자는 탄소 음이온이다.

267 ③
ㄱ. Cl보다 Br이 더 좋은 이탈기이므로 (a)가 더 빠르다.
ㄴ. 1차 benzyl halide는 1차 할로젠화 알킬보다 반응 속도가 빠르다.
ㄷ. allyl halide가 1차 할로젠화 알킬보다 반응 속도가 빠르다. 참고로, (a)의 sp^2 혼성 탄소는 친핵체의 공격을 받을 수 없으므로 S_N2 반응이 일어나지 않는다.

268 ④
① 1차 할로젠화 알킬이나 입체장애가 ⑤보다 크다.
② OH는 나쁜 이탈기이다.
③ 1차 할로젠화 알킬이지만 입체장애가 ①보다 크고, 2차 할로젠화 알킬보다 S_N2 반응이 일어나기 어렵다.
④, ⑤ 1차 할로젠화 알킬이고 Cl보다 Br이 더 좋은 이탈기이므로 KCN과 S_N2 반응을 가장 잘하는 것은 ④ 이다.

269 ①
① 1차 할로젠화 알킬이므로 S_N2 반응 속도가 빠르다.
② 2차 할로젠화 알킬이므로 S_N2 반응 속도가 1차 보다 느리다.
③ 입체 장애가 큰 3차 할로젠화 알킬이므로 S_N2 반응이 일어나지 않는다.
④, ⑤ aryl halide와 vinyl halide는 친핵체의 공격을 받는 탄소의 혼성이 sp^2이므로 S_N2 반응을 할 수 없다.

270 ①, ②
할로젠화 알킬의 차수는 3차이고, 극성 양성자성 용매인 alcohol이 용매이자 친핵체로 사용되었으므로 S_N1 메커니즘으로 진행된다. 이탈기가 먼저 제거된 후 3차 탄소 양이온 중간체를 거치므로 친핵체는 평면 구조인 탄소 양이온중간체의 위, 아래를 같은 확률로 공격하므로 두 개의 거울상 이성질체가 같은 비율로 존재하는 라세미 혼합물이 생성물로 얻어진다.

271 ②
할로젠화 알킬의 차수는 2차이므로 제거반응을 선호하지만, NaCN(sodium cyanide)가 강한 친핵체이면서 약한 염기이므로 S_N2 반응이 주반응으로 진행된다.

VI • 할로젠화 알킬

272 ①
할로젠화 알킬의 차수는 1차이므로 치환반응을 선호하고, NaSH가 강한 친핵체이면서 약한 염기이므로 반응은 치환 반응으로 진행되며, 강한 친핵체이므로 S_N2 반응이 주반응으로 진행된다. 따라서, 반응물의 입체배열 S가 R로 반전이 일어난 구조를 찾으면 된다.

273 ①, ②
할로젠화 알킬의 차수는 3차이고, 극성 양성자성 용매인 alcohol이 용매이자 친핵체로 사용되었으므로 S_N1 메커니즘으로 진행된다. 이탈기가 먼저 제거된 후 3차 탄소 양이온 중간체를 거치므로 친핵체는 평면 구조인 탄소 양이온중간체의 위, 아래를 같은 확률로 공격하므로 두 개의 거울상 이성질체가 같은 비율로 존재하는 라세미 혼합물이 생성물로 얻어진다.

274 ⑤
할로젠화 알킬의 차수는 2차이므로 제거반응을 선호하지만, KCN(potassium cyanide)가 강한 친핵체이면서 약한 염기이므로 S_N2 반응이 주반응으로 진행된다.

275 ③
$NaOCH_2CH_3$는 강한 친핵체이면서 강한 염기이므로 치환반응(S_N2)과 제거반응(E2)이 모두 가능하고 생성물은 이중결합이 생성되지 않았으므로 이 반응은 치환 반응이 일어났다 볼 수 있다. 따라서, 반응에 참여한 할로젠화 알킬(R)의 차수는 1차가 되어야 한다.

276 ①
라세미 혼합물이 생성되있으므로 반응은 S_N1 메커니즘으로 진행되었다. 따라서, 3차 탄소 양이온 중간체를 생성할 수 있는 3차 할로젠화 알킬이 반응물(R)이다.

277 ②
KCN(potassium cyanide)는 강한 친핵체이므로 반응은 S_N2 메커니즘에 따라 진행되었다. 따라서, 좋은 이탈기를 가지며 생성물의 입체배열(R)과 반대인 S-입체배열을 가지는 할로젠화 알킬이 반응물(R)이 된다.

278 ④
할로젠화 알킬의 차수는 2차이므로 제거반응을 선호하지만, $NaSCH_3$(sodium methylthiolate)가 강한 친핵체이면서 약한 염기이므로 S_N2 반응이 주반응으로 진행된다. 따라서, trans에서 cis로 입체배열의 반전이 일어난다.

279 ①
할로젠화 알킬의 차수는 2차이므로 제거반응을 선호하고, $NaOCH_3$(sodium methoxide)는 강한 친핵체이면서 강한 염기이므로 치환반응(S_N2)과 제거반응(E2)이 모두 가능하다. 따라서, E2 반응이 주반응으로 진행된다. 이 때 이탈기인 Br과 안티-준평면 관계에 있는 수소만이 제거될 수 있다는 점에 유의한다.

280 ②
할로젠화 알킬의 차수는 2차이므로 제거반응을 선호하고, NaOCH₃(sodium methoxide)는 강한 친핵체이면서 강한 염기이므로 치환반응(S_N2)과 제거반응(E2)이 모두 가능하다. 따라서, E2 반응이 주반응으로 진행된다. 이 때 이탈기인 Br과 안티-준평면 관계에 있는 수소만이 제거될 수 있다는 점에 유의한다.

281 ②
할로젠화 알킬의 차수는 2차이므로 제거반응을 선호하고, NaOCH₂CH₃(sodium ethoxide)는 강한 친핵체이면서 강한 염기이므로 치환반응(S_N2)과 제거반응(E2)이 모두 가능하다. 따라서, E2 반응이 주반응으로 진행된다. 이 때 이탈기인 Br과 안티-준평면 관계에 있는 수소만이 제거될 수 있다는 점에 유의한다.

282 ②
할로젠화 알킬의 차수는 2차이므로 제거반응을 선호하고, NaOCH₃(sodium methoxide)는 강한 친핵체이면서 강한 염기이므로 치환반응(S_N2)과 제거반응(E2)이 모두 가능하다. 따라서, E2 반응이 주반응으로 진행된다. 이 때 이탈기인 Cl과 안티-준평면 관계에 있는 수소만이 제거될 수 있다는 점에 유의한다.

283 ①
할로젠화 알킬의 차수는 2차이므로 제거반응을 선호하고, NaOCH₃(sodium methoxide)는 강한 친핵체이면서 강한 염기이므로 치환반응(S_N2)과 제거반응(E2)이 모두 가능하다. 따라서, E2 반응이 주반응으로 진행된다. 이 때 이탈기인 Cl과 안티-준평면 관계에 있는 수소만이 제거될 수 있다는 점에 유의한다.

284 ①
ㄱ. DMSO보다 HMPA를 사용하는 경우 S_N2 반응 속도가 더 빠르다.
ㄴ. 이탈기 순서는 F⁻ < Cl⁻ < Br⁻ < I⁻ < ⁻OMs < ⁻OTs < ⁻OTf 이다. 따라서 반응 속도는 빨라진다.
ㄷ. 입체장애가 더 커지므로 반응 속도는 느려진다.

285 ⑤
HS⁻, Cl⁻, Br⁻, I⁻, N₃⁻, RCOO⁻, CN⁻는 강한 친핵체, 약한 염기이므로 S_N2 반응을 절대적으로 선호하고, 2차 할로젠화 알킬은 제거반응을 선호하지만, S_N2 반응이 가능하다. 따라서 ㄱ, ㄷ은 맞는 보기이다.

286 ①
ㄱ. S_N2 반응은 단일 단계반응이다.
ㄴ. Br이 Cl보다 좋은 이탈기이므로 반응 속도는 느려진다.
ㄷ. 극성 양성자성 용매는 친핵체의 안정성을 증가시키므로 S_N2 반응 속도를 감소시키고, 극성 비양성자성 용매는 친핵체의 안정성을 감소시키므로 S_N2 반응 속도를 증가시킨다.

287 ④

VI • 할로젠화 알킬

288 ①

주어진 할로젠화 알킬과 KCN의 반응은 알릴자리에서 일어나는 S_N2 반응이다. 바이닐 자리는 S_N1, S_N2, E1 반응이 불가능하며, E2 반응은 가능하지만 주어진 시약은 강한 친핵체이면서 약염기이므로 E2 메커니즘으로 진행되기보다는 S_N2가 우세하다.

289 ④

주어진 반응은 S_N1 메커니즘으로 진행되며, 3차 할로젠화 알킬에서 가장 잘 일어나므로 주어진 반응물에서 3차 탄소에 있는 Br이 먼저 이탈하면서 아래와 같은 반응과정을 거친다.

290 ⑦

ㄱ. 라세미 혼합물이므로 광회전도는 0이다.
ㄴ. 주어진 반응은 S_N1 메커니즘으로 진행되며, Cl보다 Br이 좋은 이탈기이므로 반응 속도는 Br인 경우가 더 빠르다.
ㄷ. 수소 음이온의 이동으로 탄소 양이온의 재배열이 일어난다.

291 ④

3차 할로젠화 알킬의 입체장애가 크기 때문에 1차 할로젠화 알킬에서 S_N2 반응이 일어난다.

292 ②

aryl halide에서 Cl과 결합한 탄소의 혼성이 sp^2이므로 S_N2 반응을 하지 못하고, 친핵체로 작용하는 시약에서 산소와 질소 중 전기음성도가 더 작은 질소의 친핵성도가 더 크기 때문에 질소가 친핵체 작용하여 벤질자리에서 S_N2 반응이 일어나 다음과 같은 치환 생성물을 만든다.

293 ④

염기가 두 당량이 들어가므로 산성도가 더 높은 카복실산의 수소가 먼저 제거되고 싸이올의 수소가 나중에 제거된다. 생성된 음이온 중 공명이 불가능한 황 음이온이 더 좋은 친핵체이므로 1차 할로젠화 알킬과 우선적으로 S_N2 반응을 한다.

294 ①

295 ①

NaN₃(sodium azide)는 매우 강한 친핵체이므로 S_N2 반응을 선호한다. 이와 반응하는 할로젠화 알킬에서 Br과 Cl 중 Br이 더 좋은 이탈기이긴 하지만, Cl이 있는 탄소의 혼성은 sp^3이므로 S_N2 반응이 일어날 수 있는 반면, Br이 있는 탄소의 혼성은 sp이므로 S_N2 반응이 일어날 수 없다. 따라서, 입체 장애가 없는 1차 자리 (Cl이 붙은 탄소)에서 S_N2 반응이 일어난다.

296 ①

주어진 반응은 E2 메커니즘으로 진행되며, Cl는 모두 축 방향(axial)에 배치가 되어야 한다.

297 ⑥

HS^-, Cl^-, Br^-, I^-, N_3^-, $RCOO^-$, CN^-는 강한 친핵체, 약한 염기이므로 S_N2 반응을 절대적으로 선호하고, 2차 할로젠화 알킬은 제거반응을 선호하지만, S_N2 반응이 가능하다. 따라서 ㄴ과 ㄷ은 맞는 보기이다.

298 ②

반응 A는 E2 메커니즘으로 진행시 syn-periplanar로 진행되는 대표적인 반응물이며, 반응 B는 이탈기와 syn-periplanar 위치에 있는 수소가 존재하지 않고, 다리목 탄소에서는 이중 결합이 생성될 수 없으므로 E2 반응이 일어날 수 없다.

299 ②

할로젠화 알킬의 차수는 3차이고 Br이 이탈되면 매우 안정한 3차 탄소 양이온 및 벤질자리 탄소 양이온이 만들어진다. H_2O는 용매로 사용되어 탄소 양이온 중간체를 수화시켜 안정성을 증가시키고, 또한 친핵체로 작용하므로 탄소 양이온 중간체의 위, 아래를 모두 공격할 수 있으므로 생성물로 라세미 혼합물이 만들어진다.

300 ③

할로젠화 알킬의 차수는 3차이고 Br이 이탈되면 안정한 3차 탄소 양이온이 만들어진다. CH_3OH는 용매로 사용되어 탄소 양이온 중간체를 수화시켜 안정성을 증가시키고, 또한 친핵체로 작용하므로 탄소 양이온 중간체의 위, 아래를 모두 공격할 수 있으므로 생성물로 라세미 혼합물이 만들어진다.

VI • 할로젠화 알킬

301 ⑤
생성물로 syn-diol이 얻어졌으므로 OsO_4와 반응하기 이전의 중간생성물은 알켄일 것이고, NaOEt와 E2 반응하여 알켄을 만들 수 있는 출발물은 할로젠화 알킬일 것이다.

302 ④
주어진 반응은 S_N2 메커니즘으로 진행되므로 단일단계 반응이고 할로젠화 알킬과 친핵체의 농도가 모두 반응 속도에 관여하므로 할로젠화 알킬과 친핵체의 농도를 모두 두 배 증가시키면 전체 반응 속도는 네 배 증가한다.

303 ④
ㄱ. 약염기가 좋은 이탈기이다. 강산인 HBr의 짝염기인 Br^-이 약염기이므로 Br^-이 더 좋은 이탈기이다.
ㄴ. 극성 비양성자성 용매에 의해 친핵체의 안정성이 감소하여 에너지가 증가하고, 활성화 에너지가 낮아지므로 S_N2 반응 속도는 극성 비양성자성 용매일 때 빠르다.
ㄷ. 같은 주기에서는 전기음성도가 작을수록 좋은 친핵체이다.

304 ⑤
첫 번째 보기 : 이탈기가 치환된 α-탄소의 δ^+가 클수록 반응 속도가 빠르다. α-탄소는 전기음성도가 큰 산소로 인해 전자밀도가 낮아져 좋은 친전자체가 된다.
두 번째 보기 : aryl halide는 탄소의 혼성이 sp^2이므로 친핵체의 공격을 받을 수 없다. 따라서, S_N2 반응을 할 수 없다.
세 번째 보기 : 3차 할로젠화 알킬은 S_N2 반응을 할 수 없다.
네 번째 보기 : 1차 벤질 할라이드는 1차 할로젠화 알킬보다 S_N2 반응 속도가 빠르다.

305 ①
극성 양성자성 용매는 양성자(H^+)를 줄 수 있고, 수소결합이 가능한 용매이다.

306 ④
극성 비양성자성 용매는 수소결합이 가능한 수소가 없는 용매를 말하며, ㄱ은 DMSO, ㄷ은 HMPA, ㅁ은 TEA, ㅂ은 DMF라는 약칭으로 사용되는 비양성자성 용매이다.

307 ③
①, ②, ④는 극성 양성자성 용매이고, ③은 DMF로 극성 비양성자성 용매이다. ⑤는 pentane으로 비극성 용매이다.

308 ⑤
3차 탄소 양이온을 생성할 수 있는 3차 할로젠화 알킬이 S_N1 반응 속도가 가장 빠르다.

309 ①
할로젠화 알킬의 차수가 작을수록 친핵체의 접근이 쉬우므로 S_N2 반응 속도는 증가하게 된다. ㄱ은 2차, ㄴ, ㄷ은 1차 할로젠화 알킬이므로 ㄱ이 가장 느리고, Br은 Cl보다 좋은 이탈기이므로 ㄷ이 가장 빠르다. 따라서, S_N2 반응 속도는 ㄷ > ㄴ > ㄱ 순이 된다.

310 ②, ⑤
3차 할로젠화 알킬로부터 3차 탄소 양이온 중간체가 생성되고, 극성 양성자성 용매인 알코올이 친핵체로 작용하는 S_N1 메커니즘으로 진행된다.

311 ④
할로젠화 알킬의 차수는 2차이므로 제거반응을 선호하지만, CN^-가 매우 강한 친핵체이면서 약한 염기이므로 이 반응은 S_N2 반응으로 진행되며, 반전 생성물이 얻어진다.

312 ③
친핵체와 탄소와 이탈기는 180° 동일선상에 존재해야하므로 ^-OH의 반대방향에 이탈기가 존재하는 구조를 찾는다.

313 ③
NaCN은 강력한 친핵체이므로 S_N2 반응을 선호하므로 반응물은 1차 할로젠화 알킬을 찾아야한다.

314 ①
첫 번째 당량으로 들어온 물 분자는 methyl iodide를 공격하는 친핵체로 작용하고, 두 번째 당량으로 들어간 물 분자는 알킬 옥소늄 이온에서 수소 양이온을 제거하는 염기로 작용한다.

315 ④

3차 알코올의 탈수반응으로 3치환 알켄과 2치환 알켄이 혼합물로 생성된다. 이 때 치환기가 더 많은 3치환 알켄이 주생성물이 된다.

316 ⑦
염기는 다음과 같이 Cl과 anti-periplanar 위치에 있는 수소를 제거한다.

NaOEt를 사용하는 경우 ㄱ NaOEt를 사용하는 경우 ㄴ t-BuOK를 사용하는 경우 ㄷ

VI • 할로젠화 알킬

317 ③

t-BuO⁻는 size가 매우 큰 비친핵성 염기이므로 입체장애가 작은 가장 자리의 수소를 제거하여 덜 치환된 알켄을 주생성물로 얻는다. 참고로 많이 치환되어 있는 알켄이 주생성물로 얻어지는 규칙을 Zaitsev's rule이라하고, 이와 반대로 덜 치환된 알켄이 주생성물로 얻어지는 규칙을 Hofmann 규칙 또는 anti-Zaitsev's rule이라 한다.

318 ①

t-BuO⁻는 size가 매우 큰 비친핵성 염기이므로 치환반응은 일어나지 않고 제거반응이 절대적으로 우세하다.

319 ③

반응 속도식이 1차인 제거 반응은 E1 메커니즘으로 진행되며, E1 반응은 탄소 양이온 중간체를 거쳐 가므로 안정한 탄소 양이온 중간체를 생성하는 3차 할로젠화 알킬을 찾으면 된다.

320 ②

ㄱ. F가 치환된 벤젠 고리의 탄소는 sp^2 혼성이므로 친핵체의 공격을 받을 수 없다. 벤질자리는 S_N2 반응이 잘 일어난다

ㄷ. 1차 allyl halide가 1차 할로젠화 알킬에 비해 S_N2 반응 속도가 더 빠르다.

321 ①

322 ⑦

ㄱ. 2차 할로젠화 알킬과 극성 양성자성 용매를 사용하되 가온 조건이 아니므로 탄소 양이온 중간체 거치는 S_N1 메커니즘으로 진행된다.
ㄴ. 2차 할로젠화 알킬과 극성 양성자성 용매를 사용하되 고온 조건이면 반응은 E1 메커니즘으로 진행된다.
ㄷ. Br이 F보다 좋은 이탈기이고, 좋은 이탈기일수록 탄소 양이온 중간체의 생성속도가 빨라지므로 S_N1 반응 속도가 증가한다.

323 ⑤

3차 할로젠화 알킬은 제거반응을 선호하고, NaOH와 같은 강한 염기, 강한 친핵체는 E2 반응과 S_N2 반응이 모두 가능하므로 반응은 E2 메커니즘으로 진행된다. 쐐기 형태로 튀어나온 Br과 이웃한 탄소의 대쉬 형태로 들어간 수소가 제거된다.

324 ⑦

325 ⑥

ㄱ. 탄소 양이온 중간체를 거치지 않는 S_N2 메커니즘으로 진행된다.
ㄴ. I가 Cl보다 좋은 이탈기이고, 좋은 이탈기일수록 S_N2 반응 속도는 빨라진다.
ㄷ. 생성물 P는 카이랄 중심탄소가 존재하고 분자 내 대칭면이 존재하지 않으므로 광학활성이다.

326 ③

VI • 할로젠화 알킬

327 ①

ㄱ. 광학활성이 없으므로 $[\alpha]_D = 0°$이다.
ㄴ. 우선순위는 Et보다는 F가 높고, H보다는 Et가 높다. 순위가 높은 치환기가 같은 방향에 배열되어 있으므로 Z 배열이다.
ㄷ. 할로젠화 알킬의 차수는 2차이므로 제거반응을 선호하고, 반응 시약이 음이온이므로 E2 반응과 S_N2 반응이 모두 가능하므로 반응은 E2 메커니즘으로 진행된다.

328 ⑤

ㄱ. 염기에 의해 할로젠화 수소(HBr)가 제거되는 E2 메커니즘이다.
ㄴ. 단일 단계로 진행되는 E2 반응이므로 탄소 양이온 중간체를 거치지 않는다.
ㄷ. 2치환 알켄이다.

329 ⑥

반응 에너지 도표에서 전이 상태가 두 개이므로 두 단계 반응이다. 두 전이 상태 사이에 에너지가 낮아지는 곳이 중간체이므로 이 반응은 중간체를 거치는 반응이라 볼 수 있다.
ㄱ은 S_N2 메커니즘으로 진행되므로 단일 단계 반응이고, ㄴ, ㄷ은 극성 양성자성 용매가 사용되고, 가온 조건이 아니므로 탄소 양이온 중간체를 거치는 S_N1 반응이다.

330 ⑤

① methylenecyclohexane은 KOtBu 같은 부피가 큰 염기를 사용했을 때 얻어지는 생성물이다.
② Zaitsev 규칙을 따른다. Markovnikov 규칙은 알켄의 친전자성 첨가 반응에 적용되는 규칙이다.
③ 주생성물은 알켄이다.
④ 서로 다른 4개의 치환기를 가지는 sp^3 혼성 탄소(카이랄 탄소)가 존재하지 않는다.
⑤ 순위가 높은 치환기가 같은 방향에 배열되어 있는 Z 배열의 알켄이다.

331 ①

ㄱ. [구조식: Br, Br이 같은 탄소에 있는 화합물] → NaNH₂(2eq) → [알카인] ⇒ 같은 자리 이할로젠화물에 염기를 2당량 사용하면 E2 메커니즘에 의해 알카인이 생성된다.

ㄴ. [vicinal dibromide] → NaNH₂ → [vinyl bromide] → NaNH₂ → No reaction ⇒ 두 번째 단계에서 anti-periplanar를 만족하는 수소가 존재하지 않으므로 더 이상 제거 반응이 일어나지 않는다.

ㄷ. [trans-1,2-dibromocyclohexane] → NaNH₂ → [3-bromocyclohexene] → NaNH₂ → [benzene] ⇒ 두 번째 단계에서 anti-periplanar를 만족하는 수소가 한 개 밖에 없으므로 최종 생성물은 diene 의 형태를 가진다.

332 ⑤

ㄱ. 수소의 개당 반응성=수율(몰 비율)/수소의 개수이므로 수율=반응성×수소의 개수로 계산한다. 따라서, A의 몰 비율=5×1=5, B의 몰 비율=1×9=9이므로 생성물의 수율은 각각 36%, 64%이다.

ㄴ. 반응 1의 주생성물은 B이고, 반응 2의 주생성물은 C이다.

ㄷ. 라디칼 염소화 반응은 전이 상태 에너지의 차이가 거의 없으므로 선택성이 없다. 따라서, 혼합물이 생성된다. 반면, 라디칼 브로민화 반응은 전이 상태 에너지의 차이가 매우 크므로 선택성이 크다. 따라서, 안정한 라디칼 중간체만을 거쳐 가는 생성물이 유일하게 얻어진다.

333 ①

ㄱ. 다리목 탄소는 양이온이 생성될 수 없으므로 S_N1 반응과 E1 반응이 일어나지 않는다.

ㄴ. Br과 anti-periplanar 관계에 있는 수소가 없으므로 E2 반응을 할 수 없고, 다리목 탄소 자리에서는 Bredt 규칙에 의해 이중결합이 형성되지 않는다.

ㄷ. 3차 할로젠화 알킬이므로 입체장애가 크고, 후면 공격이 불가능하므로 S_N2 반응이 일어나지 않는다.

334 ②

[노보난 구조식: D, Br, H가 표시된 화합물] → NaOH → [노보넨]

ㄱ. Br과 anti-periplanar 관계에 있는 수소는 존재하지 않는다.

ㄴ. Br과 syn-periplanar 관계에 있는 중수소가 제거되면서 E2 메커니즘으로 진행된다.

ㄷ. β-자리의 2차 중수소를 제거하는 것이다.

335 ⑦

[반응식: α-chloroketone → NaOH → 엔올레이트 → 공명구조 → NaOH → α,β-불포화 케톤 (conjugated system)]

ㄱ. 탄소 음이온 중간체가 생성되는 단계가 속도결정단계이다.

ㄴ. 카보닐기로부터 β-자리에 나쁜 이탈기 혹은 좋은 이탈기가 존재하면 반응은 염기에 의해 탄소 음이온 중간체를 거치는 E1cB 메커니즘으로 진행된다.

ㄷ. 생성물로 얻어지는 α,β-불포화 카보닐 화합물은 conjugated system을 가지므로 열역학적으로 매우 안정하다.

Ⅶ • 컨쥬게이션 다이엔

336 ④

ㄱ.

ㄴ.

ㄷ. ⇒ cyclooctatetraene은 욕조 모양의 팔원자 고리이므로 평면 구조가 아니다. 따라서, conjugation을 이루고 있지 않다.

---

337 ⑤

주어진 화합물은 s-trans로 고정되어 있으므로 Diels-Alder 반응을 할 수 없다.

---

338 ⑥

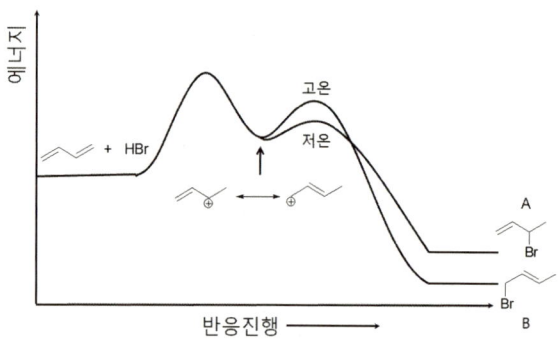

저온일 때는 속도론적 생성물인 A가 주생성물이고, 고온일 때는 열역학적 생성물 B가 주생성물이 된다.
ㄱ. A는 1치환 알켄이고, B는 2치환 알켄이다.
ㄴ. 치환기가 많은 알켄이 유발효과와 하이퍼컨쥬게이션의 기회가 더 많아지므로 더 안정하다.
ㄷ. 중간체는 1개이므로 안정성은 같다.

---

339 ②

ㄱ. S-cis로 고정 되어있는 (a)의 반응 속도가 더 빠르다.
ㄴ. (b)는 S-trans로 고정되어 있으므로 Diels-Alder 반응을 할 수 없다.
ㄷ. S-cis로 고정되어 있는 (b)의 반응 속도가 더 빠르다.

---

340 ③, ⑤

Diels-Alder 반응은 입체선택성이 매우 크므로 친다이엔체(dienophile)의 입체배열(cis 혹은 trans)은 생성물에서도 그대로 유지가 되어야 한다. 문제에서 친다이엔체의 입체화학이 trans이므로 생성물의 입체화학도 trans가 되어야 한다.

---

341 ④

생성물의 입체화학이 cis이므로 친다이엔체(A)의 입체화학도 cis이어야 한다.

342 ①

A → [4+2], Δ → endo (CO₂Me) + exo (CO₂Me)

343 ④

cyclopenta-1,3-diene + CH₂=CH-CHO → [4+2] 가열 → 라세미 혼합물

ㄱ. [4+2] 반응은 열 조건 하에서, [2+2] 반응은 빛 조건 하에서 진행된다.
ㄴ. 생성물 P는 formyl 기가 축 방향에 존재하는 endo(내향) 생성물이 라세미 혼합물로 얻어지며, 내향 생성물은 전자 주는 기(알켄)와 전자 끄는 기(formyl 기) 사이의 2차 오비탈간 상호작용이 잘 일어나므로 안정하다.
ㄷ. S-cis로 고정되어있는 cyclopenta-1,3-diene의 고리화 첨가 반응 속도가 더 빠르다.

344 ②

문제에서 주어진 반응은 [4+2] 반응이며, 친다이엔체에 있는 methyl ester기(CO_2CH_3)와 수소는 동일한 평면상에 놓여 있으므로 반응 후 생성물에서도 동일한 공간상에 배치가 되어야 한다.

345 ③

cyclopentadiene은 상온 혹은 200℃의 온도 조건 하에서 Diels-Alder 반응을 통해 이합체(dimer)로 존재한다.

346 ①

347 ②

생성물의 입체화학이 cis이므로 다이엔과 반응하는 친다이엔체의 입체화학도 cis이어야 한다.

VIII • 방향족 화합물

348 ①
알파벳 순서로 먼저 읽히는 치환기가 작은 번호를 가지도록 번호를 부여한다. 따라서, Br(bromo)이 1번, F(fluoro)가 3번, NO_2(nitro)가 5번이 된다.

349 ⑦

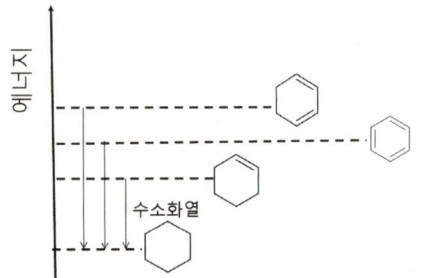

ㄱ. 수소 모자람 지수는 각각 A는 4, B는 3이다.
ㄴ. A는 친전자성 방향족 치환 반응을, B는 친전자성 첨가 반응을 한다.
ㄷ. 위 그림과 같이 A는 공명 안정화 효과에 의해 B 보다 수소화열이 작다.

350 ③
① 황 원자에 있는 두 개의 비공유 전자쌍 중 한 쌍이 방향족에 참여한다.
② 고리 안에 6개의 π 전자가 존재하므로 방향족성을 가진다.
③ 공명에 의한 전자 비편재가 일부 구간에 한정되어 컨쥬게이션 되어 있지 않으므로 방향족성을 가지지 않는다.
④ 질소의 비공유 전자쌍이 방향족에 참여한다.
⑤ 질소에 존재하는 비공유 전자쌍은 모두 고립 전자쌍이고, 두 개의 고리에 모두 6개의 π 전자가 존재하므로 방향족성을 가진다.

351 ③
ㄱ. 고리 안쪽에 있는 4개의 π 전자가 일부 구간에서만 공명이 가능하고 컨쥬게이션 되어 있지 않으므로 비방향족 화합물이다.
ㄴ. 컨쥬게이션 되어 있지 않고, 평면 구조가 아니므로 비방향족 화합물이다.
ㄷ. 아마이드로 분류되는 질소의 비공유 전자쌍이 카보닐기로 공명을 하면 평면 고리 안쪽에 6개의 π 전자가 존재하게 되고, 컨쥬게이션을 이루게 되므로 방향족 화합물이다.

352 ⑤
ㄱ. A는 4n개의 π 전자가 존재하고, 공명이 가능하여 컨쥬게이션 되어 있고, 평면구조이므로 반방향족 화합물이다.
ㄴ. B는 8개의 π 전자를 가지고 평면 구조가 아닌 욕조 모양의 팔원자 고리를 가지므로 컨쥬게이션 되어 있지 않은 비방향족 화합물이다.
ㄷ. 이중결합과 단일결합이 반복되어 컨쥬게이션을 이루는 방향족 화합물이다.

353 ④

ㄱ. 6개의 π 전자가 평면 5각 고리에서 공명을 하는 컨쥬게이션 분자이므로 방향족 화합물이다.
ㄴ. 6개의 π 전자가 평면 5각 고리에서 공명을 하는 컨쥬게이션 분자이므로 방향족 화합물이다.
ㄷ. ⇒ ㄷ은 수소의 입체장애에 의해 평면구조가 아닌 뒤틀린 구조를 이루고 있지 않으므로 비방향족 화합물이다.

354 ⑤

ㄴ. 나프탈렌의 공명 구조는 모두 3개가 그려지고, 평균 결합 길이를 구하면 1번 탄소-2번 탄소 사이의 결합 길이와 2번 탄소-3번 탄소 사이의 결합 길이가 서로 다름을 알 수 있다.
ㄷ. 친전자체와 반응한 뒤 생성된 탄소 양이온 중간체의 공명 기여도를 판단하면 된다.

355 ⑦

다중 고리의 경우 고리 가장자리 전자의 개수를 세어 방향족성을 확인한다. A는 14개의 π 전자를 가지고, B와 C는 10개의 π 전자를 가지므로 Hückel의 규칙에 부합한다.

ㄱ. 모두 방향족 화합물이다.
ㄴ. B는 azulene으로 7각 고리에서 5각 고리 쪽으로 전자가 이동하면서 5각 고리는 음이온, 7각 고리는 양이온을 가지면서 전하 분리가 일어날 때 방향족성을 가진다. 따라서, 탄화수소 화합물임에도 불구하고 매우 높은 끓는점을 가진다.

356 ⑦

ㄱ. 질소의 비공유전자쌍은 방향족과 공명에 참여하므로 3개의 시그마 결합과 1개의 파이 결합을 가진다. 따라서, 질소는 sp^2 혼성을 가진다.
ㄴ. 질소의 비공유전자쌍을 포함하여 6개의 π 전자가 4개의 2p 오비탈에 비편재화 되어 있다.
ㄷ. 2번 자리에서 친전자성 방향족 치환 반응이 일어났을 때 공명 구조의 기여도가 가장 큰 안정한 중간체가 생성된다.

357 ①

벤젠 고리의 전자밀도가 높을수록 친전자성 방향족 치환반응 속도가 빨라진다. OH(강한 EDG) > CH_3(EDG) > Cl(EWG) 순으로 벤젠고리의 전자밀도를 높여준다.

358 ③

ㄱ. para 자리에 NO_2가 존재하는 경우 공명에 의한 전자 비편재 효과가 더 크므로 산성도는 (a)가 (b)보다 크다.
ㄴ. CF_3가 F보다 더 강한 전자 끄는 기이므로 산성도는 (b)가 (a)보다 크다.
ㄷ. 염기에 의해 양성자가 제거된 후 생성된 음이온의 안정성을 판단한다. (b)는 양성자가 제거된 뒤 생성된 음이온이 방향족이므로 안정하여 산성도가 큰 반면, (a)는 반방향족이므로 불안정하여 산성도가 작다.

VIII · 방향족 화합물

359 ⑦

ㄱ.

ㄴ. 출발물의 CH₃는 전자 주는 기이므로 다음 치환기는 CH₃를 기준으로 ortho 또는 para 자리로 치환된다.

360 ④

ㄱ. OH는 전자 주는 기(EDG)이고, para 자리에 NO₂가 있을 때 공명에 의한 전자 비편재 효과가 훨씬 더 크므로 (b)의 쌍극자 모멘트가 더 크다.

ㄴ. 공명에 의해 카보닐기 탄소가 양이온, 산소가 음이온이 되면, 왼쪽 화합물은 반방향족성을, 오른쪽 구조는 방향족성을 띠게 되므로 (b)의 쌍극자 모멘트가 더 크다.

ㄷ. (a) 구조의 경우 7각 고리에서 5각 고리로 전자가 이동하여 5각 고리가 음이온, 7각 고리가 양이온이 되면 방향족성을 만족하게 되므로 쌍극자 모멘트는 (a)가 (b)보다 크다

361 ⑤

염소가 치환된 자리에 양이온이 생성될 수 없다.

362 ⑦

ㄱ. isopropyl기는 전자 주는 기이고, o,p-지향기이므로 입체장애로 인해 ortho 생성물보다는 para 생성물이 주생성물이 된다.

ㄴ. pyrrole은 2번 자리에서 친전자성 방향족 치환 반응이 일어날 때 공명 안정화 효과가 더 크다.

ㄷ. pyridine은 3번 자리에서 친전자성 방향족 치환 반응이 일어날 때 공명 안정화 효과가 더 크다.

363 ②

ㄱ. 화합물 (a)에서 질소의 비공유전자쌍은 고리 안으로 전자를 주는 EDG으로 작용하지만, 화합물 (b)에서 질소는 EWG으로 고리 내 전자 밀도를 감소시킨다. 따라서 (a)가 더 좋은 친핵체가 되므로 반응 속도가 (b)보다 더 빠르다.

ㄴ. 화합물 (a)에서 Cl는 전자 끄는 기로 벤젠 고리의 전자 밀도를 감소시키고, 화합물 (b)에서 메틸기는 전자 주는 기이므로 벤젠 고리의 전자 밀도를 높여준다. 따라서, (b)가 더 좋은 친핵체가 되므로 반응 속도는 (a)보다 (b)가 더 빠르다.

ㄷ. 화합물 (a)에서 phenyl기는 서로 전자 주는 기 역할을 하므로 반응 속도는 (a)가 (b)보다 빠르다.

364 ②

① 친전자성 방향족 치환반응이다.
② 메톡시기(OMe)는 전자 주는 기이다.
③ 카보닐기는 전자 끄는 기(활성 감소기)로 작용한다.
④ 메톡시기가 치환된 벤젠고리의 전자밀도가 더 높으므로 친전자성 방향족 치환반응에 대한 반응성이 더 크다. MeO은 ortho, para 지향성 활성화기이므로 1번 자리에서 치환반응이 일어난다.
⑤ ortho 자리에 치환된 Br이 전자 끄는 기 역할을 하기 때문에 다음 반응을 진행했을 때 반응 속도는 느려진다.

365 ⑤

ㄴ. 탄소 음이온(Meisenheimer complex) 중간체를 거쳐 가므로 전자를 공명에 의해 비편재화 시켜 안정화 시킬 수 있는 전자 끄는 치환기(NO_2)가 있는 경우 반응 속도가 더 빠르다. 이러한 치환기가 없다면 반응 속도는 감소하게 된다.

ㄷ. Cl보다 F가 전기음성도가 크므로 벤젠 고리의 전자밀도를 더 많이 낮춰서 더 좋은 친전자체로 만들어준다. 따라서, 반응 속도는 증가한다.

366 ④

① 전자 주는 기인 NH_2는 $AlCl_3$와 루이스 산·염기 반응을 통해 전자 끄는 기로 전환된다. 따라서, Friedel-Craft 반응을 할 수 없다.
② OH는 $AlCl_3$와 루이스 산·염기 반응을 하지 않는다.
③ 생성물 P에는 전자 끄는 기인 카보닐기가 치환되었으므로 다중 아실화 반응(polyacylation)은 일어나지 않는다.
④ acetyl chloride와 $AlCl_3$의 루이스 산·염기 반응으로부터 Octet을 만족하는 아실 양이온 중간체($CH_3-C\equiv O^+$)가 생성된다.
⑤ ortho, para 치환 생성물이 주생성물이다.

VIII · 방향족 화합물

367 ③

ㄱ. 나프탈렌이 친핵체로 작용하므로 친전자성 방향족 치환반응이다.
ㄷ. 1번 자리로 치환 시 공명 구조 2개, 2번 자리로 치환시 공명 구조 1개가 가능하므로 공명 중간체의 안정성에 따라 A가 주생성물이 된다.

368 ⑤

ㄱ. CN은 meta 지향성 활성 감소기 이므로 다음 치환기는 meta 위치로 치환된다.
ㄴ. 질소의 비공유 전자쌍은 카보닐기 뿐만 아니라 벤젠 고리로도 공명이 가능하므로 ortho, para 지향성 활성화기이다.
ㄷ. 메틸기는 ortho, para 지향성 활성화기이다.

369 ⑤

① 주생성물은 sec-butylbenzene이다.
② 알킬기(sec-butyl 기)는 전자 주는 기로 작용한다.
③ 전자 주는 기인 NH_2는 $AlCl_3$와 루이스 산·염기 반응을 통해 전자 끄는 기로 전환된다.
   따라서, Friedel-Craft 반응을 할 수 없다.
④ $AlCl_3$는 루이스 산으로 작용한다.
⑤ sec-butyl 기는 전자 주는 기이므로 벤젠 고리의 반응성을 증가시킨다. 따라서, 남아있는 n-butyl chloride, $AlCl_3$와 다중 알킬화 반응이 일어날 수 있다.

370 ④

371 ③

372 ⑥

⇨ Clemmensen 환원반응으로 카보닐기는 CH_2로 환원되지만, NO_2는 NH_2로 환원되지 않는다.

373 ⑦

ㄱ. 이중 라디칼인 산소와 벤질 라디칼이 반응한다.
ㄴ. 페닐기의 자리 옮김이 일어난다.

374 ④

ㄷ. benzyl 자리에 수소가 존재하지 않으면 산화되지 않는다.

375 ⑦

ㄱ. 촉매 수소화 반응으로 NO_2기와 벤질 자리 카보닐기를 모두 환원할 수 있다.
ㄴ. 전자 주는 기(EDG)와 전자 끄는 기(EWG)가 모두 존재할 때 전자 주는 기가 선호하는 자리에서 친전자성 방향족 치환반응이 일어난다.
ㄷ. 벤질 자리에 수소가 존재하면 벤질 자리는 산화반응으로 카복실기(COOH)로 전환된다.

VIII • 방향족 화합물

376 ②, ④

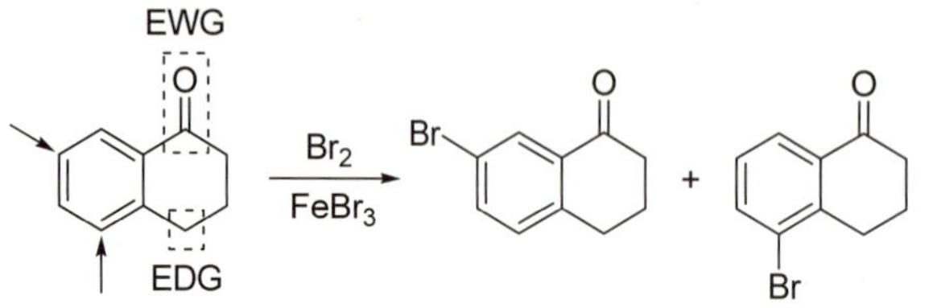

전자 주는 기(EDG)와 전자 끄는 기(EWG)가 모두 존재할 때 전자 주는 기가 선호하는 자리에서 친전자성 방향족 치환반응이 일어난다.

377 ④

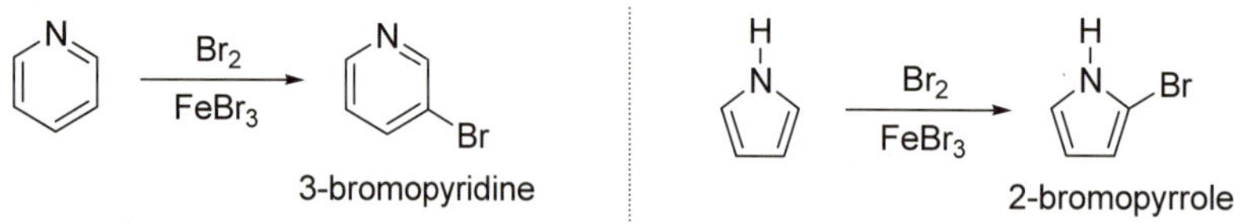

④ 피롤의 질소는 전자 주는 기이고, 고리의 전자 밀도를 높여주므로 친전자성 방향족 치환반응 속도가 증가한다. 반면, 피리딘의 질소는 전자 끄는 기이고, 고리의 전자 밀도를 낮춰주므로 친전자성 방향족 치환반응 속도는 감소한다. 따라서, 반응 속도는 반응 2가 반응 1보다 빠르다.

378 ⑤

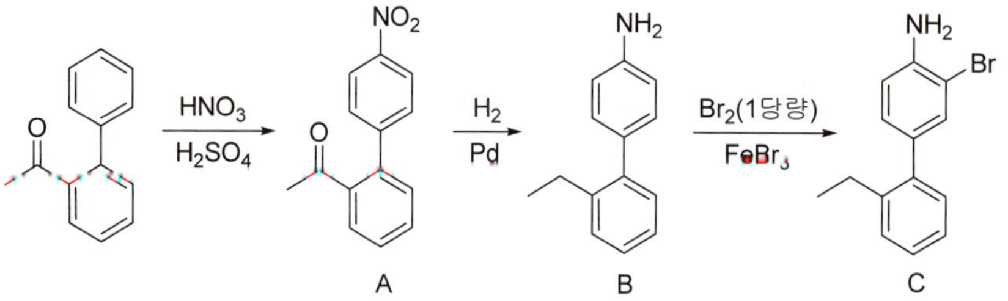

379 ④

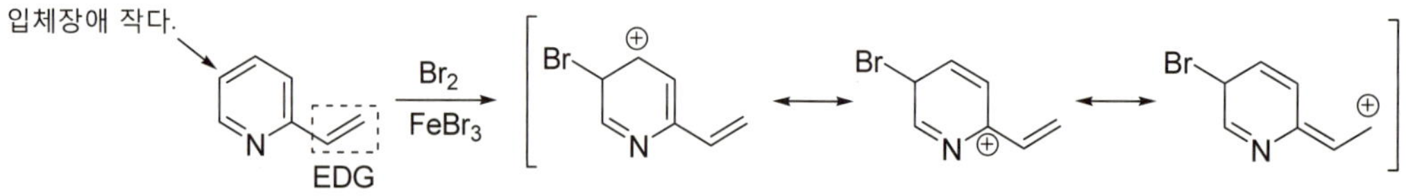

380 ②

화합물 ㄴ은 4개의 π 전자를 가지므로 4n+2 규칙을 만족하고, 공명이 가능하므로 컨쥬게이션 되어 있으며, 분자를 이루는 모든 탄소 원자의 혼성이 sp^2, 평면 구조이므로 반방향족성(antiaromaticity)를 가진다. 화합물 ㅁ은 6개의 π 전자를 가지므로 4n+2 규칙을 만족하고, 이중결합과 단일결합이 반복되지 않으므로 컨쥬게이션 되어 있지 않으며, 분자를 이루는 모든 탄소 원자의 혼성은 sp^2, 평면구조이므로 비방향족성(nonaromaticity)를 가진다.

381 ④
화합물 ㄹ와 ㅂ는 고리 안쪽에 전자가 6개 있으므로 4n+2 규칙을 만족하고, 컨쥬게이션 되어 있으며, 분자를 이루는 모든 탄소 원자의 혼성이 sp^2, 평면 구조이므로 방향족성을 만족한다. 화합물 ㅅ은 전기 음성도가 큰 카보닐기의 산소 원자로 π 전자가 이동하면 7각 고리의 탄소에 양이온이 생성되므로 위와 같이 모든 방향족 기준을 만족하게 되어 방향족성을 만족한다.

382 ②
2번 화합물은 산소의 비공유 전자쌍 두 쌍 중 한 쌍이 고리 안쪽으로 들어오므로 π 전자의 개수는 총 8개가 된다. 따라서, 4n+2 규칙을 만족할 수 없다.

383 ②
NBS를 빛 조건 하에서 반응시키면 벤질 자리 혹은 알릴 자리에서 브로민화 반응이 일어난다.

384 ④
방향족 곁사슬 산화반응에 의해 카복실산이 생성되었으므로 강산화제를 사용하였다.

385 ②
NO_2는 Fe/HCl 또는 Sn/HCl 또는 H_2/Pd−C와 반응하여 NH_2로 환원된다.

386 ⑦
ㄱ. 벤질자리에 수소가 있으면 할로젠화 알킬이어도 강산화제에 의해 benzoic acid로 산화된다.
ㄴ. NBS가 빛 조건에서 사용되면 벤질 자리에서 라디칼 브로민화 반응이 일어난다.
ㄷ. 벤질 자리에서는 가수소 분해 반응에 의한 환원이 일어날 수 있다.

387 ⑤
할로젠은 ortho와 para를 지향하는 활성 감소기이다.

388 ②
cyano(CN)기는 meta 지향성 활성 감소기이다.

389 ⑤
methoxy기는 ortho와 para를 지향하는 활성화기이다.

390 ①
ㄱ. 메틸기는 ortho와 para를 지향하는 활성화기이다.
ㄴ. 할로젠은 ortho와 para를 지향하는 활성 감소기이다.
ㄷ. 두 메틸기 사이에는 입체장애가 크므로 치환 반응이 일어나지 않는다.

VIII · 방향족 화합물

391 ③
벤조산 무수물에서 하나의 벤조산은 하나의 이탈기로 작용하여 벤젠에 치환된다.

392 ①
NO_2는 Fe/HCl 또는 Sn/HCl 또는 H_2/Pd-C와 반응하여 NH_2로 환원된다.

393 ⑤

첫 번째 단계인 bromination과 두 번째 단계인 Friedel-Craft alkylation의 순서는 바뀌어도 상관없으나 nitration은 NO_2가 벤젠고리의 전자밀도를 감소시키고 반응성 또한 감소시키므로 일반적으로 마지막 단계에서 수행해주는 것이 좋다.

394 ③
acetyl기와 nitro기 모두 meta 지향성 활성 감소기이므로 중복되는 자리에서 염소화 반응이 일어나 C와 같은 생성물이 얻어진다. 참고로 두 개의 치환기가 모두 전자 끄는 기이고 중복되는 자리가 없는 경우에는 상대적으로 전자 끄는 정도가 약한 치환기가 지향하는 위치로 방향족 치환이 일어난다.

395 ⑤
ㄴ. acetyl chloride는 $AlCl_3$와 반응하여 아실 양이온(acylium ion) 중간체($CH_3-C≡O^+$)로 전환되며, 아실 양이온 중간체는 공명이 가능하므로 자리 옮김이 일어나지 않는다.

396 ④
ㄷ.

397 ⑤

ㄴ. benzyne을 이루는 모든 탄소 원자의 혼성은 sp^2이다.

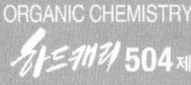

IX • 알코올과 에폭사이드

398 ①

작용기인 하이드록시기(OH)를 포함하는 가장 긴 탄소 사슬을 모체로 지정하고 OH가 작은 번호를 가지도록 번호를 붙여주면 2번 탄소에는 OH가, 4번 자리에는 methyl기가 두 개가 치환되어 있으므로 4,4-dimethylpentan-2-ol 이 된다.

이 때, 2번 탄소가 입체 중심 탄소가 되고 우선순위를 결정하면 S-입체 배열을 가짐을 알 수 있다.

따라서, 위 내용을 종합하여 명명하면, (S)-4,4-dimethylpentan-2-ol이 된다.

---

399 ⑤

출발물질의 하이드록시기(OH)가 HCl에 의해서 알킬 옥소늄 이온으로 전환된 뒤 H_2O로서 이탈되면 벤젤 자리 2차 탄소양이온이 중간체로 생성되고 염소 음이온이 친핵체로 작용하여 평면 구조인 탄소 양이온 중간체의 위, 아래를 공격하면 두 개의 거울상 이성질체가 같은 양으로 생성되는 라세미 혼합물이 얻어지게 된다.

---

400 ⑦

ㄱ, ㄴ. chloride는 탄소를 공격하므로 친핵체로 작용하고, S_N2 메커니즘으로 진행된다.
ㄷ. S에서 R로 입체 배열의 반전이 일어난다.

---

401 ②

반응물의 OH는 HBr에 의해 알킬 옥소늄 이온으로 전환되고, H_2O가 이탈기로 제거되면서 안정한 3차 알릴 자리 탄소 양이온이 생성된 후 친핵체인 브롬 음이온과 반응하여 알릴 자리 할로젠화물이 생성된다.

---

402 ⑦

ㄱ. 1차 알코올과 $HCl/ZnCl_2$(Lucas 시약)과 의 반응은 S_N2 메커니즘으로 진행된다.
ㄴ. 1차 알코올과 $SOCl_2$/pyridine의 반응은 S_N2 메커니즘으로 진행된다.
ㄷ. 1차 알코올과 HBr과의 반응은 S_N2 메커니즘으로 진행된다.
따라서, 모두 입체 배열의 반전(inversion)이 일어난다.

403 ①
ㄱ. 2차 알코올과 HCl/ZnCl$_2$(Lucas 시약)과 의 반응은 S$_N$1 메커니즘으로 진행된다.
ㄴ. 2차 알코올에서 SOCl$_2$/pyridine의 반응은 S$_N$2 메커니즘으로 진행된다.
ㄷ. 2차 알코올과 PBr$_3$와의 반응은 S$_N$2 메커니즘으로 진행된다.
따라서, S$_N$1 메커니즘으로 진행되는 ㄱ 반응이 라세미 혼합물이 생성된다.

404 ⑦
ㄱ. 3차 알코올과 HCl/ZnCl$_2$(Lucas 시약)과 의 반응은 S$_N$1 메커니즘으로 진행된다.
ㄴ. 3차 알코올과 SOCl$_2$/pyridine의 반응은 S$_N$1 메커니즘으로 진행된다.
ㄷ. 3차 알코올과 PBr$_3$와의 반응은 S$_N$1 메커니즘으로 진행된다.

405 ⑦
ㄱ. 에스터와 2당량의 Grignard 시약이 반응하면 알데하이드를 거쳐 3차 알코올이 생성된다.
ㄴ. 알데하이드가 Grignard 시약과 반응하면 2차 알코올이 생성된다.
ㄷ. 케톤이 Grignard 시약과 반응하면 3차 알코올이 생성된다.

406 ④

첫 번째 보기 : POCl$_3$/pyridine은 2차 알코올과 3차 알코올의 탈수제로 E2 메커니즘으로 진행된다.
두 번째 보기 : 탄소양이온 중간체를 거치는 S$_N$1 메커니즘으로 진행된다.
세 번째 보기 : TsCl은 나쁜 이탈기인 OH를 좋은 이탈기인 OTs로 전환시킨다. 이 때 입체중심 탄소는 반응에 참여하지 않았으므로 입체배열은 보존된다.
네 번째 보기 : A와 B의 주생성물은 같다.

407 ③
PCC 또는 PDC와 같은 약한 산화제와 반응하면 1차 알코올은 알데하이드로, 2차 알코올은 케톤으로 전환된다.

408 ③
1차 알코올은 강산화제에 의해 카복실산으로 전환된다.

409 ①
케톤은 약한 환원제인 NaBH$_4$에 의해서 2차 알코올로 환원된다. 이 때 NaBH$_4$가 제공하는 H:$^-$는 카보닐 탄소를 공격하는 친핵체로 작용하는데, 평면 구조에 있는 카보닐 탄소의 위, 아래를 공격할 확률은 같으므로 생성물은 거울상 이성질체가 같은 양으로 존재하는 라세미 혼합물로 얻어진다.

IX • 알코올과 에폭사이드

410 ①

3차 알코올은 산 촉매에 의해 알킬 옥소늄 이온으로 전환되고, H_2O가 이탈기로 먼저 제거되면서 안정한 3차 탄소 양이온이 생성된다. 두 번째 단계에서 이탈기로 제거된 H_2O가 산을 촉매로서 회수하기 위해서 proton 을 제거하면 제거 생성물인 알켄 혼합물로 얻어지고, Zaitsev's rule에 의해 많이 치환되어 있는 알켄이 주 생성물이 된다.

411 ①

입체장애가 작은 1차 탄소를 공격하는 S_N2 메커니즘에 의해 에폭사이드의 고리열림 반응이 일어난다.

412 ②

산 촉매 하에서 고리열림 반응이 아니므로 반응은 전형적인 S_N2 메커니즘으로 진행된다. 따라서, cyanide는 1차 탄소를 공격하면서 고리 열림 반응이 일어난다.

413 ②

물이 친핵체 역할을 하는 산 촉매 하 에폭사이드 고리 열림 반응에서 친핵체가 선호하는 자리는 3차>2차≥1 차 순이다.

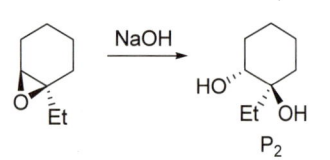

ㄱ. P1과 P2는 거울상 이성질체 관계이다.
ㄴ. 거울상이성질체 관계이므로 녹는점, 끓는점, 밀도, 용해도 등 모든 물성이 같다.
ㄷ. P1과 P2 모두 S_N2 메커니즘에 의해 에폭사이드의 고리열림 반응이 일어난다.

참고로, 할로젠화 수소산에 의한 에폭사이드 고리열림 반응에서 친핵체 역할을 하는 할로젠 음이온이 선호하는 자리는 3차>1차 2차 순이다.

414 ⑦

415 ⑥

ㄱ. 분자 내 S_N2 메커니즘으로 진행된다.
ㄴ. 입체 중심 탄소가 존재하고, 분자 내 대칭면이 없으므로 광학활성, 카이랄이다.

416 ⑤

ㄱ. 에폭사이드의 산 촉매 하에서의 고리열림은 anti-diol을 생성하는 반응이다.
ㄴ. 생성물 P는 meso 화합물이므로 광학비활성이다.
ㄷ. 두 개의 하이드록시기(OH)가 고우시를 이루는 경우 분자 내 수소결합에 의해 자유 회전이 제한되므로 안정해진다.

417 ④

IX • 알코올과 에폭사이드

418 ⑦
ㄱ. 에스터는 LiAlH₄에 의해 1차 알코올로 환원된다.
ㄴ. 케톤은 LiAlH₄에 의해 2차 알코올로 환원된다.
ㄷ. 알데하이드는 LiAlH₄에 의해 1차 알코올로 환원된다.

419 ⑥
ㄱ. 카복실산과 에스터는 NaBH₄와 반응하지 않는다.
ㄴ. 케톤은 NaBH₄에 의해 2차 알코올로 환원된다.
ㄷ. 알데하이드는 NaBH₄에 의해 1차 알코올로 환원된다.

420 ⑦
ㄱ. Grignard 시약을 사용하기 위해서는 분자 내에 수소를 제공하는 하이드록시기를 보호해야한다.
ㄴ. benzyl ether를 만든 후 가수소 분해 반응을 시켜도 동일한 결과를 얻을 수 있다.
ㄷ. TBAF를 사용하여 원래의 알코올로 전환시키는 과정이 탈보호 과정이다.

421 ①
ㄱ. ⁻CN는 강한 친핵체이므로 입체 장애가 작은 곳을 공격하는 S_N2 type으로 진행된다.
ㄴ. 산 촉매 하에서의 에폭사이드 고리열림 반응은 S_N1 type으로 진행되므로 H₂O는 입체장애가 큰 3차 탄소를 공격한다.
ㄷ. HBr에 의한 에폭사이드의 고리 열림 반응은 S_N1 type으로 진행되므로 Br⁻는 입체장애가 큰 3차 탄소를 공격한다.

422 ④
ㄷ.

3차 탄소, 벤질, 알릴 탄소가 존재하는 에터가 HBr에 의해 산성 분해되는 경우 S_N1 메커니즘으로 진행된다.

X • 통합유기반응

423 ②

ㄱ.

ㄴ.

ㄷ.

424 ⑥

ㄱ. 중간 생성물 A는 1차 알코올이다.

425 ⑤

ㄱ. 입체장애가 상대적으로 작은 1차 라디칼에서 치환 반응이 일어나고 3치환 알켄(A)가 생성된다.
ㄴ. 출발물이 산 촉매 하에서 탈수되면 1차 탄소 양이온 중간체가 생성되고, 이 때 수소 음이온의 자리 옮김으로 3차 탄소 양이온으로 전환된다.
ㄷ. 주생성물은 1차 할로젠화 알킬이다.

426 ③

ㄱ.

ㄴ.

ㄷ.

427 ⑦

428 ②

라세미 혼합물

429 ⑤

6번: 피리딘의 방향족이 깨진다.

7번: 피리딘의 방향족이 깨진다.

X • 통합유기반응

ㄷ.

430 ⑦

ㄱ.

ㄴ.

ㄷ.

431 ⑤

ㄱ. 이탈기가 제거된 뒤 양이온이 생성되면 (a)는 반방향족, (b)는 방향족이므로 더 안정한 탄소 양이온 중간체를 거치는 (b)의 S_N1 반응 속도가 더 빠르다.
ㄴ. 탄소 양이온이 생성되면 (b)는 메톡시기 산소의 비공유전자쌍이 탄소 양이온으로 공명이 가능하므로 더 안정한 탄소 양이온 중간체를 거치는 (b)의 S_N1 반응 속도가 더 빠르다.
ㄷ. 탄소 양이온이 생성되면 (a)는 전자 끄는 기인 카보닐기가 있으므로 탄소양이온이 더 불안정해진다. 따라서, 상대적으로 안정한 탄소 양이온 중간체를 거치는 (b)의 S_N1 반응 속도가 더 빠르다.

432 ②

ㄱ. (a)는 1차 할로젠화 알킬에 벤질 자리가 존재하므로 벤질 자리가 없는 1차 할로젠화 알킬보다 SN2 반응 속도가 더 빠르다.
ㄴ. 카보닐기가 전자를 끌어 당기므로 염소가 치환된 탄소에 δ^+가 커지므로 (b)의 S_N2 반응 속도가 더 빠르다.
ㄷ. 입체장애가 작아 친핵체의 접근이 상대적으로 쉬운 (b)의 S_N2 반응 속도가 더 빠르다.

433 ③

ㄱ. E2 반응에 의해 안정한 컨쥬게이션 알켄이 생성되는 (b)의 반응 속도가 더 빠르다.
ㄴ. E2 반응에 의해 안정한 컨쥬게이션 알켄이 생성되는 (a)의 반응 속도가 더 빠르다.
ㄷ. Br보다 좋은 이탈기인 OTs를 가지고 있는 (b)의 E2 반응 속도가 더 빠르다.

434 ③

ㄱ. 더 안정한 탄소 양이온 중간체를 생성하는 (b)의 E1 반응 속도가 더 빠르다.
ㄴ. 더 안정한 allyl 자리 탄소 양이온 중간체를 생성하는 (a)의 E1 반응 속도가 더 빠르다.
ㄷ. Br보다 좋은 이탈기인 OTs를 가지고 있는 (b)의 탄소 양이온 생성속도가 더 빠르므로 E1 반응 속도 또한 더 빠르다.

435 ①

ㄱ. 할로늄 이온 중간체를 거치므로 anti-addition이다.
ㄴ. 3개의 부분입체 이성질체가 생성된다.
ㄷ. 주생성물로 라세미 혼합물과 메조 화합물이 생성되므로 광학활성이 없다.

436 ①

ㄱ. 1,2-hydride shift에 의해 2차 탄소양이온이 3차 탄소 양이온으로 전환된다.
ㄴ. 4치환 알켄이 생성된다.
ㄷ. 입체중심 탄소가 없고, 분자 내 대칭면이 존재하므로 광학 비활성이다.

437 ④

5배위 전이상태 ① 탄소양이온 중간체 ② 탄소양이온 중간체 ③ 탄소음이온 중간체 ④ 6각 고리 전이상태 ⑤

438 ④

ㄱ. DBU는 부피가 큰 염기이므로 입체 장애가 큰 3차 수소보다는 입체 장애가 상대적으로 작은 1차 수소 제거를 더 선호한다.

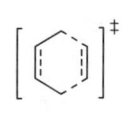

X. 통합유기반응

439 ①

ㄱ. 두 반응 모두 탄소 양이온 중간체를 거친다.
ㄴ. 반응 1은 1,2-수소 음이온 이동으로 2차 탄소 양이온이 3차 탄소 양이온으로 전환된다.
ㄷ. 분자 내 방향족 알킬화 반응으로 6각 고리 화합물이 생성된다.

440 ①

ㄱ. A는 trans, B는 cis이므로 기하이성질체 관계이다.
ㄴ. C는 메조 화합물, D는 라세미 혼합물이므로 모두 광학활성이 없다.
ㄷ. D는 라세미 혼합물이다.

441 ④

ㄱ. A와 B는 구조이성질체 관계이다.
ㄴ. A는 3치환 알켄이고, B는 4치환 알켄이므로 B가 더 안정하다. 더 안정한 알켄은 수소화열이 작다.
ㄷ. A는 입체중심 탄소가 존재하고 분자 내 대칭면이 존재하지 않으므로 광학활성이지만, B는 입체중심 탄소가 없고, 분자 내 대칭면이 존재하므로 광학 비활성이다.

442 ⑤

A는 친전자성 방향족 치환반응으로 EDG(전자 주는 기)인 methyl기를 기준으로 ortho와 para 자리에 치환된다. B는 친핵성 방향족 치환반응으로 이탈기를 친핵체로 치환하는 반응이다. 친핵체는 전자 끄는 기이면서 활성화기인 NO_2를 기준으로 ortho와 para 자리로 들어간다.

443 ㄱ

ㄱ. 오른쪽 화합물은 벤젠고리의 전자밀도를 낮춰주는 EWG(전자 끄는 기)가 있고, 왼쪽 화합물은 벤젠고리의 전자밀도를 높여주는 EDG(전자 주는 기)가 있으므로 친전자성 방향족 치환반응의 반응 속도는 왼쪽 화합물이 더 빠르다.

ㄴ. 두 화합물 모두 t-Butyl기가 수평 방향에 있으므로 ring-flip이 불가능한 고정되어 있는 상태이고, 염기에 의해 제거될 수 있는 H와 Br이 안티 준평면 위치에 있어야 E2 반응 속도가 빠르므로 왼쪽 화합물의 E2 반응 속도가 더 빠르다.

ㄷ. S_N2 메커니즘으로 진행되므로 입체장애가 작은 왼쪽 화합물의 반응 속도가 더 빠르다.

444 ④

④번 반응을 제외하고 모두 라세미 혼합물이 생성되므로 광학 비활성이다.

XI. 실력 확인 모의고사

실력 확인 모의고사 1회

1 ④

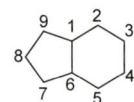 bicyclo[4,3,0]nonane

---

2 ③
① 알켄이 알카인보다 수소화열이 작고, 가장 안정한 알켄인 C의 수소화열이 가장 작다.
② 수소첨가 반응으로 모두 n-butane이 생성된다.
③ diene이 alkyne보다 수소화열이 작다.
④ 양성자와 반응했을 때 알릴 자리 탄소 양이온 중간체가 생성되는 D의 반응 속도가 가장 빠르다.
⑤ B는 cis-alkene이고, C는 trans-alkene이므로 메틸기 간 반발이 작은 C가 더 안정하다.

---

3 ⑤

● : sp^2 혼성 탄소

---

4 ①

① 입체중심 탄소가 2개 존재하고, 분자 내 대칭면이 존재하지 않으므로 카이랄하다.

② 입체중심 탄소가 2개 존재하고, 분자 내 대칭면이 존재하므로 비카이랄하다.

③ 입체중심 탄소가 존재하지 않고, 분자 내 대칭면이 존재하므로 비카이랄하다.

④ 입체중심 탄소가 2개 존재하고, 분자 내 대칭면은 존재하지 않지만, 분자 내 대칭점이 존재하므로 자신의 거울상과 서로 겹쳐지는 메조 화합물이다. 따라서, 비카이랄하다.

⑤ 입체중심 탄소가 1개 존재하지만, 분자 내 대칭면이 존재하므로 비카이랄하다.

5 ③

① 6각 고리 전이 상태를 거치는 반응이다.
② 라세미 혼합물이 생성되므로 광학 비활성이다.
③ A와 B는 거울상 이성질체이므로 모든 물성이 같다.
④ 전이 상태를 거치는 단일단계 반응이므로 중간체는 존재하지 않는다.
⑤ 생성물 A에서 카이랄 탄소의 입체 배열은 모두 R이고, 생성물 B에서 카이랄 탄소의 입체 배열은 모두 S이다.

6 ④

ㄱ. 대칭성이 큰 trans-알켄이 packing effect가 크므로 녹는점은 (b)가 더 높다.
ㄴ. 대칭성이 더 큰 neopentane(b)의 녹는점이 더 높다.
ㄷ. 대칭성이 더 큰 벤젠(a)의 녹는점(5.53℃)이 톨루엔(b)의 녹는점(-95℃) 보다 더 높다.

7 ④

① 입체중심 탄소가 2개 존재하고, 분자 내 대칭면이 존재하므로 비카이랄한 메조 화합물이다.

② 입체중심 탄소가 4개 존재하고, 분자 내 대칭면이 존재하므로 비카이랄한 메조 화합물이다.

③ 입체중심 탄소가 6개 존재하고, 분자 내 대칭면은 없지만, 대칭점이 존재하므로 자신의 거울상과 겹쳐지는 메조 화합물이다. 비카이랄하다.

④ 입체중심 탄소가 2개 존재하고, 분자 내 대칭면이 존재하지 않으므로 카이랄 화합물이다.

⑤ 입체중심 탄소가 2개 존재하고, 분자 내 대칭면이 존재하므로 비카이랄한 메조 화합물이다.

8 ⑤

XI · 실력 확인 모의고사

① 벤질 자리 3차 탄소 양이온을 거쳐 진행된다.
② 라세미 혼합물이 생성되므로 광학 비활성이다.
③ 탄소 양이온 중간체의 안정성에 따라 반응이 진행되므로 Markovnikov 규칙을 따르는 반응이다.
④ 벤질 자리 3차 할로젠화 알킬이 생성된다.
⑤ 친전자성 첨가 반응이다.

9 ⑥

ㄱ. 벤젠은 첨가 반응을 하지 않으므로 가오존분해가 되지 않는다.

ㄴ. sodium이 잃은 홀전자는 메틸기를 기준으로 meta자리로 들어가 다이엔으로 환원되고, 치환기가 많은 알켄은 더 좋은 친핵체 역할을 할 수 있으므로 치환기가 많은 알켄에서 친전자성 시약인 과산소산과 에폭시화 반응이 먼저 일어난다.

ㄷ. formyl기가 축 방향으로 배치되어야만 2차 오비탈 간 상호작용이 잘 일어나 안정화 된다. 따라서, 내향(endo) 생성물이 주생성물이 된다.

10 ④

ㄴ. 강한 전자 주는 기인 NH_2기가 있는 경우 Friedel-Craft 반응은 일어나지 않는다.

11 ⑥

ㄴ. 동일한 화합물이다.

12 ①

ㄱ. t-BuONa는 비친핵성 염기이다.
ㄴ. B는 입체중심 탄소가 없고, 분자 내 대칭면이 존재하므로 광학 비활성이다.
ㄷ. t-BuONa는 부피가 큰 염기이므로 차수가 낮은 수소를 먼저 제거하므로 덜 치환된 알켄이 주생성물이 된다. 따라서, 주생성물 B는 Zaitsev의 규칙에 부합하지 않는다.

13 ③

ㄱ. (HBr 반응: 프로파인 → 2,2-디브로모부탄, Newman 투영식과 비교 ≠)

ㄴ. 1) Hg(OAc)₂, H₂O 2) NaBH₄ → 엔올 →(토토머)→ 케톤 ≠ (CHO 구조)

ㄷ. 말단 알카인은 산화성 분해반응으로 카복실산과 CO_2를 생성한다.

14 ①

ㄱ. 극성 비양성자성 용매를 사용하면 전기음성도가 크고, 크기가 작은 OH가 SH보다 친핵성도가 크다. 따라서, NaOH로 바꾸면 반응 속도는 빨라진다.

ㄴ. S_N1 반응에서 알코올 대신 물을 사용하는 경우 10만 배 정도 반응 속도가 증가한다. 수화에 의해 탄소 양이온 안정성을 높여주는 능력은 EtOH보다 H_2O이 더 크므로, 물을 에탄올로 바꿔주면 반응 속도는 느려진다.

ㄷ. 극성 양성자성 용매는 친핵체를 수화에 의해 안정화시키므로 친핵체의 에너지를 낮추고, 활성화 에너지를 증가시킨다. 따라서, DMF 대신 H_2O을 사용하면 S_N2 반응 속도는 느려진다.

15 ⑦

반응 1: (Ph-CH₂CH₂-COCl + AlCl₃ → acylium ion → indanone 고리화 반응)

반응 2: (CH₃COCl + AlCl₃ → acylium ion + 톨루엔 → o-, p-메틸아세토페논)

ㄱ. 아실 양이온 중간체에서 산소의 형식전하는 모두 +1이다.
ㄴ. 메틸기는 ortho, para 지향성 활성화기이므로 아실기는 o,p 위치에 치환된다.
ㄷ. 분자 내 반응 속도가 분자 간 반응 속도보다 빠르다.

16 ④

ㄱ. (PhOMe + HBr → PhOH + CH₃Br 메커니즘)

ㄴ. pinacol →(H_3O^+)→ →(-H₂O)→ →(CH₃ 이동)→ →(-H+)→ pinacolone

ㄷ. Gilman 시약은 Grignard 시약과 다르게 탄소-탄소 간 짝지음 반응을 한다. 산 염화물이 Gilman시약과 반응하면 ketone이 생성된다.

XI • 실력 확인 모의고사

17 ⑥

ㄱ. 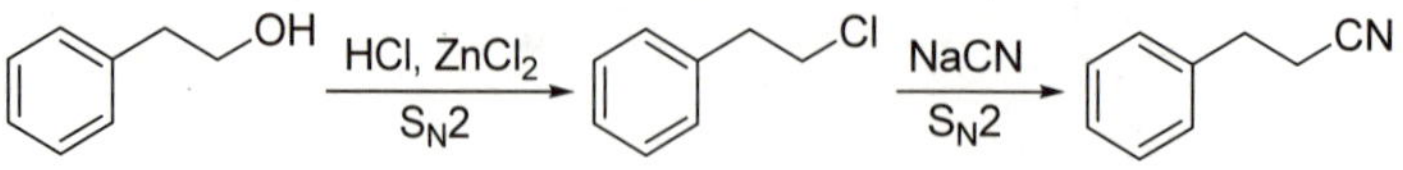 PhCH₂CH₂OH → (HCl, ZnCl₂, S_N2) → PhCH₂CH₂Cl → (NaCN, S_N2) → PhCH₂CH₂CN

ㄴ. 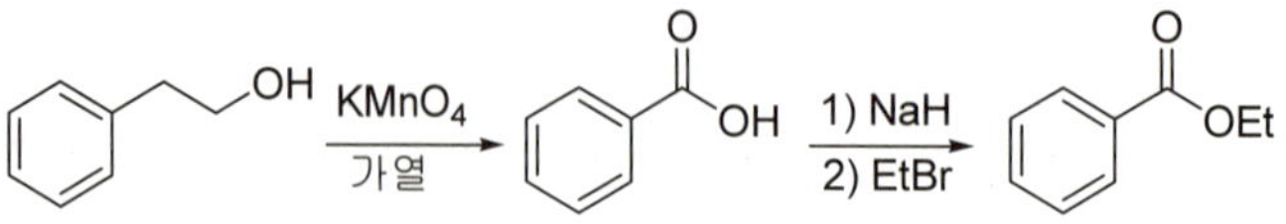 PhCH₂CH₂OH → (KMnO₄, 가열) → PhCOOH → (1) NaH, 2) EtBr) → PhCOOEt

ㄷ. 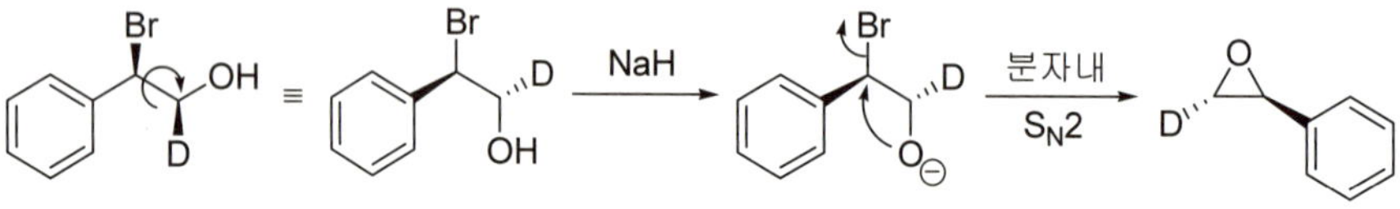 (Ph)(Br)(D)CH–CH(OH) ≡ PhCHBr–CHD(OH) → (NaH) → PhCBr–CHD(O⁻) → (분자내 S_N2) → 에폭시화물 (D, Ph 치환)

---

18 ④

ㄷ. 탄소양이온 중간체를 거치는 반응이다.

---

19 ⑥

ㄱ. 메조 화합물이 생성된다.

---

20 ②

ㄱ. 공명에 의해 산소가 음이온이 되고, 고리에 탄소 양이온이 생성되면, 오른쪽 화합물의 경우 방향족성을 만족하므로 더 안정하다. 따라서 오른쪽 화합물의 쌍극자 모멘트가 더 크다.
ㄴ. 공명에 의한 전자 주개 효과가 유발효과보다 더 크므로 오른쪽 화합물의 쌍극자 모멘트가 더 크다.
ㄷ. 공명에 의한 전자 끌개 효과가 유발효과보다 더 크므로 오른쪽 화합물이 쌍극자 모멘트가 더 크다.

실력 확인 모의고사 2회

1 ④

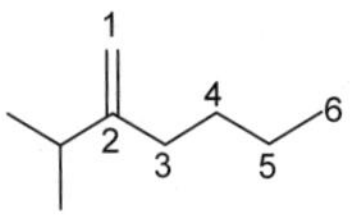

2-isopropylhex-1-ene

2 ④

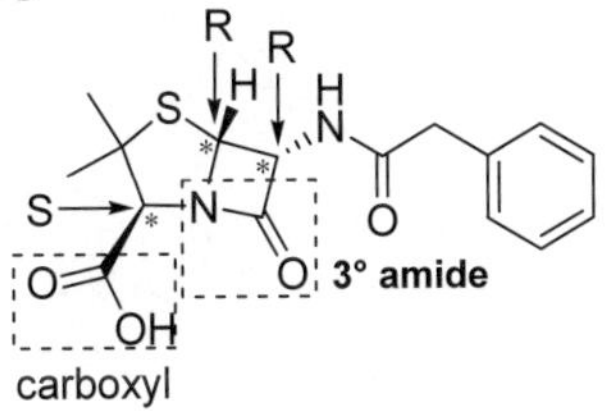

carboxyl, 3° amide

3 ②

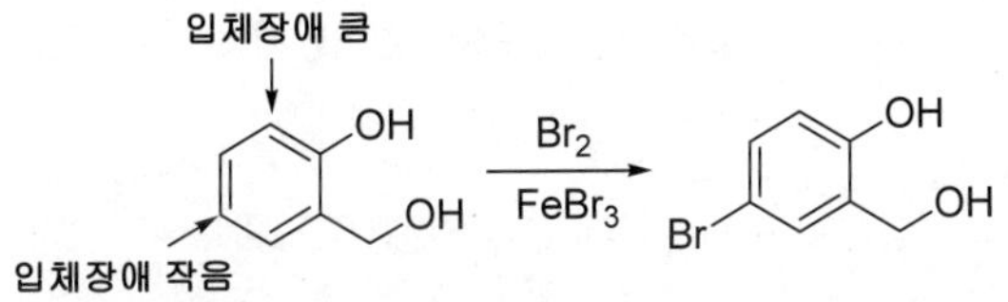

OH가 더 강한 EDG(전자 주는 기)이므로 OH를 기준으로 ortho, para 자리에서 친전자성 방향족 치환반응이 일어난다. 참고로, OH의 ortho 자리는 para 자리에 비해 입체 장애가 크기 때문에 para 치환 생성물이 주생성물이다.

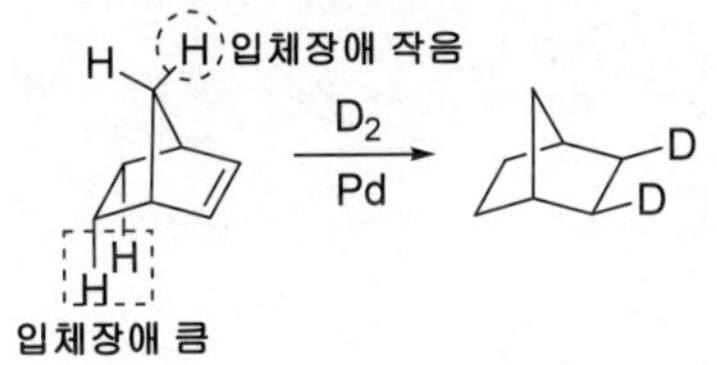

입체장애가 상대적으로 작은 위쪽으로 중수소가 첨가되는 생성물이 주생성물이 된다.

4 ③

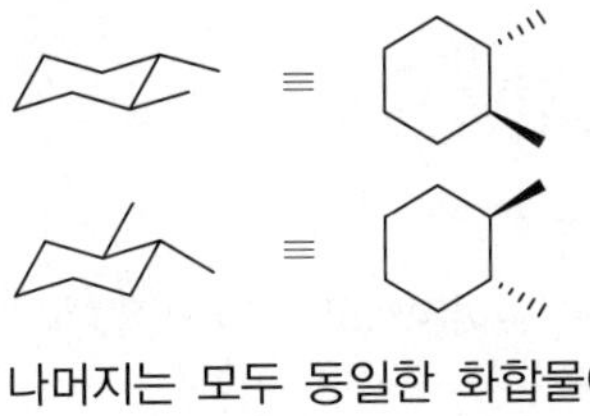

두 화합물은 입체중심 탄소가 존재하고 분자 내 대칭면이 존재하지 않으므로 자신의 거울상과 서로 포개어지지 않는 거울상 이성질체 관계이다.

나머지는 모두 동일한 화합물이다.

5 ⑤

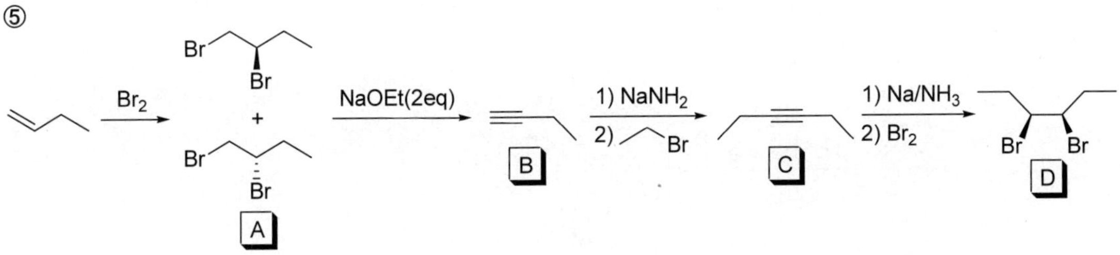

XI. 실력 확인 모의고사

A는 라세미 혼합물이므로 광학 비활성이다.
B는 말단 알카인이고, C는 내부 알카인이다.
D는 입체중심 탄소가 2개 존재하고, 분자 내 대칭면이 존재하므로 자신의 거울상과 포개어지는 메조화합물이다.

6 ②

출발물 A를 IUPAC 체계에 따라 명명하면 butanal이다.
최종 생성물 C는 라세미 혼합물이므로 광학 비활성이다.

7 ②

상대적으로 전자밀도가 더 높은 벤젠 고리에서 친전자성 방향족 치환 반응이 일어난다. 더 안정한 공명 중간체가 생성되는 5번 탄소와 8번 탄소에서 치환 반응이 일어난다.

8 ③

고리 확장 자리 옮김에 의한 5각 고리가 주생성물이고, 라세미 혼합물이 얻어지므로 광학 비활성이다.

9 ⑦

10 ③

ㄱ. Br은 활성 감소기이므로 다중 치환은 일어나지 않는다.
ㄴ, ㄷ. 제거반응으로 Benzyne 중간체가 생성되고, 친핵성 첨가 반응으로 aniline이 생성된다.

11 ②

ㄱ.

ㄴ.

ㄷ.

12 ⑦

ㄱ. 염소 원자의 유발효과에 의한 전자 끌개 효과보다 카보닐기의 공명에 의한 전자 끌개 효과가 더 크므로 카보닐기를 가지는 왼쪽 화합물의 산성도가 더 크다.
ㄴ. 왼쪽 화합물은 공명효과가 없지만, 오른쪽 화합물은 공명에 의해 전자를 비편재 시킬 수 있으므로 오른쪽 화합물의 산성도가 더 크다.
ㄷ. para 자리의 NO_2는 공명에 의해 전자를 비편재화 시키지만, meta 자리의 NO_2는 유발효과에 의해 전자를 비편재 시키므로 왼쪽 화합물의 산성도가 더 크다.

13 ③

ㄱ. A는 Z 배열, B는 E 배열이므로, A와 B는 입체 이성질체, 부분입체 이성질체, 기하 이성질체이다.
ㄴ. E2 메커니즘으로 진행된다.
ㄷ. 제거 반응이 일어나기 전 메틸기와 중수소의 배열이 대쉬로 같으므로 제거반응이 일어난 후에도 이 두 치환기의 배열은 같아야 한다. 따라서, B가 주생성물로 얻어진다.

XI · 실력 확인 모의고사

14 ⑦

ㄱ. 알코올 생성 후 고온 조건 하에서 탈수반응으로 알켄의 재배열이 가능하다.

---

15 ⑦

---

16 ④

ㄷ. S-trans로 고정되어 있으므로 Diels-Alder 반응을 할 수 없다.

---

17 ⑦

ㄱ. Bromonium ion 중간체를 거치는 친전자성 첨가 반응이다.
ㄴ. 동일한 치환기가 존재할 때 하나의 입체 중심 탄소가 R 배열이고, 다른 하나가 S 배열을 가지는 경우 meso 화합물이 된다.
ㄷ. (R,R)과 (R,S)는 부분입체 이성질체 관계이다.

18 ①

ㄱ. (2-methyl-2-butene) —Br₂→ [bromonium ion] —H₂O:→ 2-methyl-3-bromo-2-butanol
   라세미 혼합물

ㄴ. PhCH₂Br + H—≡:⁻Na⁺ → PhCH₂C≡CH —1) BH₃ / 2) H₂O₂, ⁻OH→ PhCH₂CH=CHOH (enol) ⇌ 토토머화 ⇌ PhCH₂CH₂CHO

ㄷ. (S)-2-butanol —SOCl₂/pyridine→ (R)-2-chlorobutane —NaCN→ (S)-2-methylbutanenitrile

19 ③

ㄱ. trans-2-methyl-1-bromocyclohexane —NaOH→ 1-methylcyclohexene
   ⇨ Br과 anti-periplanar 관계에 있는 수소가 제거된다.

ㄴ. cis-2-methyl-1-bromocyclohexane —NaOH→ 3-methylcyclohexene
   ⇨ Br과 anti-periplanar 관계에 있는 수소가 제거된다.

ㄷ. 3-bromocyclohexanone —NaOH→ [enolate 공명구조] —E1cB→ cyclohex-2-enone

20 ⑥

ㄱ. cyclopropyl-CH₂OTs —t-BuOK→ methylenecyclopropane

ㄴ. 1-bromo-1-methylcyclohexane —t-BuOK→ methylenecyclohexane

ㄷ. PhCH₂CH(Cl)CH₂CH₃ —NaOEt→ PhCH=CHCH₂CH₃ (conjugated system, more stable) + PhCH₂CH=CHCH₃

ㄱ, ㄴ. t-BuOK는 부피가 큰 염기이므로 Hofmann rule 또는 anti-Zaitsev's rule에 따라 입체장애가 작은, 낮은 차수의 수소 제거를 선호한다.
ㄷ. 컨쥬게이션 되어 있는 알켄이 더 안정하므로 주생성물이 된다.

XI • 실력 확인 모의고사

실력 확인 모의고사 3회

1 ②

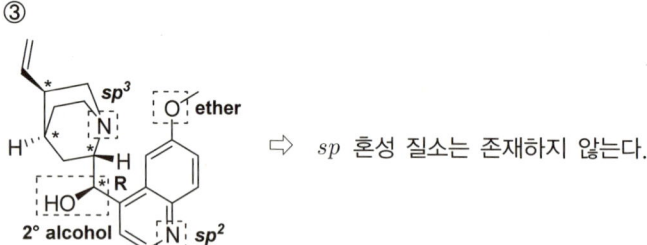

2 ③

⇨ sp 혼성 질소는 존재하지 않는다.

3 ③
생성물 A : 입체장애가 작은 위쪽으로 anti-Markovnikov 규칙, syn-addition에 의해 수화반응이 일어난다.
생성물 B : 벤질자리에 H_2O가 첨가된 후 토토머 이성질 현상으로 케톤을 생성한다.

4 ⑤

①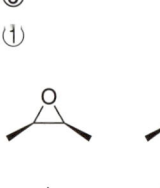
   cis   trans

②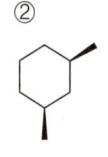
  cis   trans

③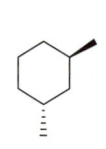
  cis   trans

④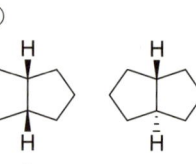
  cis   trans

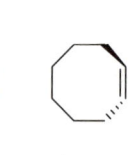

⑤ 벤젠고리의 탄소는 모두 sp^2 혼성이므로 모든 시그마 결합은 동일 평면상에 존재한다. 따라서, cis, trans 이성질체가 존재하지 않는다.

5 ③

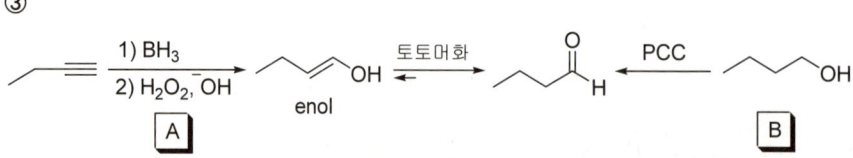

첫 번째 보기 : 말단 알카인의 수은 촉매 수화 반응에서 생성물은 ketone이다.
두 번째 보기 : 수소붕소 첨가 후 산화 반응은 anti-Markovnikov 규칙을 따른다.
세 번째 보기 : 수화 반응에 의해 생성된 enol은 토토머 이성질 현상에 의해 keto로 전환된다.
네 번째 보기 : 1차 알코올은 강산화제인 $Na_2Cr_2O_7$에 의해 카복실산으로 전환된다.

6 ⑤

① 더 안정한 벤질 자리 탄소양이온 중간체를 거쳐 가는 경로로 수화 반응이 진행된다.

① 1차 탄소와 2차 탄소가 존재하는 경우 Grignard 시약은 S_N2 type에 의해 차수가 낮은 탄소를 공격한다.

②

③ 알데하이드는 Grignard 시약과 반응하여 2차 알코올을 생성한다.

④ 케톤은 $LiAlH_4$에 의해 2차 알코올로 환원된다.

⑤ n-BuLi은 강한 염기이다.

7 ④

화합물	① 페놀-OH	② (다이케톤)	③ N≡C-H	④ 벤조산-OH	⑤ 사이클로헥산올-OH
pK_a	9.89	8	25	4.76	16

8 ②

① ⇒ 주어진 화합물이 아니다.

② ⇒ t-butyl기가 수평 방향에 있으므로 가장 안정한 형태 이성질체이다.

③ ⇒ 주어진 화합물이 아니다.

XI • 실력 확인 모의고사

④ 주어진 화합물은 맞지만, 가장 안정한 형태는 아니다.

⑤ 주어진 화합물이 아니다.

9 ④

ㄱ.

ㄴ.

ㄷ. [3,3]-sigmatropic ⇨ Cope 자리옮김 반응으로 1번 탄소 간 시그마 결합이 끊어지고, 3번 탄소 간 시그마 결합이 생성 된다. 시그마 결합의 생성과 해리는 공명구조라 볼 수 없다.

10 ⑦

Cl은 ortho, para 지향성 활성화기이므로 meta 치환 생성물은 부생성물이다.

11 ①

ㄴ. 1) BH_3 2) H_2O_2, ^-OH → 라세미혼합물 ⇨ anti-Markovnikov 규칙, syn-addition에 의해 수화반응이 일어난다.

ㄷ. NBS, H_2O → 라세미혼합물 ⇨ 수소가 많은 탄소로 Br이 첨가되고, 수소가 적은 탄소로 H_2O가 첨가되므로 Markovnikov 규칙, anti-addition에 의해 수화반응이 일어난다.

12 ④

모두 피나콜(pinacol) 자리옮김 반응이다.

ㄱ. [구조식: HO-C(CH3)2-C(CH3)2-OH → H3O+ → 카보양이온 중간체 → 1,2-methide shift, -H2O → 피나콜론]

ㄴ. [구조식: 1,1'-bicyclopentyl diol → H3O+ → 중간체 → :CH2 이동, -H2O → spiro 케톤]

ㄷ. [구조식: decalin-diol → H3O+ → 중간체 → :CH2 이동, -H2O → spiro 케톤]

---

13 ⑤

Cl^-, Br^-, I^-, N_3^-, HS^-, CN^-, $RCOO^-$는 강한 친핵체, 약한 염기이므로 S_N2 반응을 선호하고, 2차 할로젠화 알킬은 제거 반응을 선호하지만, 치환 반응도 가능하므로 ㄱ, ㄷ은 S_N2 메커니즘으로 반응이 진행된다. MeO^-는 강한 친핵체, 강한 염기이므로 ㄴ은 E2 메커니즘으로 반응이 진행된다.

---

14 ⑦

ㄱ. 대칭 구조인 에터는 비대칭 구조인 알코올에 비해 쌍극자 모멘트가 작다.

ㄴ. 나이트로기(NO_2)가 전자를 끌어당기는 방향과 하이드록시기(OH)가 전자를 주는 방향이 일치하므로 왼쪽 화합물의 쌍극자 모멘트가 더 크다.

ㄷ. [공명 구조식: 시클로헵타트리엔-시클로펜타디엔 fulvene계 공명] ⇨ 왼쪽 화합물이 방향족이기 위해서 전자가 왼쪽으로 치우쳐지므로 쌍극자모멘트가 0인 오른쪽 화합물보다 크다.

---

15 ①

ㄱ. 라디칼 브로민화 반응은 선택성이 매우 크므로 안정한 3차 라디칼 중간체만을 거치므로 3차 할로젠화 알킬이 주생성물이 된다.

ㄴ. [구조식: 톨루엔 → NBS, hv → 벤질 브로마이드] ⇨ NBS가 빛 또는 과산화물과 반응하면 벤질 자리 라디칼 할로젠화 반응이 일어난다.

ㄷ. [구조식: 스타이렌 → HBr, ROOR, hv → PhCH2CH2Br] ⇨ 라디칼 첨가 반응으로 anti-Markovnikov 규칙에 따라 진행된다.

XI. 실력 확인 모의고사

16 ③

ㄱ. 구조식 + NaH → 알콕사이드 중간체 → 분자 내 S_N2 → 에폭사이드

ㄴ. 알켄 + mCPBA → 에폭사이드 (라세미 혼합물)
⇒ trans-알켄에 syn-첨가가 일어나면 라세미 혼합물이 생성된다.

ㄷ. 알켄 + Br_2 → 메조 화합물
⇒ trans-알켄에 anti-첨가가 일어나면 메조 화합물이 생성된다.

---

17 ⑦

ㄱ. α,β-불포화 케톤 + HBr → β-탄소 양이온 중간체 → Br^- 첨가 생성물

카보닐기의 바로 이웃한 탄소(α-탄소)에 양이온이 생성되면 더 불안정해지므로 β-탄소에 양이온이 생성되고, Br^-가 친핵체로 작용하여 β-탄소에 Br이 첨가된 생성물이 얻어진다.

ㄴ. 비닐 에터 + HBr → [공명 안정화된 옥소카베늄 중간체] → Br^- 첨가 생성물

Methoxy기의 바로 이웃한 탄소에 양이온이 생성되면 산소가 가진 비공유 전자쌍의 공명으로 인해 옥텟을 만족하는 안정한 중간체가 생성되므로 보기에 주어진 생성물이 주생성물이 된다.

ㄷ. 비닐 브로마이드 + HBr → 양이온 중간체 → Br^- 첨가 생성물

Br이 치환된 탄소에 양이온이 생성되면 Br이 가진 비공유 전자쌍의 공명으로 인해 옥텟을 만족하는 안정한 중간체가 생성되므로 보기에 주어진 생성물이 주생성물이 된다.

---

18 ⑤

ㄱ. 시스-2-메틸사이클로헥산올 + $SOCl_2$/pyridine → 트랜스-클로라이드
⇒ 2차 알코올이 $SOCl_2$/pyridine 과 반응하면 S_N2 메커니즘에 따라 반응이 진행된다.

ㄴ. 시스-2-메틸사이클로헥산올 + PBr_3/ether, 35°C → 트랜스-브로마이드
⇒ 2차 알코올이 PBr_3/ether 와 반응하면 S_N2 메커니즘에 따라 반응이 진행된다.

ㄷ. 시스-2-메틸사이클로헥산올 + $POCl_3$/pyridine → $OPOCl_2$ 중간체 → pyridine에 의한 E2 → 사이클로헥센
⇒ 2차 알코올이 $POCl_3$/pyridine 과 반응하면 E2 메커니즘에 따라 반응이 진행된다.

19 ③

ㄱ. [ether 가수분해 메커니즘 그림] ⇨ ether의 산성분해는 일반적으로 S_N2 메커니즘으로 진행된다.

ㄴ. [Birch 환원 메커니즘 그림] ⇨ Birch 환원반응으로 홀전자와 탄소의 비공유 전자쌍, 산소의 비공유 전자쌍과 탄소의 비공유 전자쌍 간 반발을 최소화 하는 전자배치로 벤젠을 다이엔으로 전환 시킨다.

ㄷ. 산소는 전자 주는 기이므로 ortho, para를 지향하는 활성화기이다. 따라서, ortho 또는 para 위치에서 Br의 친전자성 방향족 치환반응이 일어난다.

---

20 ㉠

전자 주는 기는 diene(다이엔)에서 HOMO의 에너지 준위를 높여주고, 전자 끄는 기는 dienophile(친다이엔체)에서 LUMO의 에너지 준위를 낮춰주므로 HOMO와 LUMO 간 상호작용이 잘 일어나 Diels-Alder 반응이 잘 진행될 수 있도록 해준다. formyl기와 ethyl ester기 모두 전자 끄는 기이고, 벤자인(benzyne)도 Diels-Alder 반응에서 친다이엔체 역할을 할 수 있다.

mega MD